DICTIONNAIRE

DE L'ART

VÉTÉRINAIRE

DICTIONNAIRE

DE L'ART

VÉTÉRINAIRE

A L'USAGE

DES CULTIVATEURS ET DES GENS DU MONDE

HYGIÈNE — MÉDECINE — PHARMACIE — CHIRURGIE — PRODUCTION
CONSERVATION — AMÉLIORATION

DES ANIMAUX DOMESTIQUES

PAR

CH. DE BUSSY

AVEC LE CONCOURS DE PLUSIEURS VÉTÉRINAIRES PRATICIENS

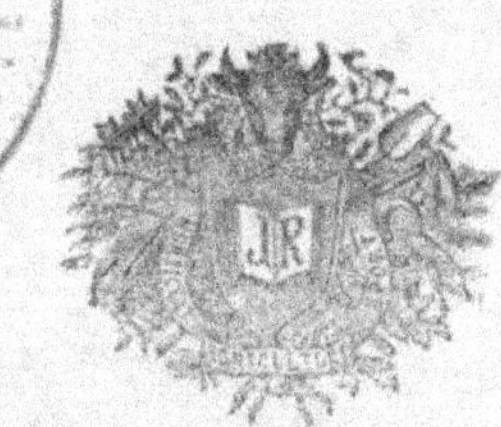

PARIS

J. ROTHSCHILD, ÉDITEUR

LIBRAIRE DE LA SOCIÉTÉ BOTANIQUE DE FRANCE

43, RUE SAINT-ANDRÉ-DES-ARTS, 43

—

1865

PRÉFACE DE L'AUTEUR

L'Art vétérinaire, qui rend chaque jour tant de services à l'Agriculture et à toutes les industries qui en dépendent, ne saurait trop être popularisé.

C'est dans cette pensée que nous avons rédigé ce Dictionnaire, de telle façon que les connaissances qu'il contient puissent être acquises utilement et facilement par tout le monde. Les notions simples et justes ici renfermées mettront nos lecteurs en état d'éviter des erreurs souvent funestes, de se soustraire au préjugé et au charlatanisme, de porter des secours efficaces, dont la promptitude est souvent essentielle, dans les accidents et les maladies qui menacent et atteignent les animaux domestiques.

Ils trouveront dans cet ouvrage, complet sans être trop volumineux, et d'un prix qui n'est pas trop élevé, tout ce qui a rapport à la *Médecine vétérinaire* ou Science de la *production*, de l'*emploi*, de la *conservation* et de l'*amélioration*, comme races, des animaux domestiques.

1

L'ordre alphabétique et la forme de dictionnaire que nous avons adoptés sont, sans contredit, bien préférables à tout autre, et notamment à l'ordre scientifique. Il faut, en effet, dans un ouvrage de cette nature, que toutes les notions que veut recueillir la personne qui le consulte sur un point quelconque s'offrent à elle sans recherches et sans fatigue, et avec une facilité telle qu'aucune instruction médicale préliminaire ne puisse être jugée nécessaire.

Nous avons envisagé chaque maladie, d'abord au point de vue de son *caractère* et de sa *marche;* nous avons dit à quels *signes* ou symptômes on pouvait la reconnaître; nous en avons ensuite indiqué les *causes;* enfin nous avons prescrit les *remèdes* jugés les plus efficaces par l'expérience et par les praticiens les plus autorisés.

Toutes nos *Formules* sont officielles et très-exactes.

Nous avons banni de cet ouvrage tout détail superflu; comme aussi toute discussion et tout système de parti pris.

En un mot, nous avons fait un livre usuel, pratique, un guide sûr et éclairé par les lumières de la Science vétérinaire, pour tous ceux qu'elle intéresse.

Nous n'avons pas considéré les maladies isolément; quand l'une d'elles dépend d'une autre affection ou d'un vice antérieur, nous avons eu soin d'indiquer que c'est cette affection ou ce vice qu'il faut avant tout combattre, puisque faire le contraire serait vouloir effacer l'ombre avant d'avoir détruit ou enlevé le corps qui la produit.

Pour remplir le plan que nous nous étions tracé, pour faire un Manuel vétérinaire à la fois complet, succinct, clair, nous avons embrassé toutes les branches des connaissances humaines ayant rapport à notre sujet :

L'*Hygiène*, qui prévient le plus souvent le mal ;

La *Médecine*, qui en prescrit les remèdes ;

La *Pharmacie*, qui les prépare ;

Et la *Chirurgie*, qui opère toutes les fois que le besoin s'en fait sentir.

Quant à l'honorable éditeur qui a bien voulu se charger de publier ce *Dictionnaire de l'Art Vétérinaire*, il a compris, en associant ses précieux efforts aux nôtres, qu'il y avait là une œuvre éminemment nationale et populaire, digne d'être propagée dans un intérêt d'utilité générale ; aussi n'a-t-il reculé devant aucun soin et aucun sacrifice, et nous aimons à lui rendre ici un public hommage de notre profonde gratitude.

DICTIONNAIRE

DE L'ART VÉTÉRINAIRE

A

ABATTEMENT. Diminution considérable et subite des forces, avec un sentiment de pesanteur générale. On l'observe chez les chevaux fatigués ; alors ils perdent l'appétit, se tiennent à la même place, ont les jambes roides, la peau sèche, les urines fréquentes et peu abondantes, les excréments secs, mal digérés ; ils trottent bas, sont sujets à butter et ne sont plus sensibles au fouet. Il leur faut du repos, une bonne litière, des lavements d'eau de sel de cuisine tiède ; pour boisson, une 1/2 livre de miel dans un 1/2 litre d'eau et un 1/2 litre de vin ; pour nourriture, de la farine de froment dans de l'eau, la paille, un peu de foin et d'avoine. Il faut les panser avec soin, et surtout les bouchonner souvent. Voyez *Hygiène*.

ABATTRE (S'). Un animal est dit *s'abattre*, quand, en marchant, il perd l'équilibre et tombe. Cet accident est plus commun chez les chevaux de tirage et chez ceux qui vont au pas, que parmi ceux qui vont au trot ou au galop. Sont les plus sujets à s'abattre, les chevaux qui buttent, s'attrapent, dont les jambes sont roides, usées et faibles. Ces sortes d'accidents sont plus ou moins dangereux ; pour les prévenir, il faut bien ferrer les animaux, ne pas les surcharger au-delà de leurs forces, éviter les mauvais traitements, les chemins difficiles, les pavés trop secs ou trop glissants. Si l'animal abattu n'a rien de fracturé, il se relèvera seul, après qu'on l'aura dételé et mis tout nu. On doit avoir soin d'éloigner de lui la voiture, pour qu'il ne se blesse pas en se relevant.

ABATTRE L'EAU. Débarrasser, à l'aide du *couteau de chaleur*, l'animal qui revient du travail, de la sueur dont il est couvert, afin d'éviter une transpiration rentrée, source de cruelles maladies. Après quoi, on le bouchonne fortement, on lui met de la paille fraiche sur le dos et par-dessus une couverture, on le promène à l'ombre et au pas. Les chevaux chatouilleux ou irritables, on se contente de les bien bouchonner sans employer le couteau à sueur. On agit de même à l'égard des animaux mouillés par la pluie, la neige ou l'eau du bain.

ABATTRE LES CORNES. Voyez *Amputation*.

ABCÈS. Amas de pus formé sous la peau ou au milieu des parties charnues, et résultant d'une inflammation suppurative. On distingue l'*abcès chaud*, celui où l'inflammation parcourt rapidement ses périodes, et l'*abcès froid*, celui où la suppuration se forme lentement. Ce dernier se subdivise en *abcès froid proprement dit*, si la tumeur qu'il forme est devenue apparente au siége primitif du mal, et en *abcès par congestion* dans le cas contraire. Le traitement varie selon la nature des abcès. Si l'inflammation est grande et qu'il y ait fièvre, on a recours à une petite saignée, à une demi-diète, aux cataplasmes de farine de lin ou de mie de pain bouillies, qu'on humectera souvent avec une décoction tiède de mauve, de guimauve ou de graine de lin. Si, au contraire, l'inflammation languit, on appliquera sur la partie malade un cataplasme maturatif chaud, formé de 4 parties d'oseille cuite dans l'eau et exprimée, 1 partie d'oignons cuits sous la cendre et 1 partie d'onguent basilicum. Quand l'abcès est mûr, on opère son ouverture par *incision*, *cautérisation* ou *ponction* (voyez ces mots); puis on panse la plaie en la recouvrant avec des étoupes sèches ou de l'onguent digestif simple. Le temps et la propreté font le reste.

ABEILLES. Une ruche renferme trois sortes d'abeilles : l'*a-*

beille *ouvrière* ou *abeille mulet*, le *mâle* ou *faux-bourdon* et la *femelle* ou *reine*. Les *ouvrières*, qui font le travail de la ruche, y sont au nombre de 30 à 40,000 ; les mâles, au nombre de 15 à 1,800 (de mai à juillet seulement). Il n'y a jamais qu'une seule *femelle* ou *reine* par ruche ; elle commence sa ponte 2 jours après sa fécondation (vers la fin du printemps), qui suffit pour un an. Les *essaims* se forment ordinairement du 15 mai au 15 juin. Pour les arrêter, on jette dans l'arbre ou sur le buisson où ils ont été se poser du sable, de la poussière, de la terre, ou bien on les asperge avec des balais trempés dans des seaux d'eau ; on les arrête encore en frappant sur un chaudron ou une poêle, en tirant un coup de fusil ou de pistolet chargé à poudre. Pour s'en emparer, on les couvre d'un linge mouillé ou bien on a recours à des ruches toutes prêtes, mais nettoyées (car, comme tous les animaux, les abeilles aiment la propreté) et intérieurement frottées de fleurs de mélisse ou de feuilles de fène et enduites d'eau miellée. On renverse la ruche en la plaçant sur la branche et on y fait tomber les abeilles avec un petit bâton. Les *ruchers* ou réunion de plusieurs ruches, doivent être éloignés du bruit, des routes fréquentées, des marécages, de la basse-cour, des nids de guêpes et de frelons. Le transport des ruches et des abeilles doit avoir lieu au printemps.

Les maladies auxquelles les abeilles sont sujettes sont : la *dyssenterie*, le *faux-couvain*, le *mal des antennes*, le *vertige*, la *rougeole*, la *moisissure*, le *dégoût*, l'*engourdissement*. Voyez ces mots.

Une cause de dépérissement pour les abeilles, sont les *dissensions* ou le *pillage*, ce qui arrive quand les abeilles, manquant de nourriture, vont attaquer une autre ruche que la leur. Pour remédier à cet état de choses, il faut dissiper les abeilles avec un bâton au bout duquel est un chiffon allumé, puis on ferme l'entrée de la ruche attaquée avec un petit grillage de fil d'archal ; quand le pillage est occasionné 1° par la malpropreté d'une ruche, il faut la changer ; 2° par le défaut de reine, il faut la remplacer.

On doit avoir soin d'éloigner des ruches les mulots et les fourmis et d'en chasser les poux, au moyen de fumigations de graines de jusquiame. Il faut aussi veiller à éloigner les fausses-teignes ou teignes de la cire, petits papillons qui sont de terribles ennemis des abeilles. On renouvellera, à cet effet, les ruches tous les 4 ou 5 ans; on en fermera l'entrée pendant l'hiver.

ABLACTATION. Voyez *Sevrage*.

ABLATION. Voyez *Amputation, Excision* et *Extirpation*.

ABSORBANTS. Nom donné aux corps mous et spongieux qui, appliqués sur une surface saignante, s'imbibent de la partie séreuse du sang, favorisent la formation rapide des caillots et forment avec eux un corps plus ou moins dur. Les absorbants dont on se sert le plus fréquemment dans les *hémorrhagies* sont la charpie, la filasse, l'étoupe hachée, l'agaric, l'amadou, le plâtre très-fin, l'éponge sèche et très-fine, la colophane réduite en poudre et, en cas d'urgence, la toile d'araignée.

ACARE. Voyez *Gale*.

ACCÈS. Retour, à des époques fixes ou indéterminées, de phénomènes qui, dans certaines maladies, succèdent à une intermission. Voyez *Paroxysme*.

ACCIDENT. 1º Chute, blessure, fracture, etc., survenues inopinément. 2º Altérations plus ou moins graves, qui se manifestent pendant le cours d'une maladie. Quelquefois ces altérations ont une influence, soit heureuse, soit funeste, sur l'issue des affections qu'elles viennent compliquer. Quand les accidents sont par trop graves, il est souvent prudent d'abandonner pour un certain temps le traitement de la maladie dans laquelle ils surviennent, pour essayer de les faire disparaître ou au moins d'en modérer la gravité.

ACCOUCHEMENT. Voyez *Parturition*.

ACCOUPLEMENT. Conjonction du mâle et de la femelle, pour la génération. L'accouplement des chevaux et celui des bœufs s'appelle *saillie* ou *monte*; celui des brebis, *lute*.

La pouliche doit avoir de 4 à 5 ans; l'étalon, de 5 à 6. Les juments entrent en chaleur au printemps; on le reconnaît à leur vivacité, à leur inquiétude, à de fréquents hennissements ; les parties externes de la génération se gonflent et donnent passage à un mucus filant et jaunâtre ; elles urinent souvent, peu à la fois. Il faut éviter de leur donner alors aucune de ces drogues préconisées pour exciter la chaleur ; la nature doit agir seule.

On distingue : 1o la *monte en liberté*, où l'étalon saillit les juments quand il lui plaît. Cette méthode est bonne, mais à la condition de laisser l'étalon avec une seule jument à la fois, après les avoir préalablement déferrés, car lorsqu'il y a plusieurs juments, elles se battent, l'étalon peut les blesser ou s'épuiser avec la même et ne point les saillir toutes ; 2o la *monte à la main*, où la jument est garrottée et attachée ; on aide l'étalon en dirigeant le membre dans la vulve. Ce procédé est mauvais, parce qu'il n'est pas conforme à la nature ; aussi est-il fréquemment infécond. — Les étalons dans la force de l'âge peuvent saillir une ou deux fois par jour ; les autres, de deux jours l'un. On doit faire couvrir les juments 3 fois à deux ou trois jours d'intervalle.

Le *taureau* monte en liberté les vaches qui sont en chaleur ; il suffit à un troupeau de 50 à 60 vaches. Les taureaux étalons peuvent être employés de 18 mois à 2 ans ; mais si l'on veut propager une race propre au travail ou à l'engraissement, il faut que les étalons aient 3 ans. Les vaches peuvent avoir 6 mois ou même un an de moins que les étalons.

Les *brebis* sont en chaleur depuis le commencement du printemps jusqu'à la fin de l'automne, mais elles ne se manifestent qu'en présence et à la sollicitation du mâle. On les met à la *lute* à 3 ans ; auparavant elles donneraient des produits médiocres. Le *bélier* doit avoir 30 mois. Il faut 3 béliers pour 100 brebis ; ils doivent renoncer à la *lute* à 5 ans et demi au plus tard, autrement l'*agnelage* ne donnerait pas de résultats satisfaisants.

Quand ils sont fatigués, on les remplace par des *antenais*, agneaux d'un ou deux ans, pour que les brebis ne perdent pas leur première chaleur. La *lute* terminée, on nourrira bien les brebis, on les conduira doucement, on évitera de les mettre en position de franchir des haies, des fossés, etc., enfin tout ce qui serait susceptible de les faire avorter. 20 ou 25 jours avant de mettre bas, la brebis laisse échapper de ses parties naturelles un écoulement glaireux et son pis est rempli de lait.

Le plus souvent l'*agnelage* ou *agnèlement* se fait sans difficulté ; si la brebis a trop d'agitation on la saigne modérément ; si elle est faible, on lui fait boire un ou deux verres de vin, de bière ou de cidre. L'agneau doit se présenter par le bout du museau, au-dessous duquel il doit avoir les deux pieds de devant. S'il se présente mal, le berger doit s'efforcer de changer sa mauvaise situation, après avoir frotté ses doigts avec de l'huile. — Si la mère ne lèche pas son petit, il faut répandre sur celui-ci un peu de sel en poudre et l'approcher de la mère. Les brebis qui négligent leurs agneaux seront séparées du troupeau, et enfermées avec eux dans des cases de claies. Deux heures après l'agnelage, on donnera à la mère un peu d'eau blanche tiède, du son, de l'orge ou de l'avoine.

L'*âne étalon* doit avoir 3 ans au moins ; l'ânesse, de 2 ans et demi à 3 ans ; leur aptitude à la reproduction dure jusqu'à 15 ou 16 ans. La monte a lieu en mai et en juin. On commence par faire saillir les juments au baudet étalon ; on lui livre ensuite les ânesses. Un bon étalon bien nourri et bien avoiné peut suffire à 3 juments ou ânesses par jour.

L'âge de l'accouplement du *verrat* et de la *truie* est 8 mois ; plus tôt, les produits seraient chétifs ; plus tard, ces animaux deviennent intraitables. Un bon verrat peut saillir 4 truies par jour. Les époques consacrées à la fécondation de la truie sont les mois de mai et de décembre ; la truie porte de 116 à 120 jours.

La *chèvre* peut s'accoupler à toutes les époques de l'année ; mais la meilleure saison pour la saillie est le mois de décembre ; la gestation dure cinq mois ; elle met bas le sixième. Un bon bouc suffit dans un été pour 100 chèvres ; il en couvre jusqu'à 40 en un jour.

La *chienne* entre en chaleur 2 fois par an, et pendant 15 jours chaque fois. Elle ne doit pas porter avant 18 mois ni après 8 ans. La gestation est de 62 ou 63 jours. La portée ordinaire est de 3 à 8 petits.

La *lapine* ne doit pas être couverte avant l'âge de 6 mois. Elle donne de 6 à 8 petits à chaque portée et de 5 à 6 portées par an. Le mâle doit avoir de 1 à 5 ans ; un mâle suffit pour cinq femelles.

L'accouplement ne doit avoir lieu que la nuit. On logera à part chaque sujet destiné à la reproduction, pour que le mâle n'obsède pas continuellement la femelle.

C'est surtout lors de l'accouplement que les animaux exigent une nourriture saine et abondante.

Voyez *Appareiller, Parturition, Délivrance, Allaitement, Impuissance* et *Race*.

ACCOUPLEMENT. Les chevaux et les bœufs accouplés doivent être de même taille, de même force, attelés très-serrés, pour qu'ils puissent tirer également. Plutôt que d'accoupler les bœufs par les cornes, il vaut mieux les atteler par le poitrail, en leur mettant une bricole ou un collier, comme aux chevaux ; alors, ils ont plus de force et se fatiguent moins. — Quant à l'accouplement des chevaux les uns derrière les autres, pour les conduire en route, il faut employer des *barres*, pour les prévenir des atteintes, des coups et morsures de leurs voisins.

ACCOUPLER. Voyez *Accouplement*.

ACCOURIR LA LANGUE. Couper la langue. Voyez *Amputation*.

ACCULÉ SUR LE DERRIÈRE. (*Cheval*). Voyez *Aplombes*.

ACHORES. Petites ulcérations superficielles d'où découle une humeur âcre et limpide, et qui se forment à la peau de la tête des poulains lorsqu'on leur met un licou. Quand elles ne dégénèrent pas en *dartres*, elles disparaissent avec les soins de propreté : on lave la tête avec une décoction de racine de guimauve ou de graine de lin et l'on garnit intérieurement le licou d'un coussinet très-doux.

ACQUISES (*Maladies*). Voyez *Héréditaires* (*Maladies*).

ACROBUSTITE. Inflammation du *fourreau* chez les animaux domestiques, surtout chez le bœuf. Traitement : propreté extrême ; lotions et injections émollientes, puis astringentes. Si le tissu cellulaire sous–muqueux est le siége d'une infiltration, on aura recours à une opération chirurgicale.

ACUPUNCTURE. Dans les paralysies partielles et les émaciations musculaires, on emploie cette opération, qui consiste à introduire dans les tissus un certain nombre d'aiguilles mises en rapport avec un courant d'air galvanique.

ADOUCISSANTS, LÉNITIFS ou **ANODINS**. Médicaments propres à combattre l'inflammation et à diminuer la souffrance ; tels sont : les délayants, les calmants, les opiacés, les bains, cataplasmes, etc. Parmi les substances que la médecine vétérinaire emploie comme adoucissants, nous citerons les feuilles de *mauve, guimauve, bouillon-blanc, poirée, laitue,* etc. ; les racines de *mauve, guimauve, réglisse, chiendent, grande* et *petite consoude ;* les graines de *lin,* de *potiron,* de *chanvre ; l'orge ;* la *gomme arabique,* celle du *cerisier,* de l'*abricotier,* du *prunier ;* le *son,* le *miel ;* la *mélasse,* les *œufs,* les *huiles* douces et nouvelles et autres *corps gras ; l'eau* pure ou blanchie, employée tiède.

Les *adoucissants* ne doivent pas être employés longtemps, car ils affaiblissent et peuvent occasionner des affections chroniques.

AÉRATION. L'hygiène commande impérieusement, dans les constructions des logements destinés aux animaux en général (écuries, étables, bergeries, etc.), une aération suffisante. C'est une erreur grave et trop généralement répandue parmi les populations agricoles, de croire que les animaux ont besoin d'une chaleur excessive. Au contraire ; le froid même leur serait moins nuisible que cet air impur et méphytique qui règne dans les habitations mal aérées. Ce qu'il leur faut, c'est un milieu tempéré dont l'air est sain. Il importe donc de construire des fenêtres larges, et non des lucarnes ; de remplacer les vitres par des paillassons, durant les beaux jours ; de faire des *barbacanes,* des *cheminées d'appel* et de placer des *ventilateurs.*

Les *barbacanes* sont des ouvertures placées dans le mur et près du sol, et qu'on ferme à volonté.

Les *cheminées d'appel* sont des tuyaux qui traversent la toiture pour faire communiquer l'intérieur du logement avec le dehors. Elles peuvent, elles aussi, se boucher selon les besoins.

Les *ventilateurs*, qui remplacent avantageusement les barbacanes et les cheminées d'appel, sont des appareils composés de lames métalliques disposées de façon à pouvoir tourner sous l'impulsion du courant d'air établi d'un côté par l'air du dehors qui entre dans le logement et de l'autre par l'air qui en sort. On en place le nombre nécessaire pour que l'air soit suffisamment renouvelé.

Quand on emploie les barbacanes et les cheminées d'appel, il faut qu'elles se correspondent et soient placées de manière que le courant d'air qu'elles établissent ne puisse gêner les animaux. Voyez *Assainissement* et *Hygiène*.

AFFECTION. Voyez *Maladie*.

AGE. L'âge des principaux animaux domestiques se reconnaît aux dents, et quelquefois aux cornes.

Chez les *bêtes bovines*, les *dents caduques* ou *premières dents* commencent à paraître peu de temps après la naissance. Leur série est complète au bout d'une vingtaine de jours. Le rasement ou usure des pinces (les 2 dents du milieu) a lieu entre 6 et 7 mois; le rasement des premières mitoyennes, entre 11 et 13 mois; celui des secondes mitoyennes, entre 14 et 16 mois. Dès lors les 8 incisives tiennent à peine et sont prêtes à faire place aux *dents de remplacement*. Les pinces (premières dents de remplacement) sortent entre 19 et 20 mois; les premières mitoyennes, entre 2 ans et demi et 3 ans; les secondes mitoyennes, entre 3 ans et demi et 4 ans; les coins de remplacement, entre 4 ans et demi et 5 ans. Entre 5 ans et demi et 6 ans, rasement des pinces; entre 6 ans et demi et 7 ans, rasement des premières mitoyennes et nivellement des deux tiers de leur *ovale*, ou partie striée de la dent; entre 7 ans et demi et 8 ans, rasement des secondes mitoyennes; entre 8 et 9 ans, rasement des coins et nivellement partiel de leur ovale; entre 10 et 11 ans, nivellement des coins, écartement des dents; au milieu de chacune d'elles apparaît une tache carrée, dite *étoile dentaire*; entre 11 et 12 ans, augmentation de l'écartement des dents par leur usure ; entre 12 et 14 ans, perte des angles de l'étoile dentaire, écartement de plus en plus prononcé des dents ; entre 14 et 17 ans, même progression d'usure ; à 17 ans, usure complète de la partie libre de la dent.

Dans l'*espèce bovine*, chacun des cornets qui forment la corne est, ainsi que le sillon transversal qui les joint entre eux, le produit de la sécrétion d'une année. On peut donc connaître l'âge du bœuf en comptant les cercles ou sillons qui entourent la corne, jusqu'à 8 ans, époque où ils se confondent.

Chez le *cheval*, il y a, comme chez le bœuf, des *dents caduques* et des *dents de remplacement* ; les poulains poussent douze dents de lait peu après leur naissance ; les pinces sortent entre 6 et 8 jours ; les mitoyennes, entre 30 et 40 ; les coins, entre 6 et 10 mois. Entre 2 ans et demi et 3 ans, il tombe 2 dents du milieu de chaque mâchoire (ou pinces), qui sont remplacées en 15 jours par des dents moins blanches, plus fortes, creuses et noires au milieu ; à 3 ans et demi, les deux mitoyennes tombent et sont remplacées 15 jours après par d'autres de la consistance des pinces ; c'est alors que paraissent les crochets d'en bas ; à 4 ans et demi, les deux dernières dents de lait, dites *coins*, tombent et sont remplacées par des dents creuses et noires. A 5 ans, le cheval a donc toutes ses dents incisives d'adulte. Les pinces sont presque totalement rasées ; les coins de niveau avec les mitoyennes ; le bord antérieur de celles-ci légèrement usé. A 5 ans et demi, les coins sont sortis de 4 millimètres ; entre 5 ans et demi et 6 ans, de 15 millimètres. A mesure que le cheval acquiert de l'âge, les bords supérieurs du cornet dentaire s'usent et, lorsqu'ils sont de niveau, la partie supérieure de la dent prend le nom de *table dentaire* ; la tache noire ou *germe de la fève* qui remplit la cavité des incisives de remplacement, s'efface, et les creux se remplissent ; c'est ce qu'on nomme *rasement de la dent*. A 6 ans, on trouve chez le cheval : nivellement des bords antérieurs des coins, rasement presque entier des mitoyennes, rasement complet des pinces ; à 7 ans, rasement complet des mitoyennes ; à 8 ans, disparition du creux et de la marque *noire* ; on dit alors que le cheval a *rasé* ; les dents sont devenues ovales, la cavité est remplacée par le cul-de-sac du cornet dentaire intérieur. A

9 ans, la table des pinces inférieures, les mitoyennes et les coins commencent à s'arrondir; à 10 ans, arrondissement des mitoyennes; on commence à voir l'étoile radicale ou dentaire (tache blanche formée par le fond du cornet dentaire interne); à 11 ans, arrondissement des coins; à 12 ans, toutes les incisives sont arrondies dans la mâchoire inférieure; l'émail central a disparu, sauf dans la mâchoire supérieure; à 13 ans, l'émail central a disparu dans les coins de la mâchoire supérieure; les pinces commencent à se rapprocher de la forme triangulaire; à 14 ans, cette forme est bien prononcée dans les pinces mitoyennes; à 15 ans, les mitoyennes sont devenues triangulaires; à 16 ans, il en est de même de toutes les dents de la mâchoire inférieure; à 17 ans, les dents ont la forme d'un triangle équilatéral; à 18 ans, le triangle se rétrécit et sa hauteur augmente dans les pinces; entre 19 et 21 ans, les dents des côtés s'aplatissent.

On peut encore connaître l'âge du cheval par les *crochets* (les 4 canines qui manquent aux juments), qui grandissent, s'émoussent, s'arrondissent et se couvrent de tartre à mesure qu'il vieillit, paraissent jaunes, usés; enfin par les *pinces*, qui se déchaussent et s'avancent. On appelle *bégus*, les chevaux qui ne *rasent* jamais; *faux-bégus*, ceux dont le cul-de-sac du cornet persiste alors qu'il aurait dû disparaître. On reconnaît l'âge de ces chevaux en examinant la longueur de leurs dents; si elle dépasse 16 millimètres, à partir de la gencive, on doit augmenter, suivant l'âge qu'ils annoncent par l'inspection des dents, à raison d'une année par ligne d'excédant; car les dents du cheval s'usent de cette quantité par an. — Il y a des maquignons qui pratiquent, à l'aide d'un burin, une cavité au milieu des dents rasées, et la remplissent d'un corps gras et noir imitant le *germe de la fève;* on reconnaît cette fraude en remarquant que cette moitié artificielle n'est pas entourée de rubans d'émail, comme doit l'être la cavité dentaire.

On connaît l'âge des *bêtes ovines* ou *bêtes à laine* aux caractères suivants :

De 4 à 6 mois, incisives de lait, fraîches et vierges; — de 6 mois à 1 an ou 15 mois, incisives de lait à l'état de chicot et vacillant dans leurs alvéoles; — de 15 à 18 mois, remplacement des pinces caduques par des pinces d'adulte ; — de 18 à 27 mois, sortie des mitoyennes de remplacement ; — de 3 ans à 3 ans et demi, sortie des secondes mitoyennes de remplacement ; — de 4 ans à 4 ans et demi, sortie des coins d'adulte ; — de 5 à 6 ans, arrondissement des incisives ; — à 6 ans, rasement des pinces ; — à 7 ans, rasement des premières mitoyennes ; — à 8 ans, rasement des secondes mitoyennes ; — à 9 ans, rasement des coins.

On connaît l'âge du *cochon* à ses dents. Il naît avec les *coins* et les *crochets* ; à 4 mois, il a toutes ses dents de lait ; à 6 mois, les coins de remplacement commencent à prendre la place des coins caducs de la mâchoire inférieure ; à 10 mois, les dents définitives remplacent les coins de la mâchoire supérieure ; à 11 mois, les crochets de remplacement sont sortis ; entre 20 mois et 2 ans, les pinces caduques, dans les deux mâchoires, font place aux dents de remplacement ; entre 2 ans et demi et 3 ans, les mitoyennes font place aux dents d'adulte.

Alors la dentition du porc étant achevée, on a recours, pour déterminer son âge, à l'inspection de l'usure et du rasement des dents, en appliquant les principes que nous avons indiqués plus haut.

AGGRAVÉE. Maladie qui est aux chiens ce que la *fourbure* est aux chevaux. Elle provient des courses forcées, ou de longues marches sur des terrains durs : la patte est gonflée ; si plusieurs sont atteintes, le chien reste couché. Le repos suffit parfois à guérir le mal ; si la douleur est vive, qu'il y ait fièvre, perte d'appétit, on enveloppera la patte malade dans un cataplasme astringent, composé de suie de cheminée, de terre glaise et de vinaigre, ou d'une dissolution de sulfate de fer. Si l'accident date de 24 heures, et s'il y a grande inflammation, on remplacera ce remède par un cataplasme émollient (mie de pain, farine de lin ou mauve cuite) ; on saignera l'animal au cou et on le mettra à la diète. Si la patte est très-enflée, on la mouchetera avec la lancette et on l'arrosera avec de l'eau blanche.

AGNEAU. Les maladies des agneaux sont les mêmes que celles des *brebis* et des *moutons*. Toutefois, ils sont sujets aux dévoiements ; on leur donne alors de la farine de froment bouillie dans du lait.

Si l'agneau est chétif et débile, on lui donnera du safran ou de la cannelle bouillie dans du lait. On enlèvera la boue qui couvre parfois leur queue, pour éviter qu'elle ne durcisse et leur frappant les jambes, ne les écorche; il en sera de même de la boue qui s'attache à leurs cuisses. Voyez *Accouplement*, *Allaitement* et *Bêtes ovines*.

AGNELAGE. Voyez *Accouplement*.

AIGUES (*Maladies*). Celles qui se déclarent subitement et se terminent vite. Les *maladies chroniques* sont celles qui se développent lentement et se terminent de même. Voyez *Chroniques* (*Maladies*.)

Parmi les *maladies aiguës* nous citerons les fluxions de poitrine, l'apoplexie, les dyssenteries, les différentes inflammations de la tête, de la poitrine et du bas-ventre. Comme toutes les maladies aiguës ne se terminent pas aussi promptement les unes que les autres, on les regarde encore comme telles jusqu'au quarantième jour; passé ce temps, on les regarde comme des *maladies chroniques*.

Nous allons exposer les principes de pratique qu'on doit suivre dans le traitement des maladies aiguës ; ces principes ont pour base l'observation constante et sont confirmés par l'expérience.

Un des caractères essentiels aux maladies aiguës, c'est d'être accompagnées d'une fièvre plus ou moins forte, relativement au genre de la maladie et à ses différents temps.

On divise les maladies aiguës en *bénignes* et en *malignes*.

Les *maladies aiguës bénignes* sont celles qui ne sont point accompagnées de symptômes graves et dangereux ; qui ont une marche régulière, et dont le cours n'est pas interrompu par d'autres affections graves qui métamorphosent celles qui sont bénignes de leur nature, en malignes par accident.

Les *maladies aiguës malignes* sont celles qui, dès leur invasion, sont accompagnées de symptômes effrayants, qui font craindre pour la vie de l'animal malade. Ces symptômes sont une prostration des forces extraordinaire, des défaillances extrêmes, des soubresauts dans les tendons, des convulsions violentes, des éruptions, enfin des assoupissements apoplectiques. On n'observe pas tous ces symptômes chez les animaux malades ; mais tels et tels de ces symptômes se développent chez certains d'entre eux, d'autres symptômes chez d'autres, et servent par là à caractériser le genre de fièvre dont ils sont atteints.

Observons en passant que les maladies aiguës, malignes de leur nature, sont très-dangereuses ; au lieu que celles qui le sont par accident, ne le sont pas autant en effet qu'elles paraissent l'être ; car souvent une saignée ou un purgatif administrés à propos suffisent pour faire disparaître ces symptômes effrayants qui n'annoncent qu'une malignité apparente.

Une autre division des maladies aiguës est celle qui est tirée de la nature de la maladie. Cette division serait bien préférable à toute autre, si l'on pouvait s'assurer toujours de la nature du mal ; mais il arrive souvent qu'il est très-difficile de bien connaître la nature d'une maladie, soit à cause des symptômes qui ne se développent pas toujours d'une manière bien sensible pour l'observateur, surtout dans les commencements, soit par rapport aux complications, qui sont très-embarrassantes.

Cependant, si l'on fait attention aux maladies aiguës qui arrivent le plus fréquemment, et si en même temps on compare les différents traitements employés avec succès pour leur guérison, on se convaincra qu'on peut réduire les maladies aiguës à trois genres principaux. Le premier comprendra toutes celles d'un caractère inflammatoire ; le second, toutes celles qui reconnaissent une saburre quelconque ou ordure renfermée dans les premières voies, c'est-à-dire dans l'estomac et les intestins, et le troisième celles qui sont produites par la diminution ou la suppression de la transpiration, et qu'on appelle ordinairement *fièvres catarrhales*.

Ces trois genres peuvent se compliquer l'un l'autre, et constituer par là différentes espèces, qui participeront plus ou moins des maladies primitives dont elles auront été formées.

L'inflammation étant de deux espèces, l'érysipélateuse et la phlegmoneuse, le premier genre doit être divisé en deux espèces. La première renfermera les maladies aiguës dont le caractère essentiel est une inflammation érysipélateuse. Telle est la maladie qu'on nomme *érysipèle* (voyez ce mot); la seconde, celle dont le caractère essentiel est une inflammation phlegmoneuse. Voyez *Phlegmon*.

La saburre est aussi de plusieurs espèces : tantôt elle est aiguë, comme chez tous les jeunes animaux et chez les adultes d'un tempérament faible et pituiteux ; tantôt elle est glaireuse, tantôt vermineuse, bilieuse, putride, etc. Voyez *Fièvre*, *Vers*, etc.

Il est assez rare de rencontrer une maladie inflammatoire simple, de même qu'une affection purement saburrale ; mais on voit fréquemment des maladies aiguës qui participent de l'un et de l'autre genre. Le grand point, pour les bien traiter, consiste à distinguer quel est le caractère primitif, et quel est celui qui n'est que secondaire et dépendant presque toujours du premier. Prenons pour exemple une fièvre putride des premières voies, accompagnée d'inflammation aux poumons, et voyons de quelle manière on doit se conduire pour ne pas tomber dans l'erreur. Ou l'inflammation du poumon est *vraie*, ou elle est *fausse* (voyez *Pneumonie*); on reconnaîtra qu'elle est vraie et primitive, lorsque la maladie aura commencé par les symptômes d'une vraie péripneumonie, que l'animal sera pléthorique, la chaleur et la douleur considérable, le pouls mou, la fièvre très-aiguë, et la difficulté de respirer très-grande.

Quoiqu'il y ait presque tous les symptômes d'une fièvre putride, comme nausées, rapports nidoreux, déjections puantes et abattement de forces, cependant, vu le caractère d'une inflammation vraie, il faudra commencer le traitement par une ou deux saignées, et même davantage, si on le juge à propos ; on ne peut pas trop recommander d'être modéré sur les saignées dans ces sortes de cas, vu l'abattement des forces, et la saburre putride des premières voies, qui ne se guérit jamais par des saignées.

Mais il arrive souvent que la péripneumonie est symptomatique, ou qu'elle est fausse ; ce qu'on reconnaît aux symptômes, qui sont les mêmes que ceux d'une péripneumonie fausse, et qui ont paru après les symptômes réels et caractéristiques d'une fièvre putride des premières voies. Alors le traitement doit être tout différent. On doit s'abstenir de saignées.

En voilà assez pour servir d'exemple et pour se diriger dans des cas analogues.

Les causes éloignées des maladies aiguës en général sont de deux sortes; les unes disposent aux maladies, et les autres les occasionnent. Les premières s'appellent *prédisposantes*, les secondes, *occasionnelles*.

Les causes *prédisposantes* viennent de l'âge, du sexe, du tempérament, de la constitution, de la nourriture, du genre de travail, du plus ou moins de soins, etc.

Les causes *occasionnelles* dépendent : 4º des changements subits de la température de l'air, de sa pesanteur, de son élasticité, et des corps hétérogènes et nuisibles qui y sont renfermés, tels que des miasmes putrides, etc. ; 2º de l'inégalité et du changement des saisons : c'est à ces deux derniers genres de causes qu'on doit rapporter presque toutes les *épizooties*; 3º de l'excès de travail auquel sont exposés certains animaux. Cet excès de travail produit souvent l'épuisement, dessèche les solides, épaissit les humeurs, et donne lieu à des affections inflammatoires, qui sont d'autant plus dangereuses, que la nature, affaiblie par le travail excessif, est incapable de les surmonter ; 4º des aliments mauvais et des boissons nuisibles. Les aliments sont mauvais quand ils se composent de grains mal mûris, recueillis dans de mauvais temps, ou ergotés, qui n'ont pas été bien conservés dans les greniers, qui se sont échauffés, et qui par là ont acquis des qualités nuisibles. Les boissons deviennent encore des sources de maladies. Voyez *Eau* et *Hygiène*.

Voilà les causes principales des maladies aiguës auxquelles on doit porter une grande attention, afin de bien connaître la nature et le caractère de telle ou telle maladie aiguë, pour bien saisir les indications à remplir et la méthode curative.

Passons maintenant à la description des maladies aiguës en général.

Il y a trois temps dans les maladies : 1º celui de *crudité*, ou d'*irritation*, dit *accroissement*, etc. ; 2º celui de *coction*, dit *état*;

3º celui de *crise* ou d'*excrétion critique*, dit *déclin*. Ces trois temps, plus ou moins longs, s'observent généralement dans toutes les affections aiguës, qui sont toutes accompagnées de fièvre, dans l'ordre que nous venons de les nommer.

Les maladies aiguës s'annoncent plus ou moins promptement, eu égard aux causes qui les produisent. Celles qui proviennent d'une saburre dans les premières voies n'arrivent pas subitement, à moins qu'il n'y ait quelque complication. L'animal malade *traîne* pendant quelques jours, c'est-à-dire que l'appétit diminue, les digestions se font avec plus de peine; il a des rapports ou aigres ou d'œufs pourris; des lassitudes et des pesanteurs dans les membres.

Voilà à peu près le prélude des maladies aiguës, occasionnées par la saburre des premières voies.

Les fausses inflammations, même les vraies, quand elles ont pour unique cause la trop grande *pléthore*, s'annoncent à peu près de la même manière, si ce n'est que, dans ces dernières, les oppressions, la pente au sommeil, une chaleur plus grande dans tout le corps et une faiblesse apparente dans laquelle les forces sont plutôt opprimées ou empêchées qu'elles ne sont réellement diminuées, précèdent presque toujours.

Les *maladies inflammatoires* arrivent très-souvent tout d'un coup et sans qu'on s'y attende. Un froid subit, un coup d'eau fraîche, sont capables de les déterminer dans l'instant. Un léger frisson auquel succède tout de suite une chaleur brûlante, une douleur aiguë, avec tumeur, rougeur (si l'inflammation est externe), fièvre aiguë avec un pouls fort, dur, tendu et plus ou moins serré. Quand l'inflammation est interne on n'aperçoit ni tumeur, ni rougeur; mais tous ces symptômes sont très-sensibles.

C'est ainsi que commencent les maladies aiguës vraiment inflammatoires.

Les *maladies catarrhales* s'annoncent à peu près comme celles qui sont produites par la saburre des premières voies; cependant il faut remarquer que, dans les premières, les causes les plus capables de diminuer ou de supprimer la transpiration ont précédé l'invasion de la maladie, et que, eu égard aux symptômes, les maladies catarrhales sont accompagnées d'une douleur obscure de la tête, comme dans le rhume (dont elles ne diffèrent que par le degré), d'une excrétion de sérosité par les naseaux, de rancité et d'une toux plus ou moins sèche avec une difficulté d'avaler.

Le temps de crudité ou d'irritation dans les affections aiguës, c'est-à-dire celui où la matière morbifique est telle par ses quantités qu'elle ne peut être chassée ; ce temps qui arrive toujours au commencement des maladies aiguës, n'est pas tellement inhérent à ce commencement, qu'il ne se trouve quelquefois après une coction plus ou moins complète, et dans le déclin d'une maladie. On voit assez fréquemment des espèces de rechutes dans les maladies aiguës, occasionnées ou par la mauvaise manœuvre du vétérinaire, ou par la négligence de ceux qui sont chargés de soigner les animaux. Ces rechutes sont toujours accompagnées de crudité, ou plutôt d'irritation dans leur commencement ; quelquefois aussi la maladie, après avoir donné quelques signes de coction, avec diminution des symptômes, recommence de nouveau avec des signes de la plus grande crudité. Il est extrêmement important d'avoir égard à ces changements dans la marche d'une maladie ; car c'est d'après ces changements ou ces irrégularités bien observées, qu'on part pour bien placer une saignée ou un médicament.

On reconnaît le temps de crudité ou d'irritation, dans une maladie aiguë, lorsque les symptômes de la maladie vont toujours en augmentant, c'est-à-dire que les fonctions, soit animales, soit vitales, soit naturelles, qui sont lésées, persistent dans cet état, ou s'éloignent de plus en plus de l'état sain ; que les sécrétions sont diminuées et même supprimées ; que les excrétions, plus ou moins éloignées de l'état naturel, ne s'en rapprochent pas ; que le ventre est toujours resserré et tendu ou bien relâché, sans aucun signe de coction, d'où résulte une diarrhée symptomatique ; que les urines coulent en petite quantité, claires, limpides ou rouges ; que la peau est sèche et aride, et que toute l'habitude du corps est plus ou moins éloignée de l'état normal. Mais ce qui contribue le plus à faire reconnaître ce temps d'irritation, c'est lorsque les symptômes réels de la ma-

ladie augmentent et qu'en même temps les humeurs de la circulation, des sécrétions, des excrétions et les excréments s'éloignent plus de leur état naturel, soit par rapport à la quantité,
soit par rapport à leurs qualités sensibles.

Il est un autre signe d'irritation ou de crudité qui doit l'emporter sur tous les autres : c'est l'état du pouls, qui est très-dif-
férent de ce qu'il est dans l'état naturel, et dans tout autre temps
de la maladie. On reconnaît le pouls de crudité ou d'irritation par
la dureté, la tension et la roideur de l'artère ; outre cela, ce pouls
est ordinairement concentré, et plus ou moins fréquent, plus ou
moins inégal et plus ou moins irrégulier, relativement à la maladie et à la partie affectée.

Le temps de coction arrive à certains jours réglés, et qui suivent entre eux un certain ordre. Il s'annonce par une diminution
réelle des symptômes de la maladie, les forces de l'animal restant
les mêmes, quelquefois augmentant par un ramollissement du
bas-ventre et de la peau ; par des urines qui se rapprochent de
l'état naturel et qui déposent un sédiment blanchâtre, égal et
uniforme ; par des déjections liées et d'une consistance de pu-
rée ; par des sueurs accompagnées de la diminution des symptômes, et enfin par le relâchement, la mollesse, le développement du pouls. Ce sont là les signes principaux qui annoncent
le changement de la matière morbifique et sa préparation à l'excrétion.

Tous ces signes ne paraissent pas toujours dans toutes les
affections et chez tous les animaux. Ceux qui sont tirés des excrétions ne se rencontrent pas dans tous les cas, parce que la
matière morbifique s'évacue, tantôt par une seule voie, et tantôt
par plusieurs. Une remarque importante à faire, c'est que,
pourvu que les forces de l'animal malade se soutiennent, et que
le pouls se développe et se ramollisse, quoique les excrétions
semblent annoncer encore un état de crudité, on peut bien au-
gurer de la maladie, et annoncer un commencement de coction
qui ne tardera pas à se faire mieux connaître.

Le temps de crise ou d'excrétion de la matière morbifique suit
immédiatement celui de coction, pourvu que la nature ne soit
pas troublée dans son travail. Ce temps est celui qui termine la

maladie ; c'est celui où les forces de la vie reprennent le dessus, détruisent la cause de la maladie, et chassent au dehors la matière morbifique ; c'est le temps où, selon les anciens, la maladie est jugée en bien.

Il arrive souvent que la matière morbifique est, pour ainsi dire, indomptable : alors les forces de la nature sont épuisées avant que la matière puisse être préparée à l'évacuation ; ce qui fait succomber l'animal dans le temps même de l'irritation, et quelquefois au commencement de celui de la coction. Mais quand la matière morbifique a été cuite, ou a subi le changement nécessaire pour son expulsion, il peut se faire que cette matière, soit par sa quantité, soit à cause de la voie qu'elle aura choisie pour son issue, demande plus de force à la nature qu'elle ne peut en fournir, ce qui fait succomber l'animal presque au moment où il allait être guéri si ses forces avaient été plus considérables.

De ce que nous venons de dire, il résulte que les maladies aiguës se terminent, en général, de deux manières, par la santé ou par la mort ; à ces deux manières on peut en joindre une troisième, celle où elles se terminent par une autre maladie, ce qui s'appelle *métastase*. Cette terminaison, assez fréquente, est de deux espèces. La première arrive quand la matière morbifique, n'ayant pas été évacuée par quelque cause que ce soit, se dépose sur quelques parties, où elle produit des abcès et des suppurations. L'autre espèce a lieu quand les forces de la nature, ayant été épuisées par le travail de la coction et de la crise, ne sont pas suffisantes pour chasser tout à fait la matière morbifique ; ou si elle a été expulsée entièrement, l'animal reste dans un abattement et une faiblesse qui peuvent le faire périr durant la convalescence, ou devenir des causes de nouvelles maladies, comme *hydropisie, étisie, phthisie, marasme*, etc.

Voilà les différentes terminaisons funestes des maladies, soit par la mort, soit par d'autres maladies. Passons à celles qui sont heureuses, et d'où résulte la santé et le rétablissement de l'animal, en un mot, la *guérison*.

Les *maladies inflammatoires* sont celles qui parcourent les trois temps d'irritation, de coction et de crise, avec le plus de

régularité, dans lesquelles la coction proprement dite a le plus
lieu, et qui ont des évacuations critiques plus marquées.

Il est très-rare que la nature chasse la matière morbifique
par une seule voie; elle le fait ordinairement par plusieurs;
mais parmi celles-là, il y en a toujours une vers laquelle l'effort
critique est principalement dirigé : les autres ne sont, pour
ainsi dire, qu'auxiliaires de celle-ci.

Ou l'excrétion se fait subitement et tout d'un coup, ou elle
se fait successivement et par gradation, sans trouble et sans
orage.

Dans le premier cas, elle est précédée de ce que les anciens
appelaient *perturbation* ou *orage critique*, et que l'on appelle
crise tout simplement. Après la coction, dans le temps que la
crise a coutume d'arriver, tout d'un coup, sans aucune cause
manifeste, l'animal malade ressent une stupeur dans les membres; il est assoupi, ou il est travaillé d'une insomnie accompagnée d'agitations; il a une difficulté de respirer plus grande;
la nuit qui précède la crise est turbulente; il éprouve des frissons; les yeux s'obscurcissent ou deviennent plus brillants que
de coutume; ils répandent des larmes; les nausées, la chaleur,
la soif, le resserrement des hypocondres, et l'agitation convulsive de la lèvre inférieure tourmentent l'animal de telle sorte
qu'il paraît aux assistants être à l'agonie.

Cette scène se termine, tantôt par une hémorrhagie du nez,
tantôt par une diarrhée considérable, quelquefois par des vomissements (excepté chez les herbivores, qui vomissent très-rarement), par des sueurs, par des éruptions à la peau, etc. Dans
ce moment, le pouls a ordinairement un caractère particulier,
qui indique à celui qui sait le reconnaître la voie par laquelle
l'évacuation est prête à se faire. Voyez *Pouls*.

Quand les maladies ne sont pas bien compliquées, quand le
vétérinaire laisse agir la nature et ne la trouble point, cette
excrétion subite, précédée de la plupart des phénomènes que
nous venons de détailler, est assez fréquente, surtout dans les
tempéraments robustes, comme chez les animaux de la campagne.

Mais dans les villes, où les maladies sont plus compliquées

et les tempéraments moins vigoureux, il est assez rare de voir une crise si subite et si prompte.

Quand l'excrétion critique n'est pas si orageuse, et qu'elle se fait plus paisiblement, elle est annoncée par les signes que nous avons rapportés plus haut.

Outre les signes généraux, chaque excrétion est annoncée par d'autres signes qui lui sont propres.

L'hémorrhagie du nez est annoncée par la rougeur des yeux, par l'affaiblissement de la vue, par une douleur aiguë à la partie postérieure de la tête, par la pesanteur et la pulsation des tempes, par des larmes, et surtout par une démangeaison des narines ou des naseaux, qui fait que l'animal les frotte partout où il peut, enfin par un pouls mou et ondoyant.

Le vomissement critique est précédé d'un pincement de l'estomac, de vertiges, de nausées, d'une excrétion abondante de salive limpide, et d'une agitation spasmodique de la lèvre inférieure.

On connaît qu'une diarrhée critique est sur le point d'arriver, quand l'animal éprouve des *borborygmes* (voyez ce mot) dans le ventre, quand son ventre se tuméfie, et qu'il a un pouls intermittent.

L'évacuation critique par les urines s'annonce par un sentiment de pesanteur dans les hypocondres, par un gonflement de la vessie, par la quantité des urines augmentée, par un sentiment de chaleur que l'animal éprouve en les rendant, et par un pouls qui approche de celui de la sueur.

Le *jetage* (voyez ce mot) est aussi très-souvent critique, surtout dans les maladies inflammatoires de la poitrine. On reconnaît que la maladie morbifique prend cette voie, quand, vers le troisième jour de la maladie, l'animal rejette un mucus épais, ressemblant à du pus, et mêlé de quelques stries sanguinolentes, accompagné d'une moindre difficulté de respirer et d'une diminution des symptômes de la maladie.

Ce sont là les principales voies que la nature choisit pour évacuer la matière morbifique, et les signes qui peuvent les faire reconnaître.

Quant à la terminaison des maladies par dépôt critique ou abcès, voyez les articles *Inflammation, Abcès* et *Parotidite*.

Après avoir exposé l'histoire et la marche des maladies aiguës, il nous reste à parler de leur traitement en général, ce que nous allons faire le plus brièvement possible.

Quand on entreprend la cure d'une maladie, on doit agir d'après les indications que peuvent nous fournir : 1º les forces de l'animal malade ; 2º les causes éloignées et occasionnelles de l'affection ; 3º la nature du mal ; 4º les symptômes de la maladie.

Mais ce qui doit principalement diriger le traitement d'une maladie aiguë, ce sont les trois temps : 1º de *crudité* ou d'*accroissement* ; 2º de *coction* ou d'*état* ; 3º de *crise* ou de *déclin*, que nous avons indiqués plus haut.

Représentons-nous une maladie aiguë comme un combat : la matière morbifique, c'est l'ennemi ; et la nature ou les forces du corps, de l'animal malade, comme on voudra, est aux prises avec elle.

Dans le temps de crudité, la maladie est la plus forte ; dans le temps de coction, la nature se ravise et reprend le dessus ; dans le temps de crise, elle met son ennemi en déroute.

En considérant les choses sous ce point de vue, qui est le seul sous lequel elles doivent être considérées, quel est le devoir du vétérinaire ou de toute personne qui veut entrer pour quelque chose dans cette guerre ? C'est d'être spectateur attentif ; d'aider, de diriger la nature, si elle est faible et si elle s'écarte de la voie ; de rester oisif et simple observateur, quand elle est assez forte ; de la modérer lorsqu'elle combat avec trop d'impétuosité, et qu'elle s'expose à s'épuiser avant que son ennemi soit vaincu.

Ainsi, dans le temps de crudité, on aura égard au régime de l'animal, qu'on proportionnera à ses forces et à la nature du mal. On le tiendra dans un air modéré, ayant soin de renouveler l'air dans son écurie ; on tâchera qu'il ne se couche pas, de le tenir levé, pendant plusieurs heures par jour, si ses forces le permettent. On lui fera prendre une boisson médicinale adoucissante avec du nitre (voyez *Boissons adoucissantes*). On évitera les sudorifiques, les échauffants, les stimulants, qui ne feraient qu'augmenter le mal : ces remèdes sont très-souvent capables de rendre une maladie très-grave et très-dangereuse, et qui se serait guérie promptement et facilement sans leur usage. La meilleure chose qu'on puisse donner à un animal attaqué d'une maladie aiguë, c'est de ne pas l'étouffer par le grand nombre et la pesanteur des couvertures (il suffit d'une seule couverture); c'est de ne pas laisser croupir l'air de son écurie, et de le renouveler souvent; c'est de lui faire prendre des boissons rafraîchissantes, lorsque la nature de sa maladie et la chaleur âcre et bouillante dont elle est accompagnée le demandent. En suivant ce simple régime, on guérirait un très-grand nombre de maladies, car la nature ferait facilement le reste.

Quant aux médicaments à prescrire au commencement des maladies aiguës, on peut les réduire à trois genres principaux : l'*évacuation sanguine*, les *vomitifs* et les *purgatifs*.

L'évacuation du sang se fait par l'ouverture des veines, l'application des sangsues et par les scarifications. On emploie surtout ces dernières dans la médecine vétérinaire. Voyez *Saignées, Sangsues* et *Scarifications*.

Dans le temps de coction, si la marche de la maladie est régulière, il ne faut rien faire : le meilleur est de s'en tenir au régime indiqué ci-dessus, mais surtout lorsque la nature est près de faire une crise subite et prompte; car dans ce moment, le moindre remède donné mal à propos est capable de tuer l'animal.

Dans le temps de l'excrétion critique, on l'aidera doucement par des diurétiques, si elle se fait par les urines; par des diaphorétiques, si c'est par les sueurs, etc.

Quand l'animal entre en convalescence, on lui fait prendre 2 ou 3 purgatifs modérés pour évacuer les matières qui pourraient être restées; ensuite on le remet insensiblement à son régime ordinaire. Voyez *Convalescence, Hygiène, Chroniques (Maladies)* et *Provendes médicamenteuses*.

AIGUILLES. Instruments chirurgicaux employés pour pratiquer des sutures, des sétons, et porter des ligatures dans une ou plusieurs parties. Leur forme varie suivant l'usage auquel on les destine.

AJUSTER UN FER. Donner à un fer les proportions convenables au pied du cheval. Voyez *Ferrure*.

ALANGORÉ. Nom donné aux animaux qui, sans être précisément malades, mangent peu, sont faibles et paraissent tristes. Cet état exige du repos.

ALBRAN. Voyez *Canard*.

ALBUGO, NUAGE DE LA CORNÉE, LEUCOMA ou **NÉPHÉLION**. Taie sur l'œil; tache blanche qui gêne plus ou moins la vue ou la fait perdre tout à fait.

S'il y a inflammation, on a recours aux lotions et aux cataplasmes émollients, aux bains de tête dans la vapeur d'eau de guimauve, ou à un vésicatoire dans les environs de l'organe malade; si l'inflammation est considérable, on ouvre la veine temporale; enfin on prescrit un collyre sec, composé de sucre candi en poudre, de nitre et de vitriol blanc.

ALIMENTS. Voyez *Hygiène*.

ALLAITEMENT. L'animal doit être allaité par sa mère; c'est un inconvénient qu'il ait pour nourrice une autre femelle ayant mis bas depuis plus ou moins de temps, parce qu'il est alors privé du *colostrum* ou premier lait qui lui convient essentiellement. Mieux les mères sont nourries, plus leur lait est abondant, et plus les petits croissent vite et bien. Quand il y a engorgement et dureté des mamelles, on applique dessus, pour éviter des abcès, des adoucissants: fomentations avec les décoctions de mauve, guimauve, graine de lin, têtes de pavot; fumigations émollientes, onctions d'axonge fraîche, d'onguent populéum, etc.

(Pour l'époque où il convient de sevrer les animaux, voyez *Sevrage*.)

ALLONGE. Voyez *Effort de cuisse*.

ALOPÉCIE. Chute anormale des poils, crains, laine, soies; diffère de la *mue* en ce que celle-ci est naturelle. — Quand l'alopécie est *accidentelle*, il suffit d'en éloigner la cause, en faisant rembourrer les harnais, selles, bâts, etc., qui ont pu déterminer le mal; quand l'alopécie est *essentielle*, c'est-à-dire quand elle se montre seule, et si l'on n'en peut découvrir la cause, on se contentera des soins de propreté, de faire faire à l'animal un exercice modéré, de lui donner peu à manger, de le garantir contre l'action de l'air froid et humide.

Si l'alopécie est *symptomatique*, c'est-à-dire précédant, accompagnant ou suivant une affection quelconque, comme *gale, dartres, ladrerie, farcin, phthisie*, etc., il n'y a qu'à traiter l'affection en question. — L'alopécie due à l'application des topiques se traite intérieurement par le soufre et l'antimoine, et extérieurement par des frictions de miel, de graisse et de moelles fraîches sur les parties pelées, qu'on lavera avec une décoction de feuilles de noyer, de cendre de sarments, de branches de vigne.

ALTÉRANTS. Nom donné aux aliments qui provoquent la soif, tels que le sarrasin, le foin, le fenugrec, le sel. Sont aussi des *altérants*, les longs exercices, l'exposition au soleil, la grande chaleur.

ALTÉRATION. On appelle *altération organique*, le changement qui survient dans la structure d'un organe. — On donne encore le nom d'*altération* : 1º au changement qui survient dans la nature des fluides sécrétés, comme le lait, les urines, les larmes; 2º à une soif excessive, comme celle qui se manifeste dans la plupart des maladies aiguës. Voyez *Altérants*.

AMAIGRISSEMENT. Perte de l'embonpoint, avec ou sans altération de la santé. Dans le premier cas, l'animal ne tarde pas à être *efflanqué*. Voyez *Marasme*.

Dans le second cas, l'amaigrissement est produit par l'excès de travail, les mauvais traitements, une nourriture échauffante ou insuffisante; on prescrira le contraire, ainsi que des bouchonnements fréquents et intérieurement l'emploi des amers. Voyez *Acupuncture, Faiblesse* et *Inanition*.

AMAUROSE. Voyez *Goutte-Sereine*.

AMBLYOPIE. Premier degré de la *Goutte-Sereine*. Voyez ce mot.

AMPOULES ou **PHLYCTÈNES**. Petites tumeurs remplies d'air ou d'un liquide séreux, qui se développent sous l'épiderme des animaux. Elles ont pour cause le frottement, les brûlures, les piqûres, l'air, les frictions excitantes, les bouchonnements ou les pansements faits sans ménagement, les maladies de la peau, etc. On traite les ampoules par les compresses trempées dans une infusion de sureau, à laquelle on a ajouté quelques gouttes d'extrait de saturne, par les cataplasmes émollients, après les avoir percées pour donner passage à l'air ou à la sérosité. Voyez *Vésicants*.

AMPUTATION. Opération qui consiste à retrancher quelque partie du corps d'un animal.

Amputation des cornes. — On y a recours soit à cause de la méchanceté des animaux, soit parce que leurs cornes sont fracturées, ont une construction vicieuse ou sont intérieurement le siége d'abcès, etc.

Le meilleur moyen est de se servir d'une scie douce et friande; on assujettit auparavant l'animal. Si l'on scie également le *cornillon*, éminence osseuse qui sert de base à la corne, pour arrêter l'hémorrhagie, on applique sur les parties vives quelques plumasseaux imbibés d'eau et d'alcool, qu'on y laisse jusqu'à ce que la cicatrice soit formée.

Amputation de la langue. — On la pratique en cas de coupure grave, d'ulcère ou affection charbonneuse. Elle s'opère d'un seul coup, avec un bistouri. On bassine la partie qui reste adhérente avec de l'eau et du vin; si les petites artères saignent, on les saisit avec des pinces pour en faire la torsion. Après quoi on nourrit la bête avec des aliments faciles à mâcher, comme les barbotages avec le son gras, l'orge cuite ou trempée, l'herbe faîche s'il est possible.

Amputation des membres. — On ne la pratique jamais sur les grands animaux, mais seulement sur les petites espèces que l'on tient à conserver (chats, chiens, brebis). Les cas qui peuvent faire recourir à cette opération, très-rares en chirurgie vétérinaire, sont la carie des os, la gangrène, les ulcères anciens, les fractures communicatives ou avec écrasement des os, etc.

Amputation de l'ongle. — Son amputation entière est fort rare et n'a lieu que chez les petites espèces. L'enlèvement partiel de l'ongle a lieu dans plusieurs cas. Voyez *Piétain, Seime, Clou de rue, Piqûre du pied, Crapaud, Dessolure, Javart*.

Amputation des oreilles. — On coupe quelquefois les oreilles aux chiens et même aux chevaux. On opère avec un instrument tranchant. Il est toujours dangereux de procéder par l'arrachement, même quand les animaux sont jeunes.

Amputation de la queue. — Elle se pratique fréquemment sur le chien, le cheval et le mouton. On arrête l'hémorrhagie avec un fer rouge.

Amputation de la verge. — On pratique rarement cette opération sur le chien et le cheval, et quand la partie se trouve surchargée d'excroissances ou couverte d'ulcérations profondes, ayant résisté à tout traitement. (Voyez *Paraphimosis*.) Pour les chevaux et les gros chiens, on emploie une sonde et une scie. On calme l'inflammation par des lotions émollientes et la fièvre par la saignée et la diète.

AMYGDALITE. Voyez *Angine*.

ANALEPTIQUES. Nom donné à des substances très-nourrissantes sous un petit volume, et dont la digestion et l'assimilation sont faciles. On les donne pour réparer les forces des animaux affaiblis, tombés dans le *marasme* ou *convalescents*. On les fera précéder d'un cordial léger et suivre par les toniques et les amers. Parmi les analeptiques, nous citerons : Pour le cheval, les fourrages succulents et les aliments farineux ; pour les ruminants, les racines alimentaires, les graines céréales unies au sel de cuisine ; pour le chien, le lait d'abord, ensuite des soupes et des viandes cuites. — Les bouillons de viande sont des analeptiques qui conviennent à tous les animaux, même aux herbivores.

ANASARQUE. Hydropisie générale produite par l'air humide, les pluies, les brouillards, les boissons prises en trop grande quantité ou avalées trop froides quand les animaux ont chaud ; souvent par une autre maladie, comme les affections du cœur, du foie, des poumons, etc. C'est une accumulation de sérosité dans

les mailles du tissu cellulaire. La peau est sèche, froide, tendue,
le pouls lent et petit, les urines rares, troubles, la soif vive,
l'appétit presque nul ; l'animal est triste, inquiet, pesant. Traitement : eau acidulée en petite quantité, décoction de graine de
lin avec du nitre, frictions avec de l'eau-de-vie camphrée.
Voyez *Hydropisie*.

Quand l'affection a une marche très-prompte, ce n'est autre
que ce qu'on appelle vulgairement *Mal de tête de contagion*. Il
faut alors s'empresser de dilater les ailes du nez à l'aide de
moyens mécaniques, afin de maintenir l'accès libre de l'air. On
frictionne les œdèmes avec des liniments résolutifs, on les cautérise à l'aide de pointes de *feu* dans la région abdominale ; à
l'intérieur, on administrera des stimulants diffusibles. Dès le
début de la maladie, on arrête le développement des œdèmes
en opérant un afflux de la sérosité cellulaire sous la poitrine et
l'abdomen au moyen de l'application d'un sinapisme dans cette
région.

ANATOMIE VÉTÉRINAIRE. Voyez *Hippotomie*.

ANE. Cet animal, si précieux pour l'agriculture, a besoin, pour
prospérer, de bons traitements et de n'être pas trop surchargé.
Il est sujet aux mêmes maladies que le cheval.

L'âne est très-attaché à son maître, quand celui-ci est bon
pour lui. Il est robuste, frugal, courageux, patient. Il devient
entêté quand on l'accable de coups ou qu'on lui demande ce
qui est au-dessus de ses forces. Les ânes que l'on choisit pour
étalons doivent avoir la tête élevée et légère, les yeux bleus,
grands et vifs, la taille moyenne, les naseaux ouverts, les reins
charnus, la poitrine large, les jambes hautes, le corps étoffé, le
poil court, lisse, luisant, doux au toucher. L'ânesse doit avoir
une belle taille et la croupe large. L'âge convenable pour la
propagation de l'âne est depuis 3 ans jusqu'à 10.

L'âne peut s'accoupler avec la jument et le cheval avec
l'ânesse ; leurs produits sont nommés *mulets*. L'ânesse met bas
au bout de 10 mois, le plus souvent un seul petit qu'on appelle
ânon. On peut le sevrer au bout de 6 mois. Il faut le garantir
du froid et de l'humidité, et lui donner à manger du foin, du

son, de l'orge et de l'herbe fraîche. On le châtre, si l'on veut, à 30 mois. (Voyez *Castration.*) En élevant les ânons avec douceur, on en tire un très-bon profit. Quand leurs forces sont épuisées, on leur donne de l'avoine.

ANESSE. Voyez *Ane.*

ANÉVRISME. 1º Tumeur produite dans l'intérieur d'une artère par la dilatation des membranes qui la forment : c'est l'*anévrisme vrai.* 2º *Anévrisme faux.* Tumeur formée par le sang épanché hors d'une artère ; et encore : Dilatation du cœur. Les anévrismes sont très-rares chez les animaux, et il est impossible d'en constater l'existence pendant leur vie.

ANGÉIOLOGIE. Voyez *Hippotomie.*

ANGINE, MAL DE GORGE, ESQUINANCIE INTERNE ou **ÉTRANGUILLON.** Inflammation générale ou partielle de la membrane qui tapisse l'arrière-bouche. Les différentes espèces d'angines ont généralement pour causes les boissons froides ou l'impression de l'air froid et humide quand les animaux ont très-chaud.

Dans l'*angine gutturale,* les parties sont rouges et douloureuses, l'animal a peine à avaler, à respirer ; sa bouche est sèche ; sa salivation est une bave visqueuse, il a une fièvre générale.

Dans l'*angine laryngée,* la respiration est fréquente, pénible, le pouls vif, plein, les naseaux dilatés, les membranes muqueuses d'un rouge violet ; l'animal corne, il ne peut mouvoir sa tête.

L'*angine gangréneuse* ou *maligne,* souvent épizootique, attaque particulièrement les bœufs et les cochons ; elle débute par la fièvre, la difficulté de respirer et d'avaler, la chaleur des oreilles, l'injection et la tuméfaction des yeux ; la membrane muqueuse, d'abord rouge, devient brune, se couvre de taches livides et d'aphthes, le pouls devient petit, les oreilles, le nez et les membres se refroidissent. Cette affection tue en 3 ou 4 jours. Dès que la gangrène est établie, le mal est sans remède.

Les angines se traitent d'abord par le repos et un régime doux, la diète, des boissons faites avec l'eau blanche miellée, des gargarismes faits avec 2 livres de miel, 1 demi-litre de vinaigre et

2 litres d'eau, qu'on injectera dans la bouche au moyen d'une seringue à longue canule. On fera respirer à l'animal des vapeurs aqueuses ; on enveloppera sa gorge d'une peau de mouton ; s'il y a fièvre, on le saignera ; on lui donnera des lavements laxatifs au sel d'Epsom. Si l'affection augmente ou persiste, on lui appliquera un vésicatoire derrière le cou.

On traite, en outre, l'*angine gangrèneuse* par les cautérisations autour de la gorge avec un fer rouge, et par l'administration à l'intérieur de l'acétate d'ammoniaque. Si la suffocation est à craindre, on a recours à la *Trachéotomie*. (Voyez ce mot.) — Pour l'*Angine externe*, voyez *Esquinancie*.

ANIMAUX DOMESTIQUES. Ceux que l'homme a soumis pour son utilité ou son agrément.

ANIMAUX DOMESTIQUES.

Taureau et *vache ;*
Cheval et *jument ;*
Ane et *ânesse ; mulet* et *mule ;*
Bélier et *brebis ;*
Bouc et *chèvre ;*
Verrat (cochon) et *truie ;*
Lapin ;
Coq et *poule ;*
Canard ; dindon ; oie ; paon ; cygne ; pigeon ;
Chien ; chat ;
Vers à soie ; abeilles.

Il est des pays qui comptent encore parmi leurs animaux domestiques : le chameau, le dromadaire, le buffle, le renne, la vigogne, l'alpaga, le lama.

Pour les animaux domestiques d'Europe, les seuls dont nous nous occuperons ici, nous renvoyons aux articles particuliers, nous contentant de rappeler que les soins, les bons traitements, la propreté conservent les animaux domestiques, aident à leur propagation et à l'amélioration des races. L'intérêt matériel est, ici, d'accord avec l'humanité. La plupart des maladies qui affectent les animaux dont le concours nous est si utile, proviennent de l'imprévoyance, de la négligence, de l'incurie et de la cruauté des hommes qui les emploient. Voyez *Age*, *Hygiène* et *Race*.

ANIMAUX VENIMEUX. Voyez *Venimeux*.

ANKYLOSE. Soudure contre nature de deux os qui empêche le mouvement de l'articulation. Elle est produite par des tumeurs osseuses, le gonflement des os, les luxations, entorses, gales, fractures, efforts, coups, piqûres, etc. S'il y a inflammation, on saigne l'animal, on lui applique des cataplasmes et des fomentations anodines, on fait mouvoir doucement les parties sans les forcer; quand il n'y a plus ni inflammation ni gonflement, on emploiera les fomentations spiritueuses et aromatiques avec le gros vin et des plantes comme le thym, la sauge, le romarin; les frictions d'alcool camphré. En cas d'insuccès, on appliquera le *feu*.

ANODINS. Voyez *Adoucissants*.

ANON. Voyez *Ane*.

ANOREXIE ou **INAPPÉTENCE**. Voyez *Appétit*.

ANTENOIS ou **ANTANS**. Agneaux âgés d'un ou deux ans.

ANTHELMINTHIQUES ou **ANTIVERMINEUX**. Voyez *Vermifuges*.

ANTHRAX. Voyez *Charbon*.

ANTI-CŒUR. Voyez *Avant-Cœur*.

ANTIPHLOGISTIQUES. Nom donné aux moyens propres à combattre les *inflammations*.

Antiphlogistiques directs (qui diminuent directement les tissus). Saignées générales ou locales; application du froid; topiques émollients, narcotiques, astringents, sédatifs; boissons et lavements de même nature.

Antiphlogistiques indirects ou *révulsifs*. Sinapismes, vésicatoires, séton, ventouses, eau bouillante, cautère anglais, cautérisation transcurrente, frictions, diurétiques, purgatifs, etc.

Antiphlogistiques empiriques. Mercure, iode, quinquina, soufre.

Antiphlogistiques spéciaux (dont l'action sédative s'exerce sur un organe particulier pour chacun d'eux, par quelque voie qu'on l'administre : l'opium, sur le cerveau ; la térébenthine, sur les voies urinaires ; la digitale, sur le cœur ; le camphre, sur la vessie ; l'acide hydrocyanique, sur la portion du système nerveux qui préside à la respiration.

ANTISPASMODIQUES. Nom donné à tous les remèdes qui ont des propriétés calmantes. Tels sont l'opium, le camphre, la digitale, etc.

APHONIE. Perte de la voix. Le chien en est quelquefois attaqué. Elle est incurable quand elle provient de la *paralysie* des muscles du larynx; occasionnée par une affection des voies respiratoires, telle que l'*angine*, elle disparaît avec la guérison de la maladie principale.

APHTES. Petites ulcérations superficielles, blanchâtres, qui naissent sur la membrane muqueuse de la bouche ou de la gueule et du tube digestif des animaux domestiques. Quand les aphtes n'ont pas pour cause une inflammation intestinale, et dépendent de la malpropreté des mamelles ou de la nourriture, de l'usage des eaux des marais et des étangs, d'aliments durs, etc., le traitement consiste à supprimer les aliments solides, à employer les gargarismes d'orge ou de graine de lin et de miel, additionnés d'un peu de vinaigre, enfin la *cautérisation*.

Les aphtes sont souvent accompagnés, principalement chez les bêtes à laine et les cochons, d'ulcérations des pieds qu'on traite par les compresses imbibées d'eau-de-vie camphrée et la *cautérisation* avec l'eau-forte ou le sulfate de cuivre en poudre. On enlèvera les portions de sabot soulevées par la suppuration.

APLOMBS. Nom donné, chez les chevaux, à la répartition régulière du corps sur les membres, à la justesse de la direction de ces derniers et à l'appui des sabots sur le sol par toute leur circonférence. Tout cheval qui n'est pas dans ces conditions *pèche par ses aplombs*, ce qui, s'aggravant par le travail, doit amener sa ruine.

On appelle *campé du devant* celui dont les extrémités antérieures sont dirigées trop en avant, ce qui le force à trop s'appuyer sur les talons et lui donne des *mollettes*.Voyez *Hydarthrose*.

On dit *qu'il est sous lui*, quand ses membres antérieurs sont, au contraire, dirigés trop en arrière, ce qui le fait *raser le tapis* ou traîner les pieds, *forger* ou frapper les talons de devant avec les pinces de derrière, ou encore *buter*; on dit qu'il est *panard*, lorsque ses talons sont dirigés en dedans; *cagneux*, lorsqu'ils sont dirigés en dehors, et si, dans ce dernier cas, ses genoux sont anormalement plus gros, on dit alors qu'il a *des genoux de bœuf*; on dit qu'il est *arqué* ou *brassicourt* lorsque les genoux s'éloignent en avant de la ligne verticale.

Pour les pieds de derrière, si les extrémités postérieures sont déviées en avant, on dit que le cheval est *acculé sur le derrière, sous lui de derrière*; si elles sont, au contraire, déviées en arrière, il est dit *droit sur son derrière* ou *droit des jarrets*.

APOPLEXIE ou **COUP DE SANG**. Perte de la sensibilité et du mouvement volontaire : cette affection, rare chez les animaux, attaque les jeunes chevaux, ceux qui sont ardents, sanguins, et ceux qui mangent des légumineuses. Elle provient d'un épanchement de sang ou de sérosité au cerveau ; de là ses noms de *sanguine* ou *séreuse*; on l'appelle *foudroyante* quand ses symptômes sont très-graves et que l'animal tombe comme frappé du tonnerre.

Les causes de cette maladie sont : les coups, surtout sur la tête, les travaux excessifs, la trop grande chaleur, la fureur, les aliments excitants ou indigestes, les indigestions, la suppression de la transpiration, les étables et écuries peu aérées, un harnais empêchant la libre circulation du sang.

Traitement : Placer l'animal dans un lieu frais, lui faire sur la tête des lotions d'eau froide ou glacée, frictionner les extrémités avec de l'essence de térébenthine, puis le saigner au plat de la cuisse. — *L'apoplexie pulmonaire* ou épanchement rapide du sang dans le tissu du poumon exige le même traitement.

APOZÈME. Décoction d'herbes médicinales. Voyez *Décoction*.

APPAREILLER. Il est très-important, quand on appareille des animaux, pour les employer à un même travail, qu'ils aient la même force et le même courage, sans quoi le plus vif ne tarderait pas à se ruiner, tandis que les autres se fatigueraient à peine. Peu de chevaux bien assortis feront beaucoup plus d'ouvrage qu'un plus grand nombre qui formeraient un attelage discordant.

Quand il s'agit d'*appareiller* pour la *reproduction*, il faut choisir des animaux assortis comme taille, poil, force et caractère. Les animaux vicieux et méchants doivent être rejetés. L'étalon doit être supérieur en qualité à la femelle.

APPÉTIT. Les animaux qui se portent bien ont un appétit bien réglé. L'appétit porté à l'excès s'appelle *boulimie*; l'appétit dépravé, *pica* ou *malacia*; la perte de l'appétit, *anorexie* ou *inappétance*.

Si la *boulimie* ou l'*anorexie* ne sont les indices d'aucune maladie, il suffit de changer les aliments de l'animal qui en est atteint, de lui en donner de plus savoureux et de les saupoudrer de sel.

Quant à l'*appétit dépravé*, il provient d'une altération de la membrane muqueuse des voies alimentaires, et disparaît lorsque celle-ci a repris son état normal.

ARACHNOIDITE. Voyez *Hépatite* et *Vertige*.

ARAIGNÉE, MAL DE PIS ou **MAMMITE DES BREBIS.** Engorgement des mamelles des brebis nourrices, attribué à tort à la piqûre d'une araignée. Cette *mammite* a pour causes la malpropreté, la température trop élevée des bergeries, la trop grande abondance du lait, les coups, la dureté du sol du parc.

Traitement : lotions émollientes; onctions de saindoux ou d'onguent populéum; vider fréquemment les mamelles. Si le mal persiste, on emploie les résolutifs, la térébenthine mêlée au saindoux; s'il se développe du pus, on traite la partie malade comme un *abcès*. S'il y a menace de gangrène, on bassine la plaie avec une infusion vineuse de plantes aromatiques; à l'intérieur on administre de l'eau vineuse miellée, de l'acétate d'ammoniaque délayée dans de l'eau tiède, une décoction de gentiane et de petite centaurée et du quinquina. Si la gangrène paraît, on ampute les parties mortifiées, puis l'on panse celles qui restent vivantes comme une plaie simple.

ARÈTE. Voyez *Queue de rat*.

ARQUÉ (*Cheval*) et **BRASSICOURT**. Cheval dont les genoux sortent de la ligne naturelle des *aplombs* pour se porter en avant. Ses jambes de devant forment un *arc* dont la convexité est en avant. Un cheval affecté de cette courbure par suite d'usure est dit *arqué* et est sujet à buter et à s'abattre ; si cette courbure est de naissance, comme cela a lieu chez une grande partie des chevaux anglais, l'animal est alors *brassicourt*.

ARRIÈRE-MAIN. Nom donné aux parties postérieures du cheval : croupe, queue, hanches, cuisses, etc.

ARS. Voyez *Frayement*.

ARSURE. Voyez *Aggravée*.

ASCARIDE. Voyez *Vers*.

ASCITE ou **HYDROPISIE ABDOMINALE**. Affection caractérisée par l'accumulation du liquide séreux qui humecte le péritoine, ou membrane qui tapisse le ventre. Les chiens surtout en sont attaqués. Elle reconnaît pour causes tout ce qui peut diminuer la transpiration de la peau et la sécrétion de l'urine, comme le séjour dans les contrées basses et marécageuses, l'humidité habituelle de l'air, les pluies froides, surtout pour les bêtes à laine, les boissons très-froides pendant l'état de sueur, etc. Elle se trahit par l'augmentation insensible du volume du ventre, l'engorgement des organes génitaux, la difficulté de respirer, la rareté et la coloration des urines, la constipation, ou des alternatives de constipation et de diarrhée.

Traitement : Émétique (4 gros par jour pour le cheval), poudre diurétique de Lebas, sel de nitre; fréquents bouchonnements; couvertures de laine dont on enveloppe le corps. Si le mal persiste, on aura recours à la *Paracentèse*. Voyez ce mot.

ASCITE DES LAPINS. Voyez *Dase*.

ASPHYXIE. Suspension de la respiration, arrêt de la circulation du sang. Elle est causée par le défaut d'air ou l'aspiration de gaz délétères.

Traitement : On commencera par retirer l'animal de l'endroit
où l'asphyxie a eu lieu pour le mettre à l'air; on le frictionnera
avec le liniment ammoniacal, le vinaigre, l'essence de térébenthine; on lui donnera des lavements âcres et purgatifs; on le
saignera après que le corps aura été réchauffé. S'il y a un obstacle mécanique ou pathologique au passage de l'air, on aura recours à la *trachéotomie*. Voyez ce mot.

ASSAINISSEMENT. Le séjour prolongé dans des locaux où l'air
n'est pas suffisamment renouvelé est la cause la plus fréquente
des maladies des animaux domestiques. Il importe donc au plus
haut point que, dans les étables, écuries et bergeries, on entre-
tienne la circulation de l'air extérieur. On ne doit y placer que
le nombre d'animaux qu'elles peuvent contenir; le sol sera élevé
de façon à permettre le prompt écoulement des urines et éviter
l'humidité; les portes seront suffisamment larges, pour que les
bestiaux entrent et sortent sans se blesser; les fenêtres, prises
au couchant et au levant, se correspondront; elles seront garnies de châssis vitrés l'hiver, et l'été de toile claire; les murs
seront plâtrés et nettoyés avec soin; on éloignera les fumiers du
voisinage des étables; on détruira les mares voisines; on ne
placera pas les greniers à fourrage au-dessus du logement des
animaux; le tout sera tenu très-proprement; si des animaux
malsains ou malades y ont habité, on désinfectera les auges,
les rateliers, le sol, les murs avec la dissolution Labaraque,
après les avoir bien lavés à l'eau bouillante, puis on usera
de la fumigation désinfectante de Guyton de Morveaux, que
voici : Placez un pot de terre vernissé sur un réchaud allumé,
mettez-y une livre de sel de cuisine et une livre d'oxyde de
manganèse; prenez une livre d'acide sulfurique étendu d'eau,
versez rapidement pour éviter le dégagement, et fermez les
portes.

L'écurie sera habitable 2 ou 3 heures après. Voyez *Aération*
et *Hygiène*.

ASSUJETTIR. Placer et contenir un animal dans une position
commode, pour reconnaître en lui quelque lésion, le panser,
opérer ou l'empêcher de faire des mouvements nuisibles à la

cure. Les moyens employés varient suivant l'espèce, la nature de l'opération, et selon que l'animal doit rester debout, ou qu'il doit être couché.

ASTHME. Maladie des voies respiratoires, caractérisée par une suffocation avec convulsion des muscles respirateurs, sans fièvre et revenant d'une manière intermittente, souvent irrégulièrement, et toujours sous forme d'accès. Les véritables causes de l'asthme sont presque aussi inconnues que sa nature. Tout ce qu'on sait, malgré la fréquence de la maladie, c'est que son développement coïncide souvent avec l'influence d'un air froid et humide, qu'elle est plus commune dans les lieux élevés, dont l'air est plus raréfié, et dans ceux où se dégagent soit des vapeurs, soit des poussières irritantes. Dans les accès, l'animal ouvre largement la bouche; sa respiration est rauque et sifflante; ses yeux semblent vouloir sortir de leur orbite; une toux sèche, pénétrante, saccadée, s'ajoute à ces phénomènes dont la durée varie de quelques minutes à une heure ou deux. Entre les intervalles d'accès, la santé n'est en rien altérée et se maintient ainsi jusqu'à l'arrivée de l'accès suivant.

Traitement : Administrer à l'animal des anti spasmodiques et des narcotiques; lui faire des frictions sèches sur les diverses parties du corps. — Dans les saisons fraîches et humides, les animaux asthmatiques seront tenus chaudement; on ne les exposera pas aux brouillards; on pourra, dans leur écurie, placer des vases remplis d'eau chaude dont l'évaporation empêche l'air d'être trop sec.

ASTRINGENTS. Nom donné aux médicaments qui opèrent la constriction des tissus et le resserrement des parties relâchées. Tels sont l'eau froide, la neige, la glace, la plupart des acides étendus d'eau, les fleurs de grenadier, la racine de bistorte, etc. Les astringents très-énergiques sont appelés *styptiques*. Voyez ce mot.

Breuvage astringent simple. — Faites une décoction de 90 gram. de racines de bistorte concassée, dans 2,500 gram. d'eau commune; ajoutez-y 120 gram. de miel rosat, et administrez en une seule fois.

Breuvage astringent plus composé. — Faites infuser 50 gram. de fleurs de grenadier dans 2 litres 5 décil. d'eau commune, et ajoutez 120 gram. de miel et 15 gram. d'eau de Rabel. (Ce breuvage convient dans le cas de diarrhée chronique.)

Autre breuvage astringent. — Faites une décoction avec 2 onces de racine de gentiane, 2 onces de racine de patience sauvage, dans un litre d'eau commune.

Autre breuvage astringent. — Faites une décoction avec 2 onces d'écorce de chêne dans 1 litre d'eau, et ajoutez y 2 gros d'extrait aqueux d'opium.

Électuaire astringent opiacé. (Pour la diarrhée chronique.) Incorporez exactement 8 gram. d'extrait aqueux d'opium dans 120 gram. de miel, et ajoutez-y 15 gram. de poudre de racine de bistorte ou de tormentille ou d'écorce de chêne. Voyez *Charges, Cataplasmes, Collyres, Injections, Lotions,* etc.

ATHÉROME. Voyez *Loupe.*

ATROPHIE. Le plus haut degré de maigreur auquel une partie du corps puisse parvenir ; s'il s'étend à tout le corps on l'appelle *marasme.* Voyez ce mot.

ATTEINTES. Meurtrissures que le cheval se fait au bas d'une jambe avec le fer d'un autre pied, ou qu'il reçoit d'un autre cheval, marchant derrière lui ou à côté.

Traitement : On commencera par prémunir le blessé contre de nouvelles atteintes ; si la douleur est vive et récente, on emploiera les astringents : bains de pied de sulfate de fer, etc. ; Si elle date de plus de 24 heures, on emploiera les cataplasmes adoucissants (son ou mauve). Repos absolu. — Les atteintes engendrent parfois un *javart* ou une *foulure.* Voyez ces mots.

AUSCULTATION. Examen des bruits que peut fournir la poitrine, ou le *thorax* ou la *cavité thoracique.* On y a recours pour la connaissance et le traitement des différentes affections des poumons et du cœur.

On appelle auscultation *immédiate,* celle qui a lieu en appuyant l'oreille sur les côtes ou sur la portion du conduit aérien qu'on veut *ausculter.*

On appelle auscultation *médiate* celle qui s'opère à l'aide d'un *stéthoscope*, cylindre creux, en bois, propre à transmettre les bruits respiratoires à l'oreille de l'observateur. Ce dernier moyen ne vaut pas le premier. Avant d'ausculter un animal, on peut le faire courir un peu, pour rendre sa respiration plus fréquente et plus bruyante. Voyez *Percussion*.

AVALURE. Nouvelle corne qui chasse au-dessous d'elle les portions anciennes de cornes, à la suite de l'inflammation du bourrelet du pied du cheval. Quand les parties vives sont pincées dans le fond de la fente qui sépare l'avalure de la corne ancienne, il faut, pour empêcher le cheval de boiter, amincir la corne qui entoure cette fente, puis y appliquer un corps gras. On se sert, pour cette opération, de la feuille de sauge ou de la rénette.

AVANT-CŒUR ou **ANTI-CŒUR.** Tumeur qui vient au poitrail des chevaux et des bœufs, surtout chez ceux qui sont employés au trait. Dès qu'on s'aperçoit de sa présence on la traite par les frictions avec l'eau-de-vie et le savon ; si elle est ancienne, il faut provoquer la suppuration en y appliquant un onguent vésicatoire ; on ouvre l'abcès dès qu'il est formé. Quand l'avant-cœur est de nature charbonneuse, on le traite comme le *charbon*. Voyez ce mot.

AVIVES ou **PAROTIDES.** Glandes situées entre la tête et le cou, au-dessous de l'oreille. Ceux qui, dans certaines coliques qu'ont les animaux, *battent les avives*, c'est-à-dire les pincent ou les percent, afin de déplacer l'inflammation, peuvent causer la mort de ces animaux. Voyez *Parotides*.

AVORTEMENT. Parturition ou accouchement avant terme. Les juments, les vaches, puis les brebis, sont les femelles les plus exposées à cette expulsion du fœtus avant qu'il soit viable.

Parmi les causes de l'avortement, il importe de rappeler celles-ci : le séjour des femelles dans des lieux humides, bas, malsains, sans air, la mauvaise nourriture, les coups, les chutes, les pâturages marécageux, les travaux excessifs, les courses excitées par quelque chien, les frayeurs, les coliques, les médicaments irritants, etc. On essaye de prévenir l'avortement par une petite saignée, les breuvages délayants, les boissons tempérantes et les lavements. Si l'avortement est inévitable, on saigne la femelle comme s'il y avait parturition ; le fœtus sorti, on extrait les enveloppes fœtales ; on nettoye la matrice ; s'il y a inflammation, on emploie les émollients ; s'il y a faiblesse, l'eau miellée avec de l'eau-de-vie ou des décoctions aromatiques ; boissons rafraîchissantes, exercice modéré ; nourriture choisie, peu abondante pendant la convalescence. On ne mènera pas au mâle la femelle qui a avorté avant sa seconde chaleur.

AVULSION. Voyez *Evulsion*.

B

BANDAGE. Appareil destiné à maintenir 1° certaines parties du corps dans leur position naturelle ; 2° les médicaments sur ces parties.

Les pièces les plus généralement employées pour les bandages sont la charpie ou l'étoupe, les compresses et les bandes. On appelle *plumasseaux* les coussinets faits avec de l'étoupe ; *boulettes* des globes de filasse ; *bourdonnets*, de petites pelottes d'étoupes de forme cylindrique ou ovoïde ; *mèches*, la réunion de filaments très-longs et parallèles, disposés en couches minces et aplaties. L'*étoupe coupée* est dessicative.

On appelle *attelles* des morceaux de bois minces, longs et étroits, qu'on emploie pour assurer un appareil et pour assujetir fortement une partie. On les fait en carton pour les petits animaux, et en ce cas on les mouille, avant de les appliquer.

On appelle *éclisses*, les petites attelles en bois ou en tôle qui servent à maintenir un appareil sur la face interne des pieds des chevaux, des ânes et des mulets. Il en faut trois ; la troisième, qu'on introduit transversalement entre les éponges du fer et les talons s'appelle *traverse*.

On appelle *bandages* ou *enveloppes* matelassées, des pièces de toile ou de cuir, garnies ou non intérieurement d'étoupes, et pourvues de liens servant à les maintenir.

BANDE. Voyez *Bandage*.

BARBACANES. Voyez *Aération*.

BARDEAU ou **BARDOT**. Petit mulet, produit de l'accouplement d'un cheval et d'une ânesse. Voyez *Mulet*.

BARRES (*Irritation des*). Les *barres* ou partie de la mâchoire entre les grosses dents et les crochets du cheval, et entre les grosses dents et les incisives de la jument, sont parfois irritées par un mors mal fait ou mal dirigé par celui qui tient la bride. Cette altération pourrait devenir grave, si l'on n'y portait un prompt remède ; le voici : repos ; délivrer le cheval de la bride jusqu'à ce qu'il se soit formé une cicatrice, que l'on obtient en bassinant fréquemment la partie avec du vin miellé et en ne donnant à l'animal que des aliments faciles à mâcher.

BAS (*Mettre*). Voyez *Parturition*.

BATTRE DU FLANC. Se dit d'un animal qui est essoufflé, qui soulève ses flancs plus qu'à l'ordinaire, par suite de fatigue ou de maladie.

BAUDET. 1° Ane en général ; 2° âne entier ; 3° âne qui sert d'étalon.

BÉGU (*Cheval*). Voyez *Age*.

BÉLIER. Mâle de la brebis. Châtré, il prend le nom de *mouton*. Voyez *Mouton*, *Brebis* et *Bêtes ovines*.

BERGER. Il doit être doux, actif, soigneux, patient ; ne laisser échapper aucun signe qui puisse trahir une indisposition de quelque animal du troupeau qui lui est confié, comme le refus de la nourriture et la tristesse. Il doit savoir aider la brebis à mettre bas et diriger les accouplements. Il faut que sa cabane, placée près du parc, ait 2 portes, afin qu'il puisse le voir de son lit. En face, doit se trouver la loge pour les chiens, dont la porte regardera le parc. La cabane et la loge se pourront transporter aisément à l'aide de roulettes. Voyez *Bêtes Ovines*.

BERGERIE. Lieu couvert et muré où l'on renferme les bêtes à laine. La bergerie réclame la plus grande propreté, la surveillance et les soins incessants du berger, si l'on veut que les bêtes soient en bonne santé. Voyez *Écurie* et *Assainissement*.

BESTIAUX et **BÉTAIL**. Noms donnés à tous les animaux domestiques pourvus de quatre pieds : *Taureaux, vaches, génisses, veaux, bœufs, buffles, chevaux, juments, poulains, ânes, ânesses, ânons, mulets, mules, béliers, brebis, agneaux, moutons, boucs, chèvres, chevreaux, verrats, truies, cochons.*

Le *gros bétail* comprend les grosses bêtes à cornes ; le *menu bétail*, les bêtes à laine, les chèvres et les cochons.

Les qualités des bestiaux sont : une constitution robuste ; la proportion des formes. Leur nourriture se compose généralement de foin, de paille, de froment et d'avoine ; elle doit être de bonne qualité et donnée proprement et en suffisance. On leur donne aussi du son, des féverolles, des vesces, des pois des champs, du maïs, des gesses, des pommes de terre, des betteraves, des carottes, etc. L'eau qu'on leur donne doit être claire, limpide, sans goût ni odeur, capable de dissoudre le savon et de cuire les légumes. On la mêle quelquefois avec de la farine, des racines cuites et autres aliments. Elle ne doit jamais être trop froide ; et il ne faut pas les laisser boire, quand ils sont échauffés. Le sel, donné aux animaux en quantité raisonnable, leur est très-salutaire. On le mêle avec les aliments. Voyez *Aliments, Age, Eaux, Bouvier, Berger, Bêtes bovines, Bêtes ovines, Écurie, etc.*, et pour les maladies des bestiaux, les articles consacrés à chacune d'elles.

BÊTES BOVINES. Nom donné aux taureaux, aux vaches, aux bœufs, aux veaux et aux génisses.

Les principales races de l'espèce bovine sont, en France, la *race Normande*, divisée en race du *Cotentin* et en race du *pays d'Auge* ; la *race d'Auvergne*, la *Limousine*, la *Charolaise*, la *Comtoise*, la *Camargue* ; à l'étranger, la *race Suisse*, la *race Anglaise*, dont la plus belle variété est la *race de Durham*. — On les distingue encore en *races laitières*, en *races de travail*, et en *races mixtes*. Pour leurs maladies, voyez les articles particuliers.

On appelle encore, mais improprement *bêtes à cornes*, les bêtes bovines, car plusieurs races bovines en sont dépourvues, et une foule d'animaux différents en sont pourvus. Voyez *Race*, *Age*, *Bœuf*, etc.

BÊTES A LAINE. Voyez *Bêtes Ovines*.

BÊTES OVINES. Nom donné à l'ensemble des animaux de l'espèce du mouton. On les appelle aussi *bêtes à laine*. Le mâle entier est nommé *bélier* ; le mâle châtré *mouton* ; la femelle, les petits, *agneaux* ou *agnelles brebis*, suivant leur sexe, et de 1 à 2 ans, *antenois* ou *antenoises*. On distingue les races *flamande, picarde, bocagère* ou *moutons bisquins, provençale, mérinos* ou *bêtes à laine d'Espagne*.

Les bêtes ovines qui se portent bien ont l'œil plein et net, avec des vaisseaux d'un rouge clair, la peau sèche et rosée ; la laine fortement adhérente à la peau ; une grande agilité dans les mouvements.

Pour améliorer les races des bêtes ovines, il faut 1º assortir les espèces à la nature des pâturages ; 2º choisir les meilleurs béliers pour la monte ; 3º tenir les troupeaux exposés au grand air le plus longtemps possible ; 4º les préserver, avec un égal soin, de l'humidité, du grand froid et de l'extrême chaleur ; 5º les tenir proprement et les nourrir comme il faut ; 6º en confier la garde à un berger soigneux et intelligent ; 7º chercher à faire disparaître leurs défauts de conformation par de bons *croisements*.

Le bon *bélier* a la tête grosse ; le nez camus ; le front large, élevé, arrondi ; les yeux noirs, grands et vifs ; les oreilles grandes et couvertes de laine ; l'encolure large ; le corps élevé, gros et allongé ; le ventre grand ; les reins larges, les testicules gros ; la queue longue et forte à la racine.

La bonne *brebis* a le corps grand ; les épaules larges ; les yeux gros, clairs et vifs ; le cou gros et droit ; le ventre grand , le dos large ; les tétines longues ; les jambes menues et courtes et la queue épaisse.

Le bon *mouton* est bien fait dans sa taille ; il a de gros os, la laine douce, grasse, nette et bien frisée ; il est vigoureux, hardi, et n'a point de cornes.

Au pâturage, il faut :

1º Faire paître les bêtes ovines, tous les jours, si c'est possible.

2º Les laisser marcher en pâturant ;

3º Ne leur livrer chaque jour que l'herbe qu'ils doivent consommer ;

4º Éviter les terrains humides et ceux chargés de rosée et de gelée blanche, ce qui donne lieu à la *pourriture* et à des *coliques* très-dangereuses ;

5º Les mettre à l'ombre durant la grande chaleur du soleil ;

6º Les éloigner des herbes qui peuvent leur être nuisibles, c'est-à-dire celles qui sont trop succulentes, trop tendres, trop aqueuses, chargées de pluie ou de rosée, ce qui donne lieu à la *tympanite* ;

7º Les conduire lentement, surtout en montant les collines.

Durant l'hiver et une partie de l'automne et du printemps, quand on rentre et nourrit les bêtes ovines à la bergerie, on leur donne des *racines*, des *tiges*, des *feuilles* et des *graines*. Les *racines* sont : les pommes de terre, carottes, panais, betteraves, topinambours, navets ; les *tiges* : le *foin* de toutes les herbes des prairies naturelles et des prairies artificielles ; la *paille* ; les *tiges* des plantes légumineuses ; les *feuilles* : de chou, de vigne, saule, bouleau, peuplier, frêne, ajonc marin, orme, hêtre, charme, aulne, etc.; les *graines* : d'avoine, de foin, de froment, de seigle, d'orge, de maïs, de pois, de vesce, de lentilles, etc. On nourrit encore les bêtes ovines de tourteaux huileux de colza, pavot, chanvre, noix, rabette, marc de betteraves. Il est bon de leur donner pour boisson 12 gros de couperose verte (sulfate de fer) pour 8 seaux d'eau dans les pays humides ; c'est un préservatif de la *pourriture*, et, lors des grandes chaleurs, 3 onces d'huile de vitriol (acide sulfurique) pour 8 seaux d'eau ; c'est un préservatif de la *maladie de sang*.

Les principales maladies générales des bêtes à laine sont celles dont les noms suivent : *Clavelée, gale, dartres, piétain, charbon, feu Saint-Antoine, pourriture, sang de rate, maladie de Sologne, genestade, noir-museau*. Les principales maladies particulières : *Muguet, araignée* ou *mal de pis, tournis, diarrhée, rhume, tétanos, gonflement* ou *météorisation, humeurs, blessures, fractures*, affections occasionnées par les *vers*, etc. Voyez *Age, Agneau* et pour l'*agnelage* le mot *Accouplement*.

BIQUE et **BIQUET**. Voyez *Chèvre*.

BISET. Pigeon sauvage. Voyez *Pigeon*.

BISTOURNAGE. Voyez *Castration*.

BLEIME. Contusion de la sole des talons des chevaux, accompagnée d'une chaleur du sabot et d'une boiterie plus ou moins forte. On appelle *bleime sèche*, la légère contusion avec épanchement d'un peu de sang à la corne ; on la traite par le repos et un cataplasme astringent, fait avec de la suie et de la terre glaise délayées dans du vinaigre. La *bleime suppurée* est plus grave : il y a formation de pus. Il faut avoir recours à l'opération qui consiste à enlever la portion de sole qui recouvre le foyer du pus. Pour cela, le vétérinaire jette le cheval à terre sur un lit de paille et fixe convenablement le membre malade. Voyez *Dessolure* et *Ferrure*.

BLÉPHARITE. Voyez *Ophthalmie*.

BLESSURE. Voyez *Plaie, Fracture, Luxation, Contusion, Hernie, Brûlure, Piqûre*.

BŒUF. Taureau châtré. Un bon bœuf pour la charrue ne sera ni trop gras, ni trop maigre ; il aura la tête courte et ramassée ; les oreilles grandes, bien velues et bien unies ; les cornes fortes, luisantes et de moyenne longueur ; le front large ; les yeux noirs et gros ; le mufle gros et camus ; les naseaux bien ouverts ; les dents égales et blanches ; les lèvres noires ; la poitrine large ; le *fanon* ou peau du devant, pendant jusqu'aux genoux ; les reins très-larges ; le ventre spacieux et tombant ; les flancs grands ; les hanches longues; la croupe épaisse; les jambes et les cuisses grosses et nerveuses; le dos droit et plein; la queue pendante jusqu'à terre et velue; les muscles élevés; l'ongle court et large; le cuir maniable; le poil luisant, épais et doux au toucher. Si son poil est rude, terne ou dégarni, l'animal est malade ou d'un mauvais tempérament.

Pour le rendre sensible à l'aiguillon, obéissant à la voix et bien dressé, il faut s'y prendre dès l'âge de 2 ans et 1/2 environ, et procéder par la patience, la douceur et les caresses; les mauvais traitements le rendraient indomptable. On n'emploiera jamais l'aiguillon dans les commencements.

Vers la fin de la troisième année, on peut mettre le bœuf au travail, mais on n'en peut tirer tout le parti possible qu'un an après, alors qu'il a acquis toute sa force. On peut en tirer un bon service, jusqu'à la dixième année au plus. Les vaches se dressent au travail comme les bœufs, mais elles demandent une nourriture abondante et des ménagements, surtout durant la gestation.

En hiver, quand les bœufs ne font rien, on les nourrit de paille et d'un peu de foin; quand ils travaillent, on leur donne beaucoup plus de foin que de paille, de l'orge, de l'avoine, de la luzerne, du sainfoin, de la vesce, soit en vert, soit en sec, des navets, des pommes de terre, des topinambours, et aussi, mais en petite quantité, pour éviter le *pissement de sang*, de jeunes pousses et des feuilles de frêne, de chêne, d'orme, etc.

Le *bouvier*, ou valet de ferme chargé du soin des bœufs, doit ne les mener qu'à leur pas ordinaire; les laisser s'arrêter à volonté pour uriner ou reprendre haleine. Il les bouchonnera quand ils rentreront en sueur; il ôtera les pierres et les épines qui introduites sous leurs pieds, les feraient boiter; il leur fera une bonne litière et garnira leur râtelier pour la nuit; dans les grandes chaleurs, il leur donnera de temps en temps à boire de l'eau avec du son délayé dedans ou aiguisée de vinaigre, pour prévenir les maladies inflammatoires auxquelles ces animaux sont sujets. Le froid ne leur est dangereux que lorsqu'ils ont chaud. Il faut très-souvent renouveler l'air de leur étable. Voyez *Étable, Bêtes bovines, Vache, Veau, Génisse, Taureau, Aliments, Race, Bouvier, Ferrure,* etc.

BOISSONS MÉDICINALES. Nom des tisanes que les animaux prennent eux-mêmes, ce qui les distingue des *breuvages*, qu'on est obligé de leur faire avaler par force.

Boisson adoucissante. (Pour les maladies aiguës et inflammatoires.) Faites bouillir une poignée d'orge dans un peu d'eau, que vous jetterez ; lavez l'orge bouillie dans plusieurs eaux ; faites la bouillir dans 8 ou 10 pintes d'eau, passez à travers un linge et faites-y dissoudre une livre de miel.

Boisson tempérante. (Pour les maladies inflammatoires qui menacent de devenir putrides.) Mêlez ensemble une livre de miel, 1/4 de litre de vinaigre, 8 ou 10 pintes d'eau ; agitez le tout.

Boisson laxative. (Pour tenir le ventre libre.) Faites dissoudre 2 onces de sulfate de soude dans 10 pintes d'eau.

Boisson tonique. (Pour donner du ton et de la force.) Faites dissoudre 2 gros de sulfate de fer (vitriol vert) dans 10 pintes d'eau.

Mélangez toutes ces boissons avec un peu de son. Voyez *Breuvages*.

BOITERIE. Voyez *Claudication*.

BOLS. Nom donné à de petites boules composées de drogues médicinales, qu'on prend seules ou enveloppées dans du pain à chanter.

BORBORYGME. Bruit, espèce de gargouillement que les vents ou gaz produisent en circulant dans les boyaux. Les borborygmes sont très-fréquents dans les *coliques, indigestions* et autres affections intestinales. On les entend en appliquant l'oreille sur le ventre.

BOSSE. Voyez *Soie de porc*.

BOUC. Mâle de la chèvre. Voyez *Chèvre*.

BOUCLE. Bouton qui survient dans l'intérieur de la bouche du bœuf ou du cochon, avec fièvre, grincements de dents et dégoût pour les aliments. Il faut le percer, râcler la place avec un couteau et laver la bouche avec une dissolution de sel ammoniaque dans une infusion d'absinthe, ou de l'acide sulfurique affaibli. On fera ensuite avaler à l'animal une décoction de gentiane et de petite centaurée.

BOUFFISSURE. Gonflement du corps des animaux ; c'est un des symptômes de l'*ascite*, de l'*œdème*, de l'*anasarque*, du *charbon*, de l'*hydropisie*, de l'*emphysème*, de la *pourriture*, du *typhus*, etc. Voyez ces mots.

BOUILLON. Cet aliment liquide, préparé avec la chair des animaux bouillie dans l'eau, convient aux animaux domestiques, même aux herbivores, quand ils sont convalescents. On assaisonne les bouillons d'herbes, de racines et on y délaye de la farine. Ils conviennent aussi dans les pissements de sang.

BOULET (*Effort de*). Voyez *Effort*.

BOULETÉ ou **BOUTÉ** (*Cheval*). Celui dont le boulet est fortement dévié en avant. Celui qui a un pied-bot. Pour remédier à ce défaut, il faut appliquer le *feu* sur la partie inférieure du membre, et mettre au pied un fer à pince prolongée de 6 pouces au moins. Il est guéri 2 mois après. Voyez *Ténotomie Plantaire*.

BOULIMIE. Voyez *Appétit*.

BOULE. Voyez *Pourriture*.

BOURBILLON. Escarre des furoncles et des javarts tendineux. Voyez *Furoncle* et *Javart*.

BOURSE. Voyez *Pourriture*.

BOURSOUFFLURE. Voyez *Bouffissure*.

BOUTÉ. Voyez *Bouleté*.

BOUTEILLE. Voyez *Pourriture*.

BOUTON. Nom donné vulgairement à ces petites papules isolées, arrondies, plus ou moins dures, à peine douloureuses, tantôt sans changement de couleur à la peau, tantôt colorées d'un rouge pâle, ou quelquefois très-vif, ne se terminant jamais par suppuration, mais seulement par une légère desquammation. Les causes propres à favoriser le développement de ces éruptions sont la jeunesse des animaux, l'habitation dans un climat chaud, un régime excitant, quelques états particuliers des organes digestifs.

Si les boutons se montrent rebelles, on aura recours aux bains, au régime rafraîchissant, aux légers purgatifs, aux lotions d'eau de savon acidulée par le vinaigre.

BOUVERIE. Voyez *Étable*.

BOUVIER. Le bouvier doit être robuste, doux et patient, car la brutalité aigrit le caractère des bêtes bovines. Il bouchonnera celles-ci matin et soir et les étrillera soigneusement le matin avant de les faire travailler. Il ne les mènera pas labourer pendant les grands froids, les grandes chaleurs ou la pluie. Il fera attention à leur joug, afin qu'elles n'en soient pas blessées ; il leur donnera à boire 2 fois par jour pendant l'été, une seule fois pendant l'hiver, et quand elles n'auront pas chaud. De même, il ne leur donnera à manger, au retour du travail, que quand elles seront reposées ; il leur lavera alors la bouche avec du vinaigre coupé avec de l'eau, et la queue avec de l'eau tiède ; puis il visitera leurs pieds pour les nettoyer et ôter les corps étrangers qui se seraient logés entre les ongles. Il tiendra l'étable propre et bien aérée. Il surveillera ses bêtes, et quand il en verra une devenir triste et refuser la nourriture, il ne la négligera pas, dans la crainte qu'elle ne soit malade et ne périsse faute de soins. Il importe qu'il sache diriger les accouplements et aider les femelles pour la *parturition*.

BRASSICOURT. Voyez *Arqué (Cheval)*.

BREBIS. Femelle du bélier. Voyez *Bêtes ovines*.

BRETAUDER. Couper les oreilles. Voyez *Amputation*.

BREUVAGES. Médicaments liquides qu'on fait avaler, le plus souvent par la force, aux animaux malades, au moyen d'une bouteille, d'une corne, d'un bidon à entonnoir, etc.

Breuvage tempérant simple. Faites infuser pendant une heure 6 onces de feuilles de bourrache dans 2 litres d'eau, passez à travers un linge, et ajoutez 8 onces d'oxymel simple.

Breuvage contre le gonflement des bêtes à cornes. Mêlez une cuillerée d'eau de Javelle avec 1 pinte de lessive de cendre ; ou encore 2 litres d'eau froide avec 4 gros d'ammoniaque liquide.

Breuvage adoucissant. Ajoutez à une infusion de fleurs de mauve dans un litre d'eau commune, 4 onces de miel et 2 onces de gomme arabique.

Breuvage calmant. Ajoutez 2 onces de laudanum de Sydenham à un litre de décoction de têtes de pavot.

Breuvage stimulant. Faites tiédir 1 pinte de vin, délayez-y 4 gros de thériaque et 2 onces d'extrait de genièvre ; ou encore, faites une infusion avec 2 onces de menthe poivrée et 4 gros de camomille romaine dans 3 litres d'eau.

Breuvage contre les indigestions et les coliques. Faites infuser 1 once et 1/2 de fleurs de tilleul dans 1 pinte d'eau, laissez refroidir, et ajoutez-y 4 gros d'éther sulfurique.

Breuvage tonique. Faites bouillir 2 onces de racine de gentiane, 1 once de petite centaurée, 4 gros d'absinthe, dans 1 pinte 1/2 d'eau ; tirez à clair et faites avaler tiède.

Breuvage antiseptique ou *antiputride.* Faites une décoction avec 3 onces de quinquina concassé dans 2 pintes d'eau, tirez-la à clair, laissez-la refroidir, ajoutez-y 4 onces d'acétate d'ammoniaque, et 1 gros de camphre préalablement divisé dans un jaune d'œuf. Donnez-en 2 doses dans la journée ; ou encore, faites une décoction avec 1 once de racine de gentiane, 1 once d'écorce de chêne, dans 3 litres d'eau, ajoutez-y 6 gros de camomille romaine, couvrez le vase, laissez refroidir, passez à travers un linge et ajoutez 2 gros d'acide sulfurique.

Autre breuvage antiseptique. Coupez par morceaux 1 once de racine de gentiane, pilez 1 once d'écorce de chêne ; faites-les bouillir dans 1 litre 1/2 d'eau commune ; après 20 minutes de bouillon, retirez le vase du feu ; ajoutez 4 gros de camomille romaine ; passez le tout à travers un linge, et ajoutez 2 gros d'acide sulfurique, tout en agitant le liquide.

Breuvage diurétique. Faites dissoudre 1 once de sel de nitre dans 1 pinte de décoction de graine de lin ; faites avaler en une fois, et réitérez plusieurs fois par jour.

Breuvage calmant et narcotique. Mêlez et agitez ensemble 2 gros d'extrait aqueux d'opium, 1 pinte de décoction d'orge, 4 onces de miel, et donnez en une fois.

Breuvage sudorifique. Mêlez ensemble 1 once de foie d'antimoine, 1 pinte d'infusion de fleurs de sureau, 2 onces de miel, et faites avaler en une fois.

Breuvage vomitif (pour le chien). Faites dissoudre 2 grains d'émétique dans 1|2 verre d'eau distillée, et faites avaler en 1 fois.

Breuvage vermifuge (pour le chien). Faites infuser 1 once de mousse de Corse, dans un verre d'eau, ajoutez-y 10 gouttes d'huile empyreumatique dans 4 gros d'alcool, et faites avaler en une seule fois. Purgez le lendemain avec 1 once d'huile de ricin.

Breuvage vermifuge (pour le cheval). Faites bouillir 2 onces de racine de fougère mâle dans 2 pintes d'eau, jusqu'à réduction de moitié, passez, délayez-y 2 onces de miel et 1 once 1|2 d'huile empyreumatique animale, préalablement mêlée avec 2 jaunes d'œuf, et faites avaler en une fois.

Breuvage purgatif (pour le chien). Faites infuser 2 gros de séné dans un verre d'eau, passez à travers un linge, et ajoutez 2 onces de sirop de nerprun.

Breuvage purgatif (pour le cheval). Mêlez ensemble 1 once d'aloès succotrin en poudre, 4 onces de sulfate de soude ou de magnésie, 1 pinte d'eau. (La dose est double pour le bœuf.)

Autre breuvage purgatif (pour le cheval). Faites une infusion de 4 onces de séné dans 1 litre d'eau bouillante ; passez, exprimez le marc, mettez dans la colature 4 onces de sulfate de soude ou sel de Glauber et 1 once d'aloès en poudre ; mêlez bien le tout et administrez tiède. (La dose est double pour le bœuf.)

Autre breuvage purgatif (pour le cheval). Faites infuser 4 onces de séné dans 1 litre d'eau bouillante ; passez, ajoutez-y 1 once d'aloès en poudre, et faites prendre tiède en une seule fois. (La dose est double pour le bœuf.)

Autre breuvage purgatif (pour le cheval). Faites infuser 2 onces de séné dans 1 litre d'eau bouillante ; passez à travers un linge, ajoutez 1 once d'aloès en poudre et 2 gros de mercure doux ou calomel. (La dose est double pour le bœuf.)

Breuvage purgatif (pour le bœuf). Mêlez, agitez ensemble et donnez en une seule dose, le matin à jeun, 1 pinte et demie de décoction de graine de lin et 12 onces de sulfate de soude.

Breuvage astringent. Voyez *Astringents*.

BRONCHITE, MORFONDURE, MORFONDEMENT, RHUME DE POI-TRINE, ANGINE DE POITRINE, FAUSSE PÉRIPNEUMONIE, ou CA-TARRHE PULMONAIRE. Inflammation de la membrane muqueuse qui tapisse les *bronches*, ou tuyaux qui conduisent l'air dans les poumons. Cette affection a pour cause un refroidissement, une boisson froide prise par les animaux en sueur, etc. Elle se manifeste par la difficulté de respirer, une toux sèche et fréquente, l'écoulement, par le nez, d'une matière filante, blanchâtre, qui devient épaisse, puis jaunâtre ou verdâtre ; perte de l'appétit, accélération du pouls; quelquefois fièvre et lassitude générale. Traitement : repos ; placer l'animal dans une écurie chaude, l'envelopper de couvertures de laine, fréquents bouchonnements, boissons adoucissantes ; mettre l'animal au barbotage et à la paille ; s'il y a forte fièvre, une ou plusieurs saignées à la jugulaire ; quand l'inflammation *aiguë* a disparu, un séton au poitrail, qu'on pansera tous les jours avec l'onguent basilicon, et qu'on tiendra très-propre. On pourra lui donner aussi 3 à 4 gros de kermès minéral, surtout si la toux continue. Pour la bronchite *chronique*, voyez *Pousse*.

BRONCHOTOMIE. Voyez *Trachéotomie*.

BRULURE. Résultat de l'action de calorique concentré sur une partie quelconque du corps des animaux vivants. Sur la brûlure légère et superficielle, on appliquera des corps froids, comme la glace, la neige, puis, des compresses imbibées d'eau blanche. Pour les brûlures plus profondes, on aura recours aux cataplasmes de graine de lin ou de mie de pain, arrosés d'extrait de saturne, aux liniments d'eau de chaux, d'huile d'olive et d'alcali volatil; s'il y a des ampoules, on les crèvera, puis on appliquera sur la plaie du cérat saturné. Si la plaie suppure, on y appliquera des cataplasmes adoucissants et calmants, faits avec la décoction de tête de pavots, et qu'on arrosera avec du laudanum ; quand les parties brûlées seront tombées, on hâtera la cicatrisation par la propreté et les pansements de charpie légèrement recouverte de cérat saturné. — Pour les brûlures, au pied de chevaux, on a recours au *fer échancré*. Voyez *Ferrure*.

BUBONOCÈLE. Voyez *Hernie Inguinale*.

BUTER. Voyez *Aplombs*.

C

CABRE et **CABRI**. Voyez *Chèvre*.

CACHEXIE. Altération profonde du corps survenue vers la fin de certaines maladies chroniques, telles que le *cancer*, le *farcin*, la *morve*, la *pourriture*, la *ladrerie*, etc. Cet état est caractérisé par l'*amaigrissement* et le *marasme*, la perte de l'*appétit*, l'*enflure* des jambes, des *œdèmes*, la *consomption*, etc. Voyez *Amaigrissement* et *Marasme*.

CACHEXIE AQUEUSE. Voyez *Pourriture*.

CAGNEUX (*Cheval*). Voyez *Aplombs*.

CAL. Moyen par lequel la nature opère la réunion d'un os fracturé. Voyez *Fracture*.

CALCULS. Concrétions pierreuses, qui se développent dans différentes cavités du corps des animaux. On en distingue de plusieurs sortes, suivant leur siége.

Les *calculs bilieux*, qui se rencontrent particulièrement dans la vésicule du fiel et les canaux biliaires des bœufs, n'affectent point leur santé. — Les *calculs de l'intestin*, qui se rencontrent chez les chevaux, les ânes et les mulets, occasionnent parfois des coliques dont on ignore la cause. Il en est de même des *bézoards*, calculs des chamois, chèvres sauvages, antilopes, etc., et des *égagarpilés*, calculs formés par les poils que les animaux avalent en se léchant. — Les *calculs salivaires*, forment une tumeur dans le canal qui conduit la salive dans la bouche. Il y faut pratiquer une incision, fermer les deux bords de la plaie avec un emplâtre agglutinatif, puis ne donner à l'animal, pendant quelque temps, que des aliments liquides.

Les *calculs urinaires*, qu'on divise en *calculs rénaux* (des reins) et *calculs vésicaux* (de la vessie), s'annoncent par des coliques violentes et la difficulté d'uriner ; on les traite par la saignée, des sachets émollients sur les reins, des breuvages nitrés, des lavements émollients, enfin, si le mal résiste, on emploie la *cystotomie*, opération chirurgicale rarement pratiquée chez les animaux.

Les *calculs urétraux*, observés quelquefois, chez les chevaux et les moutons, dans le canal de l'urètre, sont extraits par le chirurgien vétérinaire.

CALLOSITÉS. Excroissances dures, sèches, insensibles, qui parfois couvrent les bords des plaies anciennes. On les attaque par les résolutifs, comme les onctions d'onguent mercuriel, l'onguent basilicum animé, la térébenthine mêlée au sublimé corrosif, etc., ou bien, on les coupe et on les cautérise avec le feu, l'alun calciné, etc.

CALMANTS. Voyez *Antispasmodiques*.

CANARD. Mâle, femelle et petit d'un genre d'oiseaux palmipèdes. Un canard suffit à 10 *canes*.

La cane commence sa ponte en février. On ne doit lui laisser que le nombre d'œufs qu'elle peut couvrir et échauffer. Les œufs éclosent au bout de 30 jours d'incubation. Il faut placer le nid dans un lieu sec, mettre à la portée de la mère une nourriture suffisante pour qu'elle ne sorte pas et ne refroidisse pas ses œufs. On préfère faire faire les couvées par les poules, qui sont en ceci plus soigneuses. Pendant les premiers jours, on donne aux canetons une pâtée de farine de sarrasin, d'orge, de maïs, etc, des pommes de terre cuites avec du laitage, etc., puis des herbes potagères, du son, des recoupes, les déchets de cuisine, les rebuts des légumes et des fruits, etc. Dans les commencements de simples baquets d'eau leur suffisent pour barboter. Il faut placer les canards loin des étangs et des viviers où l'on élève des poissons.

Le *canard sauvage* ou *albran*, est la souche du *canard domestique*. Il voyage sans cesse et ne vient dans les pays tempérés qu'au commencement de l'hiver. On peut élever des albrans dans les basses-cours en faisant couver des œufs de cane sauvage par une cane domestique ou par une poule. On coupera le bout de l'aile aux *canetons* ou petits canards qui en proviennent.

CANCER ou **CARCINOME**. Maladie qui commence par une induration, nommée *squirrhe*, devient maligne, se change en *ulcère*, et donne issue à un pus fétide, âcre, irritant, qui corrode les parties qu'il touche. On traite les cancers locaux par la pommade Cancouin, composée de chlorure de zinc mêlé à de la pâte de froment, ou encore par l'*amputation* ou l'*extirpation*. Quand la maladie est devenue générale, il n'y a point de remède. Voyez *Squirrhe*.

CÁNE, CANETON. Voyez *Canard*.

CAPELET ou **PASSE-CAMPANE**. Tumeur arrondie, tantôt dure et fixe, tantôt molle et mobile, qui se développe sur la pointe du jarret du cheval. Elle a pour causes un travail forcé, des froissements, des flexions violentes du jarret, comme il arrive aux chevaux qui habitent des écuries dont le sol est en pente ou garni de planches. Traitement : Frictions avec la teinture de cantharides ; feu appliqué.

CARCINOME. Voyez *Cancer*.

CARIE. Maladie qui est aux os ce que l'*Ulcération* est aux parties molles. Elle se développe surtout chez les animaux qui ont été mal nourris, mal soignés, maltraités, ou qui ont essuyé de grandes fatigues ou de fortes maladies ayant altéré la composition de leur sang. La carie est accompagnée de plaie des par-

ties molles et d'écoulement d'un pus sanieux, grisâtre ou noirâtre, d'une odeur infecte. Il est rare que l'os carié se cicatrise
seul ; c'est pourquoi, dès qu'on s'aperçoit du mal, il faut avoir
recours au *feu*, puis on extrait les portions brûlées qui se détachent insensiblement. Le pansement se fait avec l'étoupe imbibée d'eau-de-vie ou de teinture d'aloès. — Même traitement
pour la carie des ligaments et des cartilages.

CAS REDHIBITOIRES. Voyez *Garantie*.

CASTRATION. Opération chirurgicale par laquelle on prive les
animaux des parties nécessaires à la reproduction de l'espèce,
qui sont les testicules du mâle et les ovaires de la femelle. Toutes
les fois que cette opération n'est pas nécessitée par une maladie,
comme la *nymphomanie*, par exemple, il faut avoir égard à l'âge
du sujet, à son tempérament, à la saison où l'on opère et à la
température. On doit châtrer les poulains et les veaux vers la
fin de la première année, les agneaux à 6 semaines, les porcs et
les volailles à 2 mois. Ils seront à jeun le jour de l'opération.
On préférera le printemps ou l'automne, saisons pendant lesquelles la température de l'atmosphère est constante et modérée. Pour les poulains, le meilleur procédé est la castration par
les *casseaux*, faite à testicules découverts ; pour les veaux, c'est
la castration par *torsion* ou *bistournage*, pour les agneaux, les
chiens et les chats, la castration par *arrachement* ; pour les porcs,
c'est la castration par les *casseaux*, comme pour les chevaux ;
pour les volailles, c'est la castration par *extraction* à l'aide d'un
bistouri ou d'un couteau bien affilé.

Un grand nombre de praticiens et d'éleveurs préfèrent à la
castration par les *casseaux*, la castration par *torsion bornée*, qui
se pratique au moyen d'une pince limitative et d'une pince mobile.

Les accidents qui peuvent survenir après la castration sont
l'*hémorrhagie*, l'*engorgement des bourses et du fourreau*, l'*inflammation du péritoine et de l'intestin*, le *champignon*, la *goutte
sereine*, la *hernie*, le *squirrhe du cordon*, et le *tétanos*. Voyez ces
mots et les articles *Chute de la verge* et *Chaponner*.

Castration des vaches. Cette opération ne saurait être trop pro-

pagée parmi les agriculteurs. Elle doit être pratiquée après leur
3e ou leur 4ᵉ velage. Comme l'a dit M. V. Borie : les consé-
quences de la castration des vaches sont celles-ci : production
plus abondante d'un lait plus riche en beurre et en caséum ;
engraissement facile des vaches soumises à l'opération. En
somme, plus de lait et plus de viande ; meilleur lait et meilleure
viande.

M. Charlier a imaginé et pratiqué fréquemment un mode opé-
ratoire qu'il appelle le *procédé vaginal*, et qui réussit toujours,
quand on opère sur des vaches saines et d'un âge convenable.
(On peut consulter à ce sujet le *Recueil de médecine vétérinaire*,
année 1854, p. 5, 81, 283, 441 et 505 ; et *de la Castration des
vaches*, mémoire présenté à la Société centrale d'Agriculture,
par M. Pierre Charlier, 1855.)

CATAPLASMES. Préparations ayant la consistance d'une bouillie
épaisse, que l'on applique sur quelques parties du corps où on les
maintient à l'aide d'un bandage, pour adoucir, calmer, ramollir,
fortifier, etc. Il faut arroser de temps en temps d'eau tiède les
cataplasmes, ou les remplacer par des cataplasmes frais, afin
qu'ils ne se dessèchent pas sur le mal, ce qui l'irriterait.

Cataplasme émollient simple (pour les engorgements douloureux). Faites bouillir, poignée de feuilles récentes de mauve et
2 onces de racine de guimauve dans une quantité suffisante d'eau
commune ; passez et ajoutez 1 poignée de graine de lin ; faites
la cuire en remuant sans cesse, jusqu'à ce que le cataplasme ait
la consistance nécessaire.

Autre cataplasme émollient simple. Faites cuire en remuant
3 poignées de mie de pain, 3 poignées de farine de lin, dans une
quantité suffisante d'eau, et appliquez tiède. Pour le rendre plus
calmant, on remplace l'eau par une décoction de 10 à 12 têtes
de pavots, ou bien on l'arrose avec du laudanum lorsqu'il est
étendu sur la toile. La guimauve, la jusquiame, la belladone, la
morelle, peuvent remplacer les pavots.

Cataplasme tonique (pour les efforts et les engorgements qui
menacent de devenir chroniques). Faites infuser 2 poignées de
feuilles de menthe ou de sauge dans du vin rouge, faites-y bouil-

lir 2 poignées de gros son de froment, retirez du feu, arrosez avec du vin et appliquez tiède.

Cataplasme astringent. (Pour les pourritures, les inflammations des pieds et les brûlures récentes et superficielles.) Étendez sur un linge des pommes de terre râpées, et arrosez avec de l'eau de Goulard; ou encore, mêlez de la suie de cheminée, de la terre glaise avec du vinaigre ou une solution de sulfate de fer (couperose verte).

Cataplasme maturatif. (Pour faire mûrir les engorgements qui doivent suppurer.) Mêlez ensemble 4 parties d'oseille cuite dans l'eau et exprimée, 1 partie d'oignons cuits sous la cendre, 1 partie d'onguent basilicum, et appliquez chaud.

Autre cataplasme maturatif. Prenez 4 gros oignons cuits sous la cendre, écrasez-les, mêlez-les à 4 onces de farine de graine de lin, et quantité suffisante d'eau, faites cuire le tout; après l'avoir retiré du feu, ajoutez-y 4 onces de saindoux; appliquez ce cataplasme chaud.

Cataplasme antiputride. (Pour une plaie de mauvais caractère.) Mêlez ensemble 6 parties de carotte râpée, 2 parties de quinquina en poudre, 2 parties d'eau-de-vie camphrée.

Cataplasme rubéfiant simple ou *sinapisme*. Délayez de la farine de moutarde avec du vinaigre chaud, et appliquez sur la partie, dont vous aurez rasé les poils.

Cataplasme irritant. (Pour produire une irritation locale.) Mêlez à froid 6 poignées de farine de moutarde, 1 once de poudre d'euphorbe, 1 once de poudre de cantharides.

Cataplasme résolutif. (Fondant pour les glandes, les mamelles engorgées, les tumeurs, les abcès.) Mêlez ensemble 4 poignées de farine de lin, 2 poignées de poudre de ciguë, 4 onces de sel ammoniac, avec une suffisante quantité de vinaigre.

CATARACTE. Cécité déterminée par l'opacité d'un corps lenticulaire placé au milieu de l'œil sous le nom de cristallin. L'art vétérinaire ne possède pas plus que la médecine humaine, de moyen, soit pour en arrêter la marche, soit pour la guérir. Quelques praticiens ont essayé de la guérir chez les chevaux par l'opération, mais le succès a peu répondu à leurs efforts.

CATARRHE. Nom donné à une affection des membranes muqueuses caractérisée par une sécrétion plus ou moins abondante de mucus, qui, dans l'état naturel, lubréfie continuellement ces membranes. Toutes les cavités du corps des animaux qui communiquent à l'extérieur, sont tapissées par des membranes muqueuses : le nez, la bouche, les oreilles, les yeux, le canal aérien, le canal alimentaire, la surface interne des organes genito-urinaires sont dans ce cas. Des deux surfaces que présentent toutes les membranes muqueuses, l'une est adhérente aux organes, l'autre est libre, villeuse, veloutée, destinée à être en contact immédiat avec les corps étrangers qui les parcourent et constamment humectée par un fluide muqueux qui semble avoir pour usage de garantir les organes des suites d'une impression trop directe et trop vive. Lorsque la sécrétion de cette humidité est plus abondante qu'il n'est utile, il y a catarrhe. Cet accroissement peut arriver d'une manière brusque, rapide; c'est alors un *catarrhe aigu ;* s'il a lieu lentement, c'est un *catarrhe chronique,* et de tous, le plus persistant.

Les principaux catarrhes sont : le catarrhe pulmonaire, les catarrhes utérin, vaginal, nasal, vésical, auriculaire, etc. Voyez *Bronchite, Coryza, Cystite, Métrite, Gourme, Otite,* etc.

CATHARTIQUES. Voyez *Purgatifs.*

CAUSTIQUES. Nom donné aux substances qui désorganisent les parties vivantes avec lesquelles elles sont en contact, et en amènent la mort. On préfère les caustiques au *feu* et à l'instrument tranchant, quand il s'agit de modifier des plaies de mauvaise nature, et de détruire des excroissances fongueuses, certains ulcères cancereux et farcineux, ou un venin déposé dans une plaie étroite et sinueuse, la morsure d'un animal. Voici les principaux caustiques :

1º *Acide sulfurique* ou *huile de vitriol* (pour modifier les ulcères de mauvais caractère, comme le piétain, le crapaud, etc.). Mélangé avec l'esprit-de-vin, il forme l'*eau de Rabel.*

2º *Acide nitrique* ou *eau forte* (même action que le précédent).

3º *Acide chlorhydrique* ou *esprit de sel* (pour les aphtes et les ulcères de la bouche ou de la gueule).

4° *Potasse caustique* ou *pierre à cautère* (pour les engorgements squirrhaux et certains boutons de farcin.

5° *Nitrate d'argent fondu* ou *pierre infernale* (pour changer le caractère des vieux ulcères, réprimer les mauvaises chairs, faire cicatriser les chancres des oreilles des chiens).

6° *Chlorure d'antimoine* ou *beurre d'antimoine* (pour cautériser les plaies empoisonnées, changer l'aspect des ulcères farcineux, arrêter les progrès de la carie, etc.).

7° *Arsenic blanc* (pour les gales anciennes et rebelles, détruire les poux et les boutons de farcin). On l'unit à des substances moins actives, telles que l'aloès et le sang-dragon, et l'on en forme une pâte.

8° *Sulfate de cuivre* ou *vitriol bleu* (pour le piétain, les eaux aux jambes, le suintement des crevasses aux pieds des chevaux, les hémorrhoïdes).

9° *Alun calciné* (pour ronger les chairs fongueuses).

CAUTÈRES. Nom donné 1° aux *Caustiques*, voyez ce mot ; 2° à des instruments en fer que l'on fait rougir pour les appliquer sur le corps des animaux pour la *cautérisation*, voyez ce mot.

CAUTÈRE ANGLAIS. Voyez *Séton*.

CAUTÉRISATION ou **FEU**. Opération qui consiste à appliquer sur le corps des animaux malades certains instruments chauds appelés *cautères*. Nous indiquons dans les divers articles de cet ouvrage, les cas où cette opération est nécessaire. Plus les cautères sont minces et plus on se sera efforcé de donner aux raies la même direction que celles des poils, qui recouvrent la partie malade, et moins l'opération laissera de traces. Quand on doit appliquer le *feu* à un cheval, on le prépare par quelques jours de régime. On l'opère le matin, alors qu'il est à jeun et l'on commence par tondre ras les poils qui recouvrent la surface sur laquelle on va cautériser. Il est bon que l'animal soit abattu et fixé. S'il s'agit d'un membre, il doit être préalablement ferré à neuf, afin que cela ne soit pas nécessaire avant la guérison. Après la cautérisation, il faut bien se garder de faire aucun pansement ; quand, plus tard, la propreté exigera quelques lotions,

4.

on se servira d'une infusion vineuse de fleurs de sureau ; s'il y a engorgement ou inflammation, l'infusion se fera à l'eau simple. On lavera selon la direction des poils. Le cheval cautérisé sera attaché de façon à ce qu'il ne puisse ni se mordre, ni se gratter sur la partie brûlée ; on le tiendra à l'eau blanche et à la paille pendant quelques jours. Quand les croûtes seront formées, on les assouplira avec de l'onguent populeum. Dès que le travail de la cicatrisation sera à peu près terminé, on frictionnera 2 fois par jour avec de la teinture d'aloès, avec addition d'un gros d'ammoniaque par once de teinture. L'animal ne pourra travailler que lorsque les croûtes seront tombées, c'est-à-dire un mois ou six semaines après l'opération. Quand on doit mettre le feu aux 4 membres d'un cheval, il ne faut opérer que 2 membres à la fois et mettre une quinzaine de jours entre 2 opérations. La cautérisation étant un moyen *curatif* et non un moyen *préservatif*, ne convient qu'aux animaux malades, nullement aux animaux jugés faibles.

CÉCITÉ. Perte de la vue. La science n'y peut rien ; mais l'hygiène nous apprend que la cécité vient le plus souvent, chez les animaux domestiques, du manque de soins, des fatigues extrêmes et d'une alimentation malentendue.

Ainsi, pour les chevaux, on cite parmi les causes de cécité dont nous venons de parler : la trop courte durée de l'allaitement, le sevrage brusque des poulains ; les pâturages bas, humides, marécageux, les terrains secs, sablonneux, arides, battus par les vents et brûlés par le soleil ; la nourriture dure, sèche, difficile à mâcher et à digérer ; celle qui est échauffée et de mauvaise qualité ; la trop grande chaleur, l'air malsain et la malpropreté des écuries ; le passage subit du chaud au froid ; les travaux prématurés et les travaux excessifs ; des harnais et des colliers mal faits ; les coups.

CERISES. Excroissances rouges, charnues, arrondies, qui affectent quelquefois les pieds des chevaux à la suite de quelque opération. Pour les enlever, on emploie l'instrument tranchant. Puis on place un *fer échancré*. Voyez *Ferrure*.

CHALEUR (*La*). Voyez *Maladie de Sang*.

CHAMPIGNON. Espèce de *Squirrhe*, engorgement de l'extrémité du cordon testiculaire qui résulte quelquefois de la *castration*, voyez ce mot. Le cheval atteint d'un champignon traîne une jambe; il en traîne deux si la maladie est double. Le champignon disparaît parfois, à la suite d'une suppuration, ce que l'on facilite par les soins de propreté, un exercice léger, des onctions d'onguent basilicum. Autrement, on a recours au *feu*. Voyez *Ulcère*.

CHANCRE. Nom donné à des ulcères de forme et de nature diverses qui s'agrandissent en détruisant les parties voisines. Les bouches des bêtes à laine sont parfois le siége d'une sorte de chancre contagieux, qui, le plus souvent, apparaît en dehors des dents, sur la gencive inférieure, gagne la supérieure, le museau, le palais et même les lèvres. Enfin la gangrène se met aux plaies. On doit s'empresser d'avoir recours, dès que le chancre est aperçu, à la cautérisation avec l'acide nitrique (eau-forte). Si, l'escarre tombée, la plaie donne encore du pus, on cicatrisera de nouveau; la guérison sera complète 8 ou 10 jours après.

Les *chancres des oreilles* se développent principalement chez les chiens, et surtout chez ceux qui ont les oreilles longues. Traitement : assujettir les oreilles de telle sorte qu'elles ne ressentent point les mouvements violents de la tête ; brûler la plaie avec la pierre infernale ; l'escarre une fois tombée, panser avec de l'eau-de-vie ou de la teinture d'aloès. Pour les autres espèces de chancres, voyez *Aphtes, Piétain, Muguet, Morve, Charbon, Glossanthrax* et *Syphilis*.

CHAPELET. Voyez *Osselet*.

CHAPONNER. Châtrer la volaille. On fait une incision, de côté et proche des parties génitales, on enfonce le doigt par l'ouverture, et on emporte les testicules ou les ovaires. Après quoi, on coud la plaie ; on la frotte avec du beurre ou de l'huile, et l'on fait boire à l'animal quelques gouttes de vin. On le tient pendant quelques jours dans un lieu obscur et sec. On lui donne à manger du pain, de l'orge, du maïs bouillis dans du lait et des pommes de terre cuites. La castration doit avoir lieu à 2 mois pour la volaille.

CHARBON ou **ANTHRAX**. Maladie qui débute par une tumeur du tissu cellulaire sous-cutané. Ce tissu se gonfle et tend à être frappé de gangrène ; la peau se détruit ; sur le sommet de la tumeur s'établissent des ouvertures qui donnent isssue à une humeur roussâtre, sanieuse. D'autrefois, la tumeur ne s'ouvre pas et semble rentrer en dedans ; enfin, il y a une fièvre générale très-maligne, dite *fièvre charbonneuse*.

Chez les *chevaux*, la tumeur est unique, chaude, dure, douloureuse ; elle se développe au poitrail, aux cuisses et à la langue. Le premier degré s'appelle *avant-cœur* ou *anti-cœur*. En quelques heures, la tumeur augmente, devient froide, insensible et se gangrène. L'animal a la respiration difficile, l'œil hagard, le pouls très-fréquent. Il périt en 24 heures.

Le charbon des cuisses, dit *trousse-galant*, a les mêmes caractères et la même marche.

Le charbon de la langue, dit *glossanthrax, chancre volant* ou *vessie à la langue* se montre sous la forme de larges vessies qui crèvent, donnent un liquide rougeâtre, et forment des ulcères où la gangrène ne tarde pas à naître. La langue tombe en lambeaux et le cheval meurt dans les convulsions.

Le *charbon du bœuf* offre ordinairement plusieurs tumeurs de formes diverses, ou des taches blanches ou livides ; quelquefois, la maladie se révèle seulement par des duretés et des crépitations sur les parties qui en sont le siége ; c'est alors le *charbon blanc*, qui, du reste, a les mêmes résultats que les autres variétés, et attaque également toutes les parties du corps. — Chez les *bêtes à laine*, le charbon se manifeste souvent sur les parties dénudées : 1° sous forme de tumeurs dures dont le centre est taché d'un point noir ; ces tumeurs s'élargissent et la gangrène s'en empare ; 2° sous forme de tumeurs aplaties et couvertes de vésicules, qui se convertissent en escarres gangreneuses ; cette variété attaque les glandes de l'aine et de l'aisselle, pour se propager ensuite à la face interne des membres, du ventre et de la poitrine ; 3° sous forme d'une petite tumeur, dite *loupet*, qui apparait à la tête. Toutes ces variétés de charbon tuent en vingt quatre heures ou quarante-huit heures.

Chez les *porcs*, le charbon se manifeste sur les côtés du cou. On l'appelle *bosse, soie* ou *sayon*. Les soies qui recouvrent la partie malade se hérissent. L'animal a la gueule brûlante et baveuse, ses flancs sont agités, ses dents grincent, sa soif est ardente; il meurt après vingt-quatre ou quarante-huit heures de souffrances; parfois son agonie dure trois ou quatre jours.

La rapidité de la marche du charbon est telle qu'il est rare qu'on puisse porter à temps secours à l'animal qui en est atteint. Le seul remède, dès qu'on s'apperçoit du fléau, c'est d'enlever complétement la tumeur et de cautériser profondément la plaie. Si la tumeur est trop volumineuse, on se contente d'employer un *cautère en pointe*, qu'on enfonce jusqu'au fond du mal. On soumet ensuite l'animal à une diète absolue; toutes les demi-heures, on lave les plaies avec de l'eau de javelle étendue d'eau que l'on fait pénétrer dans l'intérieur; on donne en breuvage du camphre et du quinquina (6 gros de camphre et 3 onces de quinquina pour un cheval; dose qui diminue d'un tiers les jours suivants, s'il y a du mieux). Il faudra aussi lui administrer des lavements d'eau de son.

Pour le *charbon à la langue*, après avoir extrait la tumeur, on lavera la plaie, cinq ou six fois par jour, avec de l'acide sulfurique étendu d'eau, une solution de sulfate de cuivre ou, si l'on n'en a pas sous la main, avec une solution de sel de cuisine dans du vinaigre.

En soignant les animaux atteints du charbon, il faut bien prendre garde de se blesser ou de toucher les plaies avec des mains écorchées; le mieux est de mettre des gants ou de s'envelopper complétement les mains avec une étoffe quelconque. Voyez *Glossanthrax, Pustule maligne* et *Typhus*.

CHARGES. Nom donné à des médicaments de consistance poisseuse, qu'on applique extérieurement, où ils se maintiennent seuls.

Charge simple. (Résolutif pour les engorgements froids et les efforts chroniques). Faites fondre 4 onces de poix grasse et 2 onces de térébenthine et appliquez sur la partie.

Charge astringente résolutive. (Pour les œdèmes des membres qui n'ont pas pour cause une affection intérieure). Mélangez et fouettez ensemble six blancs d'œufs, 2 onces d'alun en poudre, 3 onces d'alcool, puis ajoutez-y 8 onces de miel.

Charge fortifiante. (Pour les *efforts récents*). Faites cuire ensemble 4 onces de chacune de ces substances : résine, poix grasse, poix noire, vieux oing, térébenthine, huile de laurier ; retirez-les du feu, ajoutez-y 2 onces d'essence de lavande, 8 onces d'eau-de-vie ; mêlez et conservez pour l'usage.

Charge irritante. Faites fondre ensemble à une douce chaleur 4 livre de térébenthine, 1 livre de poix de Bourgogne, 4 onces d'onguent de laurier ; quand ce mélange sera presque froid, ajoutez-y 2 onces d'essence de térébenthine et 4 onces de lavande.

CHAT. Animal domestique, vif, adroit, élégant, rusé, fier. La chatte entre en chaleur au printemps et en automne ; le chat engendre à un an et vit dix ou quinze ans. Il voit très-peu le jour et beaucoup la nuit. Il est électrique. On le nourrit de pâtée de viande et de mie de pain, de lait et d'eau pure. Les maladies auxquelles il est sujet sont à peu près les mêmes que celles qui atteignent le *chien*.

CHATRER. Voyez *Castration*.

CHEMINÉES D'APPEL. Voyez *Aération*.

CHENIL. Habitation des chiens. Pour que les chenils soient dans de bonnes conditions hygiéniques, il faut qu'ils soient placés au levant ou au couchant, qu'ils soient vastes, aérés, avec un toit élevé sur un plancher sec un peu incliné, une litière en paille toujours fraîche, des auges au milieu, en quantité suffisante, selon la quantité des animaux, lesquelles seront nettoyées soir et matin, après les repas, et dont les unes contiendront la nourriture (pain détrempé dans de l'eau grasse ; lavure mélangée de pommes de terre cuites et écrasées ; pâtée), les autres de l'eau pure avec un peu de sel, ce qui est un préservatif contre les maladies. On assainira de temps en temps le chenil avec du chlorure de chaux. On aura un chenil particulier pour les femelles prêtes à mettre bas et pour celles qui allaiteront. On séparera immédiatement de ses compagnons, le chien qui sera atteint d'une maladie quelconque. Voyez *Aération* et *Assainissement*.

CHEVAL. Mammifère herbivore, ongulé, solipède (un seul doigt et un seul ongle en forme de *sabot*) ; paisible, sociable, avec des sens exquis, une voix qu'on appelle *hennissement*, différents modes de progression ou allures : le *pas*, le *trot*, le *galop*. Les *races* de chevaux sont : 1° la *race d'Orient*, qui se subdivise en *race arabe*, *race persane*, *race barbe*, *race tartare*, *race turque*, *race transylvaine* et *race moldave* ; 2° la *race d'Europe*, qui se subdivise en *race anglaise*, *race de l'Andalousie*, *race du Mecklembourg*, *races danoise* et *du Holstein*, *races flamande*, *hollandaise et belge*, et enfin la *race française*, qui comprend, parmi les *races de trait*, la *boulonaise*, la *poitevine* et la *franc-comtoise* ; et parmi les *races nobles*, la *limousine*, la *normande* et la *navarrine*, la *bretonne*, l'*auvergnate*, l'*ardennaise*, enfin celle de la *Camargue*.

Le bon cheval a les yeux animés, vifs et brillants ; les paupières fines, saines, bien mobiles ; il est bien proportionné ; il a de bons *Aplombs*. Voyez ce mot.

Il est important de *panser* les chevaux avec soin (Voyez *Pansement de la main*) ; de les bien nourrir, de ne pas les malmener et de les ferrer avec soin. Voyez *Aliments*, *Races*, *Bestiaux*, *Ferrure*, *Accouplement*, *Gestation*, *Parturition*, *Allaitement*, *Poulain*, etc.

Le cheval est sujet à un très-grand nombre de maladies dues surtout au manque de soins, à la mauvaise nourriture, aux mauvais traitements, aux *sueurs rentrées*, au froid, à l'humidité, à la fatigue.

Parmi les maladies *internes* qui peuvent l'atteindre, nous citerons : la *péripneumonie*, la *pousse*, la *gourme*, la *morve*, la *pulmonie*, la *toux*, la *diarrhée*, la *morfondure*, les *coliques*, le *tétanos*.

Parmi les affections *externes* : les *efforts*, les *hernies*, les *eaux aux jambes*, les *maux d'yeux*, le *mal de garrot*, l'*atteinte* ; la *seime*, le *clou de rue*, le *fic*, le *javart*, l'*entorse*, l'*œdème*, les *loupes*, les *avives*, le *lampas*, l'*écart*, les *poireaux*, les *solandres*, la *gale*, les *grappes*, les *malandres*, l'*avant-cœur*, les *queues de rat*, le *chancre de la langue*, etc.

Pour la connaissance de l'âge du cheval, voyez *Age*.

CHÈVRE, **BIQUE** ou **CABRE**. Animal ruminant, dont le mâle s'appelle *bouc*, et le petit, *chevreau*, *biquet* ou *cabri*.

Les principales *races* des chèvres sont celle de *cachemire*, celle du *thibet*, celle d'*angora*, celle dite *chèvre cabri* ou *naine*, etc.

Une bonne chèvre doit avoir la taille grande; la marche ferme et légère; les cuisses fournies; les mamelles grosses; les pis longs; les jambes fortes et court-jointées; le poil épais, doux et uni. Elle vit dix, douze et vingt ans. Elle porte cinq mois; allaite ses petits cinq ou six semaines; pour que ceux-ci soient forts et sans défauts, il faut que leur mère ait deux ans au moins et sept ans au plus. Elle produit ordinairement un chevreau, parfois deux, rarement trois.

Elle exige beaucoup de propreté, le fumier la rend malade; l'humidité et la fange lui sont très-nuisibles; il faut nettoyer son étable tous les jours et y mettre de la litière fraîche. Presque toutes les herbes lui sont bonnes, quelques jours avant qu'elle ne mette bas, et encore pendant quelques jours après, il faut lui donner du bon foin. On l'empêchera de sortir pendant les pluies, les neiges et les frimats. On sèvrera le chevreau à un mois et demi ou deux mois, en l'y préparant avec des bourgeons d'orme, de cytise ou des feuilles tendres, du foin choisi, une bonne herbe, etc. On opèrera à sept mois ceux qu'on veut châtrer. On peut traire la chèvre quinze jours après qu'elle a mis bas.

Le *bouc* ou mâle de la chèvre doit être, pour la propagation, grand, robuste, nerveux, avec la tête légère; les oreilles pendantes; la barbe longue et bien garnie; le cou court et charnu; les cuisses grosses; les jambes fermes; le poil noir, épais et doux.

Cet animal n'est sujet à aucune maladie particulière.

CHEVREAU. Voyez *Chèvre*.

CHIEN. Le plus fidèle et le plus intelligent des animaux domestiques. Les chiens des deux sexes peuvent s'accoupler vers l'âge de huit à dix mois. La chienne est en chaleur deux fois par an, état qui dure quinze jours environ. Elle a grand soin de ses petits, qui naissent les yeux fermés et incapables de marcher. Leur allaitement dure deux mois.

. Les races de chiens les plus utiles sont : le *chien de berger*; le *mâtin*, le *dogue de forte race*; le *chien courant*; le *braque* dit *chien couchant*, *d'arrêt*, ou de *plaine*; le *basset*; le *lévrier*; le *chien barbet*, etc.

Le chien est sujet au *tœnia*, à la *gale*, à la *chorée*, à l'*aggravée*, à la *maladie des chiens*, à la *paralysie*, et à la *rage* qu'il propage, et il devient souvent aveugle dans sa vieillesse.

Pour la reproduction du chien, voyez *Accouplement*.

Les meilleurs *chiens de garde* ou *de basse-cour* sont les *dogues* et les *mâtins*. Leur nourriture doit leur être donnée toujours par la même main. Il ne faut pas les laisser crier pendant le jour. Pour qu'ils refusent des aliments des étrangers, il faut qu'on charge d'autres personnes que celle qui les nourrit habituellement de leur donner du pain ou de la viande dans laquelle on aura mis une forte dose d'extrait de coloquinte. — Les *dogues de forte race*, produits du *mâtin* et du *dogue*, sont également de bons chiens de garde.

Les *chiens de berger* doivent avoir un naturel doux et doivent être dressés à ne pas montrer la dent aux troupeaux, à les faire obéir, sans les heurter et sans les épouvanter. On les dresse à l'âge de six à neuf mois.

La nourriture du chien de garde et du chien de berger doit se composer de pain trempé dans des eaux grasses. On peut y ajouter des os et des restes de viande, mais en petite quantité. Deux repas par jour leur suffisent; celui du soir doit être plus substantiel que celui du matin. Il ne faut jamais donner de viande de bête à laine au chien de berger.

CHIRURGIE VÉTÉRINAIRE. Voyez *Opération Chirurgicale*.

CHORÉE, DANSE DE SAINT-GUY OU DE SAINT-WITT. Maladie nerveuse qui attaque plutôt les chiens que les autres animaux et ordinairement à la suite de la *maladie* à laquelle ils sont sujets quand ils sont jeunes. Cette affection est aussi produite par des vers ; on la combat alors par les vermifuges et les purgatifs. La chorée est caractérisée par des flexions et des extensions involontaires, des convulsions partielles ou générales, même dans le sommeil.

On la traite par des breuvages et des lavements d'assa-fœtidâ dissoute dans le vinaigre.

CHRONIQUES *(Maladies)*. Nom donné aux maladies qui durent longtemps et dont la marche est lente, au contraire de celle des *maladies aiguës*. Voyez *Aiguës (Maladies)*.

Les principales affections chroniques auxquelles les animaux domestiques sont sujets sont : le *cancer*, le *farcin*, la *morve*, la *pourriture*, la *ladrerie*, la *phthisie*, la *paralysie*, etc.

Dans ces sortes de maladies on doit avoir égard au tempérament particulier de l'animal qui en est atteint, à l'état des solides et des liquides ou des humeurs. Les solides sont souvent très-tendus, très-sensibles, dans un état de crispation qui peut produire des effets semblables à ceux qui résultent d'un trop grand relâchement ; c'est pourquoi, si l'on n'est pas bien attentif à saisir les signes qui font reconnaître cette tension, cette crispation des solides, on s'expose à commencer le traitement d'une maladie par où il aurait fallu le finir ; à faire précéder les toniques, les stimulants, au lieu qu'ils doivent seulement suivre l'usage des adoucissants, des délayants, des relâchants : par là on renverse tout le traitement, et l'on augmente plutôt le mal, qu'on n'y remédie.

On doit faire la même attention lorsqu'il s'agit de commencer tout de suite par les toniques et les stimulants. C'est par là qu'on doit débuter, lorsque les solides sont dans un état de relâchement, et les humeurs dans un épaississement visqueux.

Cet épaississement des humeurs, qui est tantôt visqueux ou glutineux, et tantôt sec, dense et dur, se trouve toujours accompagné d'un état des solides analogue au sien ; de manière que l'épaississement sec est accompagné de tension et de rigidité dans les solides, et celui qui est visqueux, de relâchement. Si l'on a égard à ces différents états des solides et des liquides, on évitera bien des fautes, qu'il est très-facile de commettre sans cela. — On trouve dans le cours de cet ouvrage, aux articles consacrés à chaque maladie chronique, le traitement particulier qui lui convient. Quant au traitement général, il consiste surtout dans l'observation des lois de l'*Hygiène Vétérinaire*. Voyez ce mot et *Provendes et Soupes Médicamenteuses*.

CHUTE. Les chutes peuvent occasionner des *contusions, fractures, luxations, déchirures, plaies, hémorrhagies*, etc., pour lesquelles nous renvoyons aux articles qui les concernent.

Disons seulement ici que si la chute a quelque gravité, on peut toujours avoir recours à la saignée, à la diète, au repos et aux breuvages vulnéraires. — Voyez les articles ci-après.

CHUTE DE LA PAUPIÈRE SUPÉRIEURE. Paralysie du muscle releveur de cette paupière. Traitement : sétons derrière les oreilles, vésicatoires au front et aux joues, *feu* autour des yeux.

CHUTE DE LA VERGE. Cet accident commun chez les chevaux, les chiens, les ânes et les mulets, a pour causes une faiblesse générale, une paralysie des parties soutenantes, des coups sur la verge, etc. Traitement : lotions avec une dissolution d'alun ou de sulfate de fer, et, 2 ou 3 jours après, avec de l'eau-de-vie camphrée et du vin aromatique ; cataplasmes de sauge, d'absinthe et de tanaisie ; suspensoir. Si ces moyens échouent, on appliquera des vésicatoires à la face interne des fesses et au périnée. Si la chute de la verge a lieu par suite d'un engorgement œdémateux, après la castration, on aura recours aux scarifications. Si elle a lieu par suite du poids énorme de verrues ou porreaux, on les extirpera, puis on cautérisera leurs racines avec le fer rouge.

CHUTE DU RECTUM. Cet intestin sort alors par l'anus qui, en se resserrant, l'étrangle et peut en amener la gangrène. C'est pourquoi, dès que le rectum est sorti, il faut le réduire, après avoir eu soin d'assujettir l'animal, pour rendre ses ruades impossibles. Si l'intestin n'est que légèrement gonflé, on le fait rentrer avec les doigts huilés ; on donne ensuite quelques lavements émollients, animés par un peu de sel commun. Si l'intestin est fortement engorgé, avant de le réduire, on y fait des scarifications avec le bistouri, et l'on exprime avec les doigts la sérosité qu'il contient. Si l'accident se renouvelle, avant d'opérer la réduction pour la seconde fois, on saigne l'animal. S'il y a gangrène, on coupe.

CHUTE DU VAGIN. Elle a lieu après certains avortements, certaines *chaleurs* et certains accouchements difficiles. Les vaches surtout y sont sujettes. On la réduit comme celui de l'anus.

CHUTE ou **RENVERSEMENT DE LA MATRICE**. Cet accident, plus fréquent chez les vaches que chez les autres femelles, demande que la matrice soit replacée dans sa situation normale. Cela fait, pour la maintenir en place, on a recours à un *pessaire,* instrutrument que l'on introduit dans le vagin où on le fixe pendant 4 ou 5 jours. On le retire de temps en temps pour le laver, et faire, dans le vagin, des injections avec de la décoction de gentiane.

CICATRICE. Nom donné au nouveau tissu qui se forme à la surface des *plaies* et des *ulcères* et remplace les parties qui ont été détruites. La cicatrice des os s'appelle *cal.*

On appelle *cicatrisation* l'action naturelle au moyen de laquelle se forme une cicatrice. Le mode de réunion, dit *par première intention*, est le plus favorable et le plus heureux, dans lequel les parties molles divisées, ayant été remises en contact parfait, s'enflamment et laissent exsuder un fluide particulier qui s'étend sur la plaie. Quand il n'a pas lieu, des bourgeons rougeâtres couvrent la surface de la plaie, donnent du pus et fournisssent les premiers éléments de la cicatrisation. Celle-ci est complète lorsque ces bourgeons se sont affaissés et ont formé une substance épaisse et résistante, semblable à celle de la peau.

CLAPIER. 1º Lapin domestique ; 2º lieu où l'on élève les lapins. Sa meilleure exposition est au midi ou au levant. Il doit être sec, bien aéré, carrelé en dalles, avec autant de loges de chaque côté qu'il y a de mères ; ces loges seront en planches fortes, et auront un fond percé de plusieurs trous pour l'écoulement de l'urine. La litière doit être enlevée une fois par semaine ; tous les jours on doit mettre dessus de la paille fraîche. La santé des lapins, comme des autres animaux, dépend principalement de la propreté avec laquelle on les tient. Les lapins galeux ou malades seront séparés des autres. Tant qu'ils n'auront pas recouvré la santé, on ne leur donnera pour nourriture que du regain et de l'orge grillé, mêlés aux plantes aromatiques. Voyez *Lapin*, *Assainissement* et *Aération*.

CLAUDICATION ou **BOITERIE**. Sans compter les mauvaises ferrures, une foule de maladies peuvent faire boiter les chevaux, comme les *plaies*, *ulcères*, *luxations*, *fractures*, *eaux aux jambes*, *efforts*, *crevasses*, *tumeurs*, *javarts*, et autres affections dont nous parlons à leur place. Si, après avoir constaté la claudication et l'avoir examinée attentivement, le siége et la nature du mal restent inconnus, il faut se contenter de faire prendre du repos à l'animal.

CLAVEAU. Virus particulier sous forme d'un liquide qui contient le principe susceptible de transmettre la *clavelée* aux moutons ; la *clavélisation* est à ceux-ci ce que la vaccine est à l'homme. Cette inoculation doit se pratiquer sous la queue au moyen d'une lancette. Il faut avoir soin de l'enfoncer obliquement, avec précaution, pour ne pas traverser la peau. Pour mieux fixer le claveau, on appuie légèrement avec le doigt sur la place opérée. On peut claveliser 250 bêtes en une heure. Si, du 10e au 20e jour après l'opération, il se forme des tumeurs gangreneuses à l'endroit ou autour des piqûres, on les frictionne avec du liniment ammoniacal, et l'on fait boire à la bête 3 gros de quinquina en poudre dans un verre de vin chaud par jour. Si aux croûtes noires succèdent des plaies, on les remplit de poudre de quinquina. Voyez *Clavelée*.

CLAVELÉE ou **GRAMADURE**. Éruption de boutons qui constitue une maladie particulière aux bêtes à laine. Elle est contagieuse et très-meurtrière. On en préserve les troupeaux par la clavélisation. Voyez *Claveau*.

On divise la marche de cette maladie en 4 époques : l'incubation, qui succède à la contagion; l'éruption des boutons, 4 ou 5 jours après; la suppuration, 5 ou 6 jours après; le dessèchement des boutons, 12 ou 15 jours après. Voilà pour la *clavelée régulière*.

La *clavelée irrégulière* est beaucoup plus rapide et plus grave. Les animaux malades perdent l'appétit, leurs flancs battent, la fièvre les dévore, ils ont des convulsions, et ne peuvent plus se tenir debout. Dans la *clavelée régulière*, on se contentera de loger les animaux dans des bergeries sèches, dans lesquelles on renouvellera souvent l'air, et dans des parcs si le temps le permet. On leur donnera une nourriture saine et peu abondante. On mettra à part les bêtes qui seraient plus malades que les autres. Aux moutons affectés de *clavelée irrégulière*, on fera avaler 2 verres par jour d'un mélange, à parties égales, d'une infusion aromatique et de vin, que l'on aiguisera avec un huitième d'eau-de-vie. S'il y a constipation, on leur fera avaler des boissons adoucissantes miellées ; s'il y a diarrhée, 2 ou 3 verres par jour d'une légère infusion de sauge ou de menthe dans du vin. S'il y a gangrène, on la bornera, et l'on hâtera la chute des parties mortifiées en pansant les plaies avec de l'huile camphrée additionnée de quelques gouttes d'ammoniaque.

CLAVELISATION. Voyez *Claveau*.

CLOCHE. Voyez *Pourriture*.

CLOU DE RUE. Nom donné à un clou quelconque et à tout corps métallique allongé que le cheval s'enfonce dans le pied, et qui le fait boiter s'il arrive au vif. Pour apprécier la gravité du désordre causé, il faut faire déferrer le pied boiteux et chercher à en extraire le clou. S'il y a des parties déchirées, on les ampute pour former ensuite une plaie simple. Dans tous les cas, on doit aller jusqu'au fond du mal et faire une ouverture dont l'entrée soit assez large. Il est bon que le cheval soit abattu. On arrête le sang par une compression dans le paturon au moyen d'une forte ficelle; après quoi on applique un fer léger, et l'on panse avec des étoupes imbibées d'esprit de vin et retenues en place par des éclisses. On renouvelle le pansement tous les jours. Il faut laisser reposer l'animal jusqu'à ce que la plaie soit fermée et recouverte d'une corne suffisamment consistante. En cas de blessure grave, on prépare le cheval à l'opération par une saignée, par le barbotage 3 ou 4 jours auparavant, et par des bains d'eau tiède et des cataplasmes émollients.

COCHON. De tous les animaux de basse-cour, le cochon est le plus facile à nourrir. Il est généralement noir dans les pays chauds et blanc dans les pays froids. Quoiqu'il soit l'un des quadrupèdes les plus bruts, il est sensible aux soins qu'on a de lui, les bons traitements influent beaucoup sur son naturel.

Pour la propagation de l'espèce, il faut que le cochon mâle ou *verrat* soit bien portant, bien constitué, qu'il ait la tête grosse, les yeux ardents, les oreilles grandes et pendantes, le groin court et charnu, le cou grand et épais, le corps court, ramassé, plutôt carré que long, le ventre avalé, les fesses larges, les testicules gros, les jambes courtes et fortes, les soies épaisses et rudes. Pour avoir une race robuste, il ne faut pas lui donner plus de 16 *truies* ou femelles. Celles-ci doivent être choisies sur le modèle du verrat. Il faut, en outre, qu'elles aient le corps allongé, les reins et les épaules larges, le ventre ample, les soies douces, les mamelles longues; qu'elles soient d'une race féconde et d'un naturel tranquille. Comme elles sont toujours en chaleur, il est utile de modérer leur ardeur en leur donnant de temps en temps, mêlées à la nourriture ordinaire, des herbes relâchantes, comme la poirée, la laitue, la pimprenelle. On leur donne le verrat en mai et en novembre, et on le leur retire presque aussitôt. Elles portent habituellement 3 mois, 3 semaines et 3 jours. Quand on est certain qu'elles sont pleines, on augmente la quantité de leur nourriture; on leur donne une litière abondante et douce, qu'on renouvelle fréquemment. On maintient leur toit ouvert, et l'on ne les y renferme que 2 ou 3 jours avant qu'elles mettent bas; ce que l'on reconnaît par le lait qui arrive à leurs mamelles. La portée ordinaire de la truie, sauf la première qui est moindre quand la mère n'a pas un an, est de 10 à 12 petits. Lorsqu'elle a fait plusieurs petits, et qu'elle est très-grasse, on la nomme *coche* ; ses petits s'appellent *gorets*, puis *cochons* quand ils ont subi la *castration*. Voyez ce mot.

Après la délivrance, on lui donne de l'eau tiède, de l'orge cuite et du lait, ou du lait de beurre et un peu de levain ; le matin et le soir, un picotin d'orge cuite ou à demi moulue, et de l'eau blanchie avec 2 poignées de son pour un seau d'eau tiède. Au bout de 15 jours, on peut l'envoyer aux champs, si la saison le permet. Pour éviter qu'elle ne mange ses petits, on frotte ceux-ci avec une décoction de coloquinte ou d'aloès, et on a soin que son auge soit toujours pleine de bonnes pommes de terre et de navets bouillis dans du petit-lait avec de la farine d'orge ; on lui laisse de l'eau blanchie dans un baquet assez élevé pour que les gorets ne puissent s'y noyer. Si la portée est très-nombreuse, on ne lui laisse allaiter ses petits que pendant 3 semaines ; ou bien on en supprime quelques-uns, qui prennent alors le nom de *cochons de lait*.

Quinze jours après leur naissance, on donne aux gorets de la farine d'orge, de seigle, de maïs, délayée dans du petit-lait chaud, et l'on en augmente la quantité insensiblement. Pour les sevrer, on leur donne, en l'absence de la truie, la même nourriture, et de plus, des légumes bouillis et du son ; puis on les laisse sortir dans la cour, et aller aux champs. Au bout d'un mois, on ajoute à leur nourriture des lavures d'écuelles, des choux, des pommes de terre cuites et écrasées, etc., et l'on continue à les nourrir à part de plus en plus abondamment, de peur que les autres cochons de la basse-cour, plus grands et plus forts qu'eux, ne les blessent en leur disputant leurs aliments. La truie ne doit pas allaiter ses petits plus de deux mois.

Les cochons préfèrent les aliments à demi-cuits et un peu fermentés aux aliments frais et crus. Avant de les envoyer aux champs, il faut leur faire prendre un repas abondant. Il ne faut les y envoyer que depuis le moment où la rosée est dissipée jusqu'à midi, et depuis 2 heures jusqu'au soir. Le mieux serait de les garder dans les étables et dans les cours. Les cochons craignent beaucoup le froid, la pluie, la neige et l'humidité. Quand on les envoie dans les bois, en automne, pour qu'ils man-

gent les glands, les faînes, les châtaignes et les fruits sauvages
dont ils sont très-friands, il faut, pour les empêcher de fouiller
la terre, leur introduire dans la bouche un fil de fer, dont on
contourne les extrémités en forme d'anneau.

Les cochons engraissent surtout en automne. Il faut, pour
l'engrais, choisir un cochon de 10 mois à un an, qu'on a châtré
quand il avait 3 mois environ, et cela au printemps ou en automne. Un cochon peut croître jusqu'à 4 ou 5 ans et vivre 15
ou 20 ans ; généralement on le tue à l'âge de deux ans.

On appelle *toit à porc* ou *porcherie* l'habitation ordinaire des
cochons. Cette étable doit être dans la basse-cour ; pour un seul
animal, elle doit avoir 3 mètres environ de profondeur sur 2 de
largeur et autant de hauteur ; au milieu, on place un grattoir ou
pièce de bois en chène de 15 centimètres d'équarrissage, posée
verticalement de façon à ce que le cochon ne puisse l'ébranler
en s'y frottant. Contrairement à une opinion trop généralement
répandue, les cochons ne se plaisent pas dans leur ordure. Il
importe donc de bannir la malpropreté et l'humidité de leur
toit, de le construire de manière 1° à ce que les eaux et urines
puissent s'écouler promptement ; 2° à ce que l'air puisse y être
renouvelé à volonté ; 3° à ce que les cochons à l'engrais, d'une
part, et les femelles pleines ou pourvues de petits, d'autre part,
soient isolés. On renouvellera la litière comme il convient. Il
y aura deux auges, l'une pour boire, l'autre pour manger. Il est
préférable que les auges soient placées extérieurement et que
les cochons soient obligés de sortir la tête par l'ouverture pratiquée dans la porte, afin de prendre leur nourriture.

Le *porcher* doit avoir pour les cochons les mêmes soins que le
berger doit avoir pour les moutons ; il doit être actif, zélé, propre, connaître les principales maladies de ces animaux, et les
remèdes à appliquer dans les cas urgents ; savoir les prévenir
par un bon régime ; surveiller la truie pendant la parturition et
l'aider même en certains cas. Les maladies auxquelles les cochons
sont sujets sont : la *boucle*, le *catarrhe* et l'*ulcère des oreilles*,
le *chancre*, la *colique*, le *charbon*, la *dyssenterie*, l'*esquinancie*,
l'*épilepsie*, la *gale*, la *ladrerie*, la *péripneumonie*, le *pissement de
sang*, la *rage*, les *aphtes*, la *bosse* ou *soie*, la *pourriture des*

soies, etc. — Pour la connaissance de l'âge du cochon, voyez
Age.

COCTION. *Cuisson* des matières morbifiques. Voyez *Aiguës
(Maladies)*.

CŒUR *(Maladies du)*. Voyez *Pousse*.

COLIQUE ou **TRANCHÉE**. Nom donné à toute douleur vive ayant
son siége dans l'abdomen. Pour les différentes espèces de coliques, nous renvoyons aux mots *Calculs, Indigestion, Gastrite,
Entérite, Gastro-Entérite, Néphrite, Hernie, Vers,* etc.

COLLYRES. Médicaments qu'on applique sur les yeux malades.
Collyre adoucissant (pour les inflammations). Faites infuser
1 once de feuilles ou de fleurs de guimauve ; passez à travers
un linge ; ajoutez-y 4 gros d'amidon broyé et délayé dans un
peu d'eau froide ; faites bouillir le tout dans 1 pinte d'eau, et
employez tiède ; ou encore faites, dans 1 demi-litre d'eau, une
décoction avec 1 once de racine de guimauve et une tête de
pavot.
Collyre narcotique (pour les inflammations douloureuses).
Faites infuser 1 demi-gros de safran en feuilles dans une décoction de pavot blanc et de laitue ; passez et appliquez des compresses imbibées de cette liqueur sur les yeux.
Collyre astringent (pour l'inflammation de la conjonctive).
Faites dissoudre 18 grains de sulfate de zinc dans 8 onces d'eau
distillée de roses ; ajoutez 2 gros d'eau-de-vie à 22°, et employez froid ; ou encore mêlez 1 demi-gros de sous-acétate de
plomb dans 6 onces d'eau ordinaire, et employez froid.
Collyre détersif (pour les inflammations anciennes des yeux et
les petits ulcères des paupières). Mêlez ensemble 1 once de teinture d'aloès avec 8 onces d'eau de roses.
Collyre irritant (pour combattre les taies). Faites une dissolution de 2 grains de potasse caustique dans 1 once d'eau distillée, dont vous ferez pénétrer de temps en temps quelques
gouttes dans l'œil, que vous laverez ensuite avec le *collyre adoucissant*.

Autre collyre irritant. — Faites dissoudre un demi-gros de sulfate de cuivre dans 1 pinte d'eau ordinaire, et ajoutez-y une quantité suffisante d'ammoniaque liquide pour décomposer le sulfate de cuivre et communiquer au liquide une couleur bleue transparente.

COLOMBIER. Voyez *Pigeon*.

COMA. Maladie caractérisée par un sommeil continuel sans être profond ; elle accompagne souvent la *maladie des chiens*. L'animal appelé ouvre les yeux, lève la tête, et, dès qu'on ne l'excite plus, retombe dans cet état semi-léthargique. Quand cette maladie n'en a pas une autre pour cause, elle provient des chutes, coups, blessures, surtout sur la tête, d'un amas de pituite, de sérosité ; d'une nourriture trop abondante, des aliments échauffants, du trop grand repos, du pléthore ou plénitude sanguine. Traitement : saignée, vésicatoire à la nuque ; lavements purgatifs.

COMPOSÉS (*Médicaments*). Voyez *Médicaments*.

COMPRESSION. Pression exercée sur une artère ouverte, au moyen du doigt, d'une bande, d'un lien, d'un instrument ou d'une machine quelconque, dans le but d'empêcher le sang de couler, et pour donner à la nature le temps de travailler à la cicatrisation du vaisseau ouvert, ainsi que cela se pratique dans l'*hémorrhagie*. La compression *médiate* est celle qui agit à nu sur l'artère ouverte ; la compression *immédiate*, celle qui n'agit sur le vaisseau qu'à travers une épaisseur plus ou moins considérable des parties molles ; la compression *latérale*, celle qui agit sur un des côtés de l'artère et perpendiculairement à sa longueur ; la compression *directe*, celle qui est exercée à l'extrémité d'une artère coupée en travers, la compression *simple*, celle qui est exécutée par les doigts d'un aide intelligent ; la compression *circulaire*, celle qui a lieu au moyen d'un lien circulaire. Voyez *Hémorrhagie*.

CONDUIT FISTULEUX. Voyez *Fistule*.

CONGÉNIALES ou **INNÉES** (*Maladies*). Voyez *Héréditaires (Maladies)*.

CONGESTION. Voyez *Inflammation*.

CONJONCTIVITE. Voyez *Ophthalmie*.

CONSTIPATION. État d'un animal qui ne peut rendre ses excréments par l'anus ou qu'à l'aide de grands efforts. La liberté du ventre est, pour les bêtes comme pour les hommes, une condition nécessaire à la santé. La constipation dépend ordinairement d'une irritation de l'intestin, occasionnée elle-même par des aliments échauffants, des grains donnés en trop grande quantité, tels que les féveroles et les vesces, des sueurs abondantes, des mauvais traitements, etc. On fait cesser la constipation en donnant aux animaux des lavements et des breuvages adoucissants ou, à leur insuffisance, des purgatifs. Quand la constipation est produite par quelque maladie, comme les *calculs intestinaux*, c'est à cette maladie qu'il faut s'attaquer.

CONTAGIEUSES (*Maladies*). Ce sont celles qui, par le moyen d'un agent contagieux appelé *virus*, ont la propriété de se communiquer des animaux malades aux animaux sains. Souvent très-meurtrières, ces affections sont presque toujours *aiguës, graves, enzootiques* ou *épizootiques*. Leur contagion est favorisée par les saisons chaudes, les logements insalubres, la faiblesse des animaux ou leur mauvaise constitution. Elles ont trois périodes : le début ou l'invasion, la période de violence ou de malignité, et la période de déclin ou de bénignité. Elles exercent leurs plus grands ravages dans les localités chaudes et humides, dans celles qui sont entourées de marécages ou de foyers d'infection et où les animaux sont mous et faibles. Quelques maladies contagieuses, comme la *clavelée*, n'affectent les bestiaux qu'une seule fois.

Pour qu'il y ait contagion, quatre conditions sont indispensables : 1° la présence d'un virus ; 2° son intégrité ; 3° son dépôt sur des parties vivantes ; 4° son absorption. Les principales maladies contagieuses sont la *rage*, la *morve*, le *charbon*, la *clavelée*, le *farcin*, la *gale*, etc. Voyez *Épizooties, Hygiène*, etc.

CONTAGION. Voyez *Contagieuses (Maladies)*.

CONTRE-OUVERTURE. Nom donné à une incision que l'on pratique à la partie la plus inférieure d'une plaie, d'un abcès, lorsque le pus ne peut facilement s'écouler par l'ouverture déjà existante : cette incision se fait à l'aide du bistouri. Parfois on y fait passer, ainsi que par l'autre ouverture, une mèche d'étoupe ou de la tresse plate à séton, et dont on réunit les deux bouts par un nœud ; précaution qui a pour but d'empêcher la fermeture de la plaie et d'entretenir la suppuration.

CONTRE-TEMPS. Voyez *Pousse*.

CONTUSION. Meurtrissure produite par le choc, la pression ou le frottement d'un corps contondant, tel que des bâtons, une pierre, un boulet, etc. Dans la contusion, la peau n'a pas été déchirée, mais il y a presque toujours rupture des petits vaisseaux placés au-dessous d'elle. Si la peau se trouve entamée, la plaie qui accompagne la meurtrissure s'appelle *plaie contuse*. Les causes les plus communes des contusions sont, chez les animaux domestiques, les chutes, les blessures par les harnais, par la maladresse ou la brutalité, les coups de pieds, les coups de cornes. Si l'épanchement est léger, il ne constitue qu'un *ecchymose* ou tache d'un rouge noirâtre ; plus grand, il donne lieu à un épanchement de sang, à des abcès, à des tumeurs séreuses, etc. Légère, la contusion se guérit seule ; grave, on la traite par les substances restrictives, telles que l'eau froide, la glace, l'eau vinaigrée, la dissolution de sulfate de fer, dont on fait des compresses que l'on renouvelle et arrose souvent. Si l'accident date de deux ou trois jours, on aura recours aux cataplasmes adoucissants ou aux corps gras, tels que le beurre frais, le saindoux, l'onguent populéum. S'il y a fièvre, il faudra saigner l'animal, le mettre à la diète, lui donner des breuvages rafraîchissants et des lavements émollients. S'il y a *abcès*, on fera ce que nous avons dit à ce mot. — Les contusions produites par l'action de la selle se traitent par le gazon frais imbibé de vinaigre.

CONVALESCENCE. Retour à la santé. La convalescence est plus longue chez les femelles que chez les mâles, et chez les vieux animaux que chez les jeunes, dans l'automne et dans l'hiver que dans les autres saisons.

Aux animaux convalescents, il faut du repos, des aliments peu substantiels d'abord, et toujours de facile digestion ; un exercice très-modéré ; parfois un peu de soleil, toujours un air pur et jamais d'humidité. Voyez *Faiblesse, Guérison, Analeptiques, Hygiène, Provendes et Soupes Médicamenteuses, Savon Sulfureux.*

CONVULSIONS. Mouvements désordonnés et involontaires des muscles avec alternative de contractions et de relâchement, et souvent accompagnés d'augmentation de chaleur, d'accélération du pouls, de sueur générale, etc. Les causes en sont généralement toutes celles qui agissent sur le système nerveux et sur le cerveau ; souvent elles ne sont qu'un symptôme de beaucoup d'affections nerveuses, telles que la *rage*, l'*épilepsie*, la *chorée*, etc. — Les convulsions isolées se traitent par les antiphlogistiques : les saignées, les bains froids, les affusions fraîches, les boissons antispasmodiques, les révulsifs. Voyez *Tétanos. Tympanite*, etc.

COQ. *Mâle de la poule.* Voyez *Poule.*

COQ D'INDE. Oiseau de basse-cour, à tête petite, à taille grande, ayant sur le bec supérieur une caroncule charnue, conique, qui se relâche et s'allonge lorsque l'animal est agité d'une passion vive. Il a un éperon à chaque pied, et, à la partie inférieure du cou, un bouquet de crins durs et noirs, long de 5 à 6 pouces.

La *poule d'Inde* n'a ni éperon, ni bouquet.

On élève les coqs d'Inde comme les *dindons*.

COR. Durillon, endurcissement produit par les bâts, harnais, etc. Traitement : éloigner la cause, couper le cor et en former une plaie simple, de facile guérison. Les compresses de vinaigre sont ici excellentes.

CORNAGE ou **HALLEY** et **SIFFLAGE**. Bruit plus ou moins retentissant que certains chevaux font entendre en respirant ; s'il est fort, l'animal est dit *corneur*, et *siffleur* s'il est faible. Quelle que soit la cause de ce vice, il est incurable. Le cornage produit par une mauvaise alimentation se guérit en remettant les chevaux au foin, et en leur faisant deux ou trois saignées suivies d'un vésicatoire sur les côtés de la gorge, du repos, de la demi-diète et d'un régime délayant. Voyez *Haleine* et *Pousse*.

CORNES (*Catarrhe des*). Inflammation de la membrane qui tapisse le sinus des cornes du bœuf, qui passe promptement à la suppuration. Les causes de cette affection sont les combats de bœufs entre eux, l'ébranlement occasionné par le joug, l'insolation trop prolongée. Traitement : repos ; affusions froides sur la corne ; injections astringentes ; amputation.

CORNES (*Amputation des*). Voyez *Amputation*.

CORNES (*Connaissance de l'âge par les*). Voyez *Age*.

CORPS ÉTRANGERS. Nom donné à tout ce qui se place ou se développe accidentellement dans les organes des animaux et y occasionne des troubles ; tels sont les *vers*, les *calculs*, les liquides de l'*œdème* et de l'*hydropisie*, les gaz qui produisent l'emphysème et les météorisations, les corps inertes venus du dehors. Le but qu'on doit se proposer est de les expulser autant que possible. Nous renvoyons aux articles particuliers.

CORYZA, CATARRHE NASAL ou **RHUME DE CERVEAU.** Le cheval y est surtout exposé ; il a pour cause le brusque passage du froid au chaud et surtout du chaud au froid. L'humeur qui humecte le nez devient alors aqueuse, incolore, limpide et tombe goutte à goutte, les yeux sont rouges, larmoyants, parfois les glandes de l'auge s'engorgent, et même se tuméfient. Mêmes symptômes chez les bœufs et les bêtes à laine. On traite le coryza du cheval en le tenant chaudement, en le bouchonnant bien et souvent, en dirigeant à l'aide d'un sac des fumigations de vapeur d'eau, vers les fosses nasales. S'il y a fièvre, on le saigne, on le met à la diète blanche, aux breuvages adoucissants et aux lavements d'eau de son. Si la maladie est chronique, on a recours aux fumigations aromatiques, à 2 ou 3 onces par jour d'oxyde d'antimoine sulfuré demi-vitreux (crocus) réduits en poudre que l'on mélange au son qu'on lui donne, enfin à deux sétons appliqués de chaque côté et à la partie supérieure de l'encolure. — Le coryza aigu du bœuf demande des saignées et autres antiphlogistiques, des cataplasmes de mauve sur le front ; pour toute nourriture, un peu d'eau blanche. Quant à l'état chronique, même traitement que pour le cheval.

Le *coryza gangreneux* des bêtes à cornes les emporte ordinairement en quelques jours. On le traite par les antiphlogistiques administrés avec beaucoup d'énergie. Voyez *Morve*.

COUP DE FEU. Voyez *Plaie*.

COUP DE FOUET. Voyez *Pousse*.

COUP DE PIED. Voyez *Contusion*.

COUP DE SANG. Voyez *Apoplexie*.

COUPÉ DE DEVANT *(Cheval)*. Voyez *Aplombs*. —

COUPER *(se)* **S'ATTRAPER, SE FRISER, S'ENTRE-COUPER** ou **S'ENTRE-TAILLER**. Se dit d'un cheval qui, dans sa marche, touche à chaque pas avec le pied qu'il meut, le boulet, le canon ou le genou de celui qui est à terre, d'où il résulte une *alopécie* et une *plaie* plus ou moins profonde. C'est alors qu'il est dit *se couper* ou *s'entre-tailler*; si le heurt est accidentel, on dit qu'il *s'attrape* ; si les poils ne sont pas entièrement usés et qu'il n'y ait pas de plaie, on dit qu'il *se frise*. (Voyez *Aplombs*.) Il faut d'abord le faire reposer, guérir la plaie, et lui mettre des *bottines*. Il faut aussi veiller à la ferrure et, s'il se coupe par défaut d'aplomb, le rectifier. Voyez *Ferrure*.

COURBATURE. Sentiment de lassitude et de fatigue douloureuse dans tous les membres, qui précède parfois les affections de poitrine. Lorsque la courbature ne doit son origine qu'au froid humide, et à des travaux rudes et excessifs, elle se guérit promptement avec le repos, quelques lavements émollients, des boissons rafraîchissantes, une nourriture saine et peu abondante.

— On appelle *vieille courbature*, la pneumonie chronique. Voyez *Pneumonie*.

COURBE. Tumeur osseuse, qui survient à la partie latérale interne du jarret du cheval. Cette exostose se traite par le *feu*.

COURONNÉ (*Cheval*). Celui dont un genou ou les deux genoux sont antérieurement écorchés et dénudés de poils, par suite d'une chute. Le traitement consiste dans l'eau blanche au début, puis dans les prescriptions que nous avons indiquées à l'article *Alopécie*.

COUPURE. Voyez *Plaie*.

COURS DE VENTRE. Voyez *Dyssenterie*.

CRAMPE. Contraction brusque, involontaire et douloureuse d'un ou de plusieurs muscles. Le cheval en ressent quelquefois au jarret. Pour en diminuer l'intensité, il suffit de le frictionner à brousse-poil, avec une brosse ou un bouchon de paille. On s'aperçoit qu'il a une crampe, quand la jambe est roide et a beaucoup de mal à fléchir.

CRAPAUD. Ulcère qui a son siége dans la fourchette du pied du cheval. Cette maladie qui a pour causes les boues âcres, l'humidité, les urines, les excréments des écuries, débute par l'*échauffement de la fourchette*, qui consiste dans le suintement d'une humeur puriforme et noirâtre ; dans la seconde période, dite *pourriture de la fourchette*, la corne s'amollit, se détruit, et donne issue à une humeur noire et très-fétide ; enfin le volume de la fourchette augmente, et sa corne se charge de *fics* ou végétations du fond desquelles suinte l'humeur ; alors le crapaud est déclaré. Traitement : Nettoyer le pied malade, la corne de mauvaise nature ; enlever, à l'aide de la feuille de sauge, les houppes de corne désagrégée ; appliquer une pâte caustique faite d'alun calciné en poudre et d'acide sulfurique. Tous les deux jours, enlever la couche durcie, avec une feuille de sauge, et appliquer une nouvelle couche de pâte caustique. Exercice modéré sur un terrain sec. Voyez *Piétain*.

CRAPAUDINE ou **PEIGNE** ou **TEIGNE**. 1° Ulcère qui a son siége à la partie antérieure de la couronne du pied du cheval; 2° forte contusion avec plaie, située à la même place. L'ulcère est de mauvais caractère; il est plus rare que la plaie, mais aussi plus difficile à guérir. On le traite d'abord par les caustiques, tels que l'eau de rabel, le beurre d'antimoine, l'acide chlorhydrique, le sulfate de cuivre dissous dans du vinaigre; puis, si ces moyens échouent, on a recours au *feu*. La plaie se traite par les compresses d'eau vinaigrée, les cataplasmes astringents. S'il y a inflammation, on aura recours aux bains de pieds dans la décoction de mauve ou de son, aux cataplasmes émollients, et s'il y a fièvre, à la saignée et à la diète. S'il y a gangrène ou carie des os, on se comporte comme il est dit aux articles *Gangrène* et *Carie*.

CREVASSES ou **MULES TRAVERSINES**. Ulcérations peu profondes qui suintent une humeur fétide et atteignent parfois la partie postérieure du boulet et du paturon du cheval, dans le sens transversal. Elles proviennent souvent des boues âcres ou des terrains rocailleux, des urines et fumiers des écuries malproprement tenues, des *atteintes*, des *enchevêtrures*, etc. Traitement : repos dans une écurie sèche et bien nettoyée ; lotions avec la teinture d'aloès, ou dissolution de sulfate de cuivre dans de l'eau vinaigrée. Si les crevasses sont anciennes et qu'elles suintent abondamment, on appliquera, en outre, des sétons au poitrail ou à la fesse, on purgera le cheval avec de l'aloès et du sulfate de soude, enfin on lui fera prendre des boissons nitrées. Voyez *Gerçures* et *Grappes*.

CRISE. Effort que fait la nature dans les maladies, par la sueur, les *évacuations*, etc. Voyez *Aiguës (Maladies)*.

CRITIQUE. Se dit 1° de certains *symptômes*; 2° de certains jours où il arrive quelque *crise* dans les maladies. Voyez *Critique*. Voyez *Aiguës (Maladies)*. — *Dépôt critique*. Voyez *Abcès*.

CROISEMENT. Voyez *Race*.

CROISSANT. Voyez *Fourbure*.

CROUP. Maladie aiguë siégeant dans le commencement des voies respiratoires et qui diffère des autres affections de cette partie, telles que la *bronchite*, le *coryza*, l'*angine-laryngée*, etc., par la production de fausses membranes qui font obstacle au libre accès de l'air dans les poumons. Traitement : saignées au cou ; gargarismes d'eau tiède miellée et vinaigrée, qu'on envoie dans le fond de la gorge de l'animal à l'aide d'une seringue à longue canule ; vapeurs d'eau bouillante dirigées dans les naseaux ; autour de la gorge, onguent populéum recouvert d'une peau de mouton ou d'un tissu de laine ; lavements d'eau salée. Si la respiration ne reprend pas son état normal, on aura recours à la *trachéotomie* ; seulement, on pratiquera l'opération, chez le cheval, au milieu de la longueur extérieure de la trachée ; chez les bêtes à corne, sur le côté de la trachée. Après quoi on insufflera du calomel en poudre dans le larynx et la trachée, et l'on donnera à l'intérieur le calomel, l'oxymel scillitique, les sulfures d'antimoine.

CYSTITE ou **CATARRHE VÉSICAL**. Inflammation de la vessie. Causes : présence de *calculs* (voyez ce mot) ; coups violents sur la région de la vessie ; arrêts de transpiration ; secousses produites par les cahots, et les violents efforts pour entraîner des fardeaux trop lourds ; administration à l'intérieur des cantharides et autres substances qu'on administre quelquefois aux animaux pour développer leurs chaleurs ; séjour trop prolongé de l'urine dans la vessie, provenant souvent des conducteurs qui ne laissent pas aux chevaux le temps de s'arrêter pour uriner. Symptômes : agitation, fréquentes envies d'uriner, que l'animal ne peut satisfaire que par jets et très-difficilement ou avec accompagnement de pissement de sang. Voyez *Hématurie*. La mort est inévitable, s'il y a, soit rupture de la vessie, soit gangrène. Traitement : saignées légères et répétées ; lavements et breuvages adoucissants ; frictions sèches avec un bouchon de paille ; sur les reins, sachet de son et de farine de lin bouillis, que l'on entretiendra et arrosera souvent avec de l'eau tiède.

La cystite des bêtes à laine s'appelle *Genestade* ; le traitement est le même; on l'attribue au genêt d'Espagne et à d'autres plantes analogues.

CYSTOTOMIE, ou **LITHOTOMIE** ou **OPÉRATION DE LA TAILLE**. Opération par laquelle on extrait les *calculs vésicaux*. Voyez *Calculs*. La chirurgie vétérinaire y a très-rarement recours.

D

DANSE DE SAINT-GUY ou **DE SAINT-WITT**. Voyez *Chorée*.

DARTRES. Inflammations chroniques de la peau, caractérisées par la formation à la surface malade de petits boutons pustuleux réunis en plaques de diverses formes. On distingue les dartres *sèches, humides, croûteuses* et *ulcéreuses*. Traitement : Placer les animaux dans de bonnes conditions hygiéniques d'air, de propreté, de bonne nourriture, loin des lieux bas, humides et marécageux ; boissons rafraîchissantes et purgatifs doux ; lotions émollientes ; bains tièdes pour les chiens et autres petits animaux ; puis lotions ou bains composés avec la dissolution de sulfure de chaux ou de sulfure de potasse. On appliquera sur les plaies malades le topique suivant : Mêlez ensemble, en égale partie, de l'onguent mercuriel double et de l'onguent vésicatoire ; ou encore une pommade faite avec 8 onces de saindoux et 1 once de précipité blanc ; ou cet autre : onguent mercuriel double, 8 onces, soufre sublimé, 2 onces, cantharides en poudre, 2 gros.

DASE ou **GROS-VENTRE**. Ascite particulière aux lapins, qui vient de ce qu'ils ont mangé trop d'herbe verte et succulente. Quand ils en sont attaqués, il faut les mettre à la nourriture sèche, leur donner de l'orge grillée et des plantes aromatiques, comme le serpolet, la sauge, le thym, etc., et de l'eau à discrétion. On mettra les lapins malades à part. Voyez *Lapin* et *Clapier*.

DÉBILITANTS (*Médicaments*). Voyez *Médicaments*.

DÉBRIDEMENT. Opération par laquelle on *réduit* artificiellement l'obstacle qui s'oppose à l'agrandissement nécessaire d'une plaie. Cela se pratique, entre autres, dans les blessures faites par des armes à feu, dans celles qui décèlent des corps étrangers, dans les piqûres profondes, dans les plaies de l'abdomen, dans les aponévroses, dans les abcès, etc. On emploie pour cela le bistouri et la sonde cannelée.

DÉCOCTION. 1º Cuisson d'une ou plusieurs drogues qu'on fait bouillir dans une liqueur pour en extraire les parties ou dans la vue de les ramollir; 2º la liqueur même imprégnée de la vertu des médicaments qu'on y a fait bouillir.

DÉGOUT. Répugnance pour les aliments quels qu'ils soient, ou seulement pour certains d'entre eux. C'est un des symptômes de plusieurs maladies. On remarque aussi le dégoût chez les animaux qui sont extrêmement fatigués, chez ceux qui ont l'habitude d'être malmenés, battus, tenus malpropres. Quand le dégoût provient d'une de ces causes, il faut le faire cesser au plus vite : donner à l'animal des boissons légèrement acidulées, une nourriture saine et en petite quantité à la fois; lui faire prendre un exercice modéré. Si le dégoût provient d'une maladie, c'est à celle-ci qu'il faut s'attaquer.

DÉLIVRANCE. Voyez *Parturition*.

DÉMANGEAISON. Voyez *Prurit*.

DÉMIS (*Membre*). Voyez *Luxation*.

DENTS (*Maladies des*). Elles sont rares et peu nombreuses chez les animaux. Quand il y a *fracture*, il faut arracher la partie qui doit tomber et émousser les angles de celle qui peut rester. Quand il y a *carie*, l'animal perd l'appétit, mange difficilement et rejette souvent les aliments à demi broyés; sa salive est filante et fétide, la dent est sensible et offre une cavité accidentelle; alors on cautérise ou l'on arrache la dent. Quand il y a *irrégularité* dans la direction des dents, ce qui gêne beaucoup l'animal pour manger, on enlève les éminences qui nuisent à la trituration des aliments. Quand il y a des *surdents*, on les arrache.

DENTS (*Connaissance de l'âge par les*). Voyez *Age*.

DÉPOT. Voyez *Abcès*.

DÉRIVATIFS. Voyez *Révulsion*.

DESCENTE. Voyez *Chute* et *Hernie*.

DÉSINFECTANTS. Nom donné aux préparations propres à détruire les causes d'infection qui sont très-nuisibles à la santé des animaux. L'air se vicie promptement dans les habitations des animaux, parce qu'elles sont la plupart du temps insalubres, trop peu spacieuses, malpropres, humides, privées d'air sain et pouvant se renouveler, etc. Avant de procéder à la désinfection des étables, écuries, bergeries, etc., il faut laver à l'eau bouillante les murs, le sol, le plafond et tous les objets à demeure, passer au feu les ustensiles en fer qui sont fixés; après quoi on aura recours aux *fumigations* dites *guytonniennes*, dues au chimiste Guyton de Morveau. Voyez *Assainissement*.

DÉSINFECTION. Voyez *Désinfectants*.

DESSICCATIFS. Nom donné aux médicaments qui, appliqués sur les plaies, ulcères, crevasses, etc., ont la propriété d'en absorber l'humidité. Voici les principaux : linge sec, charpie, étoupe, craie, terres argileuses, éponge calcinée, alun calciné, poudres de vesse de loup, de lycopode, de quinquina, d'écorce de chêne, os de sèche, céruse, litharge, borax, alun, extrait de saturne, etc.

DESSOLURE. Opération dans laquelle le chirurgien enlève la sole ou une partie de la sole du pied des chevaux, ânes et mulets. Cette opération a pour but soit de donner issue à du pus, soit de mettre à découvert des lésions graves comme *crapaud, clou de rue, plaie, contusion, brûlure,* etc. On prépare auparavant l'animal en humectant pendant quelques jours sa sole au moyen de bains tièdes ou de cataplasmes émollients et onctueux. La sole enlevée, après qu'on a procédé aux opérations nécessaires sur les parties vivantes, on rattachera le fer à dessolure avec des clous à lame mince, et l'on couvrira la plaie de boulettes imbibées d'eau-de-vie que l'on recouvrira de plumasseaux maintenus au moyen d'éclisses. Le cheval relevé, on le conduit à l'écurie, où il doit trouver une bonne litière. L'appareil se lève une huitaine de jours après l'opération.

Le *fer échancré* est ici nécessaire. Voyez *Ferrure*.

DÉVOIEMENT ou **DIARRHÉE**. État d'un animal qui rend fréquemment et avec abondance par l'anus des matières molles ou liquides. La *constipation* est l'état contraire. (Voyez *Constipation*.) Le dévoiement est ordinairement l'un des symptômes de quelque maladie qu'il faut combattre. Quelquefois, il provient du mauvais régime; d'aliments échauffants, de la transition subite d'un état d'abstinence à l'usage d'une nourriture copieuse, des fatigues excessives, des vicissitudes atmosphériques, de la frayeur, de la colère, et autres affections morales auxquelles les animaux sont parfois sujets. Traitement : Diminuer la quantité des aliments, choisir ceux qui ne produisent pas d'irritation spéciale sur le canal intestinal; donner des lavements d'eau simple, de graine de lin ou de guimauve, des boissons émollientes et mucilagineuses; un peu de repos. Voyez *Entérite diarrhéique*.

Pilules contre le dévoiement du chien. — Mêlez ensemble 3 gros de gomme arabique en poudre, 3 gros de craie préparée en poudre, avec une quantité suffisante de conserve de rose; formez-en 30 pilules, que vous administrerez de demi-heure en demi-heure, jusqu'à ce que le dévoiement ait pris fin.

DIABÈTES. Maladie caractérisée par un écoulement énorme d'urine, une soif extrême que les boissons ne calment pas, et une faiblesse générale. Cette affection est rare chez les animaux ; on a constaté que des chevaux, qui en étaient atteints d'une manière épizootique, avaient vécu dans un air humide et avaient été mal nourris : foins avariés, avoine germée et moisie. Traitement : Repos, nourriture légère ; pour boisson, une décoction d'orge, purgatifs doux.

DIAPHORÉTIQUES. Nom donné aux médicaments qui ont la propriété de faire transpirer et de modifier les fonctions de la peau : on les emploie dans les affections chroniques de la peau et dans celles des organes respiratoires.

Électuaire diaphorétique simple. — Mélangez 1 once de soufre sublimé, 1 once et demie d'angélique en poudre, 5 onces de miel.

Électuaire diaphorétique avec le sulfure d'antimoine. — Mélangez 1 once et demie de sulfure d'antimoine porphyrisé, 2 onces de poudre d'aunée, 4 onces de mélasse.

Électuaire diaphorétique avec le kermès. — Mélangez 1 once de kermès minéral, 6 gros de poudre de sassafras, 6 gros d'aunée, 6 onces de miel.

Breuvage diaphorétique. — Faites macérer pendant 12 heures, dans 3 litres d'eau commune, 2 onces de gayac en copeaux ou râpé, 2 onces de sassafras, 1 once de salsepareille ; faites bouillir jusqu'à réduction d'un tiers ; ajoutez à la colature 4 gros de kermès minéral ; agitez le breuvage avant de le faire prendre à l'animal.

Poudre diaphorétique. — Prenez : gayac, sulfure d'antimoine, squine, bardane, sassafras, de chaque 4 onces, pour donner par dose de 2 onces incorporées dans du miel ou dans une substance farineuse.

DIARRHÉE. Voyez. *Dévoiement.*

DIARRHÉE GRISE. Maladie des poulains. Voyez *Poulain.*

DIÈTE. Dans la médecine vétérinaire, ce mot signifie, comme dans la médecine humaine, la privation des aliments. L'instinct des animaux les porte généralement à refuser la nourriture, quand ils sont malades. Disons néanmoins que la diète est de rigueur, pour eux aussi, dans les *maladies aiguës* et dans quelques *maladies chroniques*, comme on le verra, dans le cours du présent ouvrage.

DILATATION. Opération chirurgicale qui consiste dans l'emploi des bougies de cire ou de caoutchouc, successivement introduites dans un canal ou un conduit jusqu'au-delà de son *rétrécissement* (voyez ce mot), en commençant par les plus fines qui puissent entrer, et en allant ainsi jusqu'à celles qui représentent à peu près les dimensions du conduit au canal, tel que le canal de l'urètre. Si la dilatation ne produit que peu d'effet, on doit alors avoir recours à la *cautérisation* ou aux *scarifications*. Voyez ces mots.

DINDE, DINDON. Animal de basse-cour. Les meilleurs ont le plumage noir. Pendant les 3 premiers jours de leur naissance, on leur donnera pour nourriture du vin et de la mie de pain ; puis de la mie de pain écrasée avec des jaunes d'œufs durcis ; enfin de la farine d'orge mouillée. On ne les fera sortir qu'après que le soleil aura séché la rosée et on les fera rentrer avant la nuit. Alors on leur donnera de la pâtée ou du grain.

Les maladies des dindes et dindons sont les mêmes que celles de la *Poule*. Voyez ce mot.

DISTENTION. Voyez *Effort* et *Entorse*.

DIURÉTIQUES. Nom donné aux médicaments qui ont la propriété de faire couler plus abondamment les urines. On les donne le plus souvent en infusion, décoction et dissolution, plutôt chaudes que froides, quelquefois en lavement ou sous forme d'électuaire. On les emploie dans les *hydropisies*, l'*anasarque*, l'*œdème*, les *eaux aux jambes*, la *pourriture des moutons*, les *inflammations* légères des voies urinaires, la plupart des maladies de la peau, etc. On distingue les diurétiques *émollients*, qui sont adoucissants et délayants, et les diurétiques *chauds*, qui sont actifs et excitants. Parmi les premiers, nous citerons le chiendent, la guimauve, l'orge, la graine de lin, la graine de pariétaire ; parmi les seconds, la scille, la térébenthine, l'extrait de genièvre, le colchique d'automne, le savon, quelques sels à base de soude ou de potasse, etc.

Breuvage diurétique simple pour le cheval. (Pour donner 3 fois dans la journée et plusieurs jours de suite.) Faites dissoudre 3 onces de sel de nitre (nitrate de potasse) dans une décoction de graines de lin, 4 pintes.

Breuvage diurétique camphré. Broyez 2 gros de camphre dans un mortier avec 2 jaunes d'œufs, délayez ensuite dans 2 pintes de décoction de graines de lin; faites-y dissoudre 2 onces de terre foliée de tartre (acétate de potasse) et administrez en deux fois le même jour. Pour les grands animaux, augmentez chaque dose d'un tiers.

Breuvage avec acétate de potasse. Faites bouillir dans 2 pintes d'eau, une once et demie de graines de lin ou de chènevis; dissolvez ensuite dans la décoction 6 onces de miel et 3 onces de terre foliée de tartre (acétate de potasse).

Breuvage avec la scille. Délayez 4 onces d'oxymel scillitique dans 1 pinte de décoction de pariétaire, pour faire prendre en une seule fois.

Breuvage avec la térébenthine. Mettez 1 once de savon blanc, 1 once d'essence de térébenthine, 4 onces de miel, dans 2 pintes d'une décoction de graines de lin, pour faire prendre en 2 fois.

Boisson diurétique camphrée. Pulvérisez 1 once de sel de nitre (nitrate de potasse), faites-le fondre dans 10 pintes d'eau commune, incorporez 4 gros de camphre dans 3 jaunes d'œufs, puis délayez dans la boisson. L'animal en boira selon sa soif.

Électuaire diurétique simple. Prenez 1 once de savon blanc râpé et une quantité suffisante d'extrait de genièvre; faites-en 2 bols que vous roulerez dans du son.

Électuaire diurétique avec le nitre et le camphre. Broyez 2 gros de camphre dans deux jaunes d'œufs, ajoutez 4 onces d'oxymel ordinaire, 1 once de sel de nitre et une suffisante quantité de farine ou de poudre de réglisse.

Lavement diurétique simple. Faites dissoudre 1 once de sel de nitre dans une pinte et demie de décoction de graines de lin, pour un seul lavement.

Lavement diurétique camphré et nitré. Broyez 4 gros de camphre dans 2 jaunes d'œufs, ajoutez ensuite 1 once de sel de nitre (nitrate de potasse), et délayez le tout dans une pinte et demie de décoction de graines de lin, pour deux lavements.

DOMESTIQUES *(Animaux).* Voyez *Animaux domestiques.*

DOUCHES. Bain local, dans lequel un jet de liquide est lancé d'une manière continue sur certaines parties du corps. On les prescrit dans les maladies articulaires, certaines affections de la peau, le vertige, le relâchement du vagin, de l'anus, etc.; mais les animaux s'y prêtent dificilement.

DOUVE. Voyez *Pourriture.*

DRASTIQUES. Nom donné aux purgatifs violents. Voyez *Purgatifs.*

DROIT DES JARRETS *(Cheval).* Voyez *Aplombs.*

DROIT SUR SON DERRIÈRE *(Cheval).* Voyez *Aplombs.*

DURILLON. Voyez *Cor.*

DYSSENTERIE. Voyez *Entérite dyssentérique.*

DYSSENTERIE DES ABEILLES. Cette affection contagieuse et mortelle a pour causes un trop long séjour des abeilles dans la ruche et par leur nourriture qui, en hiver, ne consiste qu'en miel, faute de cire. On s'aperçoit de la dyssenterie dans une ruche par les excréments des abeilles qui, au lieu d'être d'un rouge jaunâtre, deviennent noirs et exhalent une odeur infecte. On combat cette maladie en plaçant dans la ruche un sirop de vin sucré et quelques rayons contenant de la cire brute.

E

EAU. Pour que l'eau, boisson ordinaire des animaux, ne soit pas nuisible à leur santé, il faut qu'elle soit potable. Les meilleures eaux sont celles qui sont courantes, douces, limpides, légères, qui dissolvent promptement le savon, les eaux des rivières et des ruisseaux qui ne reçoivent pas d'eaux boueuses, dont le lit n'est pas fangeux, dont le cours n'est pas trop lent et qui ne sont pas remplies de joncs. Les eaux stagnantes, bourbeuses, troubles, fétides, sont dangereuses ; on en atténue l'effet délétère en les filtrant, en y ajoutant un peu de vinaigre, d'acide sulfurique ou de muriate de soude. Il faut agir de même pour les eaux crues, âcres, froides, dures, qui dissolvent mal le savon. Les mares doivent être grandes, très-profondes, exposées aux vents, situées assez loin des arbres, dont les feuilles y tombent et se décomposent et qui attirent des insectes que les animaux peuvent avaler et dont quelques-uns sont très-nuisibles, comme les cantharides. L'eau pluviale doit être amenée dans les abreuvoirs au moyen de pentes, conduits, rigoles, etc. L'approche des urines et de l'eau des fumiers doit être interdite aux animaux. Voyez *Hygiène*.

EAUX-AUX-JAMBES ou **PHYMATOSE**. Suintement d'un liquide séreux, fétide, qui affecte le bas des membres des chevaux et autres animaux. Cette maladie est due surtout aux terrains marécageux, aux excès de travail, aux écuries humides, malpropres, au contact des boues, à la mauvaise nourriture, à la malpropreté des membres, au lavage des jambes avec de l'eau trop froide, à la tonsure des poils en hiver. Cette affection engendre la *boiterie*, le *marasme*, le *crapaud*, et peut devenir chronique. Traitement : aliments sains, écurie sèche, lotions des jambes avec de l'eau tiède, après le travail, puis avec une dissolution de 2 onces de vert de gris en poudre dans 1 litre d'eau de rivière. Continuer jusqu'à parfaite guérison. Voyez *Grappes*.

ÉBULLITION ou **ÉCHAUBOULURE**. Éruption de petits boutons qui se montrent quelquefois sur le corps du cheval et autres animaux. Ils disparaissent le plus souvent seuls au bout d'un jour ou deux ; s'ils persistent, on aura recours à une saignée, à une demi-diète et aux lavements d'eau de son.

ÉCART, FAUX-ÉCART, EFFORT D'ÉPAULE ou **ENTRE-OUVERTURE**. Genre de boiterie dont on place le siége dans l'épaule et auquel le cheval est particulièrement sujet. Les écarts proviennent des efforts violents pour *écarter* le membre de la poitrine, comme cela arrive dans les glissades en dehors, les chutes, les coups, les efforts pour dégager un pied pris dans une entrave, etc. On constate que la boiterie est due à un écart, quand, après avoir examiné attentivement l'animal, on ne trouve dans les autres régions du membre boiteux aucune lésion ni cause de claudication. Traitement : Frictions, sur toute l'étendue de l'épaule affectée, avec 6 onces de la teinture suivante : Mettez dans une bouteille 2 onces de cantharides en poudre et 2 onces d'euphorbe en poudre : emplissez la bouteille d'eau-de-vie à 22°, bouchez-la avec soin, agitez-la et exposez-la pendant 3 ou 4 jours à la douce chaleur du fumier en fermentation ou placez-la sur le four du boulanger.

On décante cette teinture au fur et à mesure des besoins. Les frictions doivent être faites lentement. On se couvre la main d'une vessie, pour éviter le contact des cantharides. Après quoi, on attache le cheval au râtelier de manière à ce qu'il lui soit impossible de se frotter ni de se coucher. On fait une nouvelle friction 12 heures après, et une troisième 12 heures après celle-ci. La partie frictionnée s'engorge et se couvre d'ampoules qui crèvent et font croûte. Si au bout de 15 jours, l'animal n'est pas guéri, on recommence le même traitement. Repos absolu.

Si l'écart est ancien ou *chronique*, et que le traitement que nous venons d'indiquer échoue, on aura recours au *feu*.

ECCHYMOSE. Voyez *Contusion*.

ÉCHAUBOULURE. Voyez *Ébullition*.

ÉCHAUFFEMENT. 1° Synonyme de *Constipation* (voyez ce mot) ; 2° état de chaleur et de sécheresse de la peau et de la bouche, accompagné ou non d'éruption de boutons, qui précède quelquefois une maladie aiguë. On prévient souvent celle-ci et on détruit l'échauffement par le repos, les boissons blanches et nitrées, les lavements émollients, les petites saignées, un régime doux.

ÉCHAUFFEMENT DE LA FOURCHETTE. Voyez *Fourchette échauffée*.

ECHINORHYNQUE. Voyez *Vers*.

ÉCOLE VÉTÉRINAIRE. Voyez *Vétérinaire (École)*.

ÉCORCHURE ou **EXCORIATION**. Petite plaie superficielle de la peau qui se guérit ordinairement seule. On doit empêcher le contact de l'air pour rémédier à la cuisson. Il faut aussi éloigner de l'animal les causes qui ont produit l'écorchure. Si l'excoriation persistait, il faudrait appliquer dessus des décoctions de racine de guimauve, ou de fleurs de sureau , ou simplement la recouvrir d'une légère couche, soit de beurre frais non salé, soit de cérat de Galien. S'il y a inflammation, on appliquera des cataplasmes émollients ; s'il y a en même temps contusion, on aura recours à l'extrait de saturne (acétate de plomb). Enfin les écorchures produites sous la queue par une croupière trop serrée, on les guérira, ainsi que celles faites aux moutons en les tondant, en appliquant un mélange d'huile et de vin chaud sur les endroits excoriés. Voyez *Gerçures*.

ÉCOULEMENT. Flux qui s'opère à la surface d'une membrane muqueuse, et dont le produit s'échappe en dehors par une des ouvertures naturelles du corps, comme par les naseaux dans la *bronchite*, la *morve*, la *pneumonie*, etc.

ÉCOURTER. Couper la queue. Voyez *Amputation de la queue*.

ÉCURIE. Habitation des chevaux ou des mulets ; quelquefois des bœufs et des vaches. Une bonne écurie est isolée de tout bâtiment ; construite sur un sol sec et élevé pour prévenir l'humidité ; tournée du Nord au Sud ou de l'Est à l'Ouest ; d'une longueur proportionnée au nombre des animaux qu'elle doit contenir et à la manière adoptée pour leur séparation ; très-élevée et en voûtes ; avec des fenêtres placées à 2 pieds et demi au-dessus des râteliers et garnies d'un contre-vent et d'un châssis en toile pour ménager la vue ; pavée ou salpêtrée, avec un ruisseau pour les urines. Les râteliers, auges ou mangeoires sont tenues très-proprement, comme tout le reste. Les animaux sont séparés les uns des autres par des barres ou des cloisons espacées entre elles de 4 ou 5 pieds. Il faut enlever souvent les ordures et souvent donner de l'air ; il faut éloigner de l'écurie les oiseaux de basse-cour, leurs plumes pouvant se mêler au fourrage et déterminer des accidents. Une écurie pour les animaux malades est indispensable. Un ou deux palefreniers doivent être jour et nuit de garde dans une écurie. les animaux ne devant jamais être abandonnés à eux-mêmes.

Persienne de bergerie. On recommande cette construction rurale, qui se compose : 1° d'un encadrement formé de 4 planches de chêne de 25 millimètres d'épaisseur, réunies 2 à 2 au moyen d'entailles à queue d'aronde ; chacun des côtés de cet encadrement est percé de 3 trous dans lesquels entrent les tourillons ; 2° de 3 lames en planches de chêne également et de même dimension. Ces lames sont mobiles et supportées par des tourillons qui s'enfoncent dans les 2 côtés de l'encadrement. Au milieu de ces lames se trouve un piston auquel est attachée par du fil de fer une traverse qui permet d'imprimer le mouvement à toutes ces lames à la fois. En ayant soin de ne pas donner trop de jeu aux tourillons, on peut aisément, au moyen de cette traverse, faire décrire aux lames un arc de cercle plus ou moins grand, et laisser ainsi plus ou moins d'ouverture entre chacune d'elles. De cette manière, l'air frais arrive seulement dans les parties supérieures de la bergerie et ne vient pas tomber directement sur les animaux qui n'ont point à souffrir d'un brusque changement de température. La dimension de ces persiennes et

le nombre des lames peuvent varier. — La persienne de bergerie de M. Damourette, de Châteauroux (Indre), est fort écono-
mique.

Porte d'écurie modèle glissant sur des rails. Cette porte n'a
besoin ni de loquet ni de verrou, qui peut blesser ou accrocher
au passage. Le seuil n'en est pas élevé comme dans les écuries
ordinaires ; le sol est plus haut que celui de la cour. Le cheval
s'élève au lieu de descendre lorsqu'il pénètre dans son habitation. Cette porte est haute et large, de manière à livrer un passage aisé aux chevaux même harnachés. Elle peut être entière,
non brisée, à un seul battant ou à volets.

Fenêtres d'écurie à paillassons. Les fenêtres d'écurie doivent
être bien établies ; il faut les pratiquer le plus près possible du
plancher et ne pas les faire descendre assez pour que l'air auquel elles donneront passage, quelle que soit d'ailleurs leur exposition, ne puisse frapper directement ni le corps ni les yeux, et
pour que, si froid qu'on le suppose, il ne puisse pas nuire aux
animaux. En effet, pénétrant par les couches supérieures de
l'atmosphère de l'écurie, il n'arrivera à la hauteur des chevaux
qu'après avoir traversé les couches les plus chaudes et leur
avoir emprunté assez de calorique pour n'être plus très-froid en
descendant dans les couches moyennes ou plus basses de l'air
intérieur. On établit ces fenêtres sur un châssis en fer vitré,
s'ouvrant en dedans et de haut en bas au moyen d'une petite
corde et de 2 poulies. On peut les ouvrir peu ou prou, autant
qu'on le veut, qu'on le juge nécessaire à une bonne et complète
aération. En y mettant quelque soin, on empêche que la température intérieure ne s'élève ou ne s'abaisse trop ; on parvient
aisément à la maintenir à peu près égale. En été, on peut laisser tomber les châssis contre le mur et les remplacer extérieurement par de petits paillassons à claire-voie, légers, qui laissent
passer l'air qu'ils tamisent et qui pénètre ainsi plus frais ; ils
assombrissent aussi l'écurie de manière à en éloigner les mouches et les cousins qui tourmentent tant les chevaux dans des
conditions opposées. — En hiver, si l'écurie est trop froide, on
place des paillassons plus épais à la place de ceux-ci, et le châssis relevé reprend toutes ses fonctions. Deux petites ficelles,

passées dans des anneaux, permettent de relever et d'abaisser les paillassons quand et comme on l'entend. Voyez *Assainissement*, *Désinfection*, *Aération*, et *Hygiène*.

EFFORT. Distension violente des muscles, des tendons et des ligaments qui unissent les os entre eux, à la suite d'*efforts*, de faux pas, de chutes, de glissades, etc. — On appelle *effort de boulet*, *foulure*, *entorse* ou *mèmarchure*, un accident dont le siége est dans le boulet de l'un des membres, et est caractérisé par le gonflement et la chaleur de la partie, par la douleur qui fait boiter le cheval. On traite les entorses comme les *écarts*. Voyez ce mot. — On appelle *Effort de cuisse ou de hanche*, ou *allonge*, un effort dont le siége est dans la cuisse ou dans la hanche, qui fait porter le pied en dehors, et rend les mouvements plus lents. Même traitement que pour l'*écart*. Les *efforts* d'*épaule*, de *genou*, de *jarret*, de *hanche*, de *grasset*, ainsi que celui de *reins*, dit *tour de reins*, sont dans le même cas. Voyez *Hernie*.

ÉGAGROPILES. Concrétions que les animaux amassent dans leurs voies digestives, en avalant des poils ou des laines, et qui sont principalement composées de leurs poils. Voyez *Gobes* et *Calculs intestinaux*.

ÉLECTUAIRES ou **OPIATS**. Médicaments composés de substances molles ou pâteuses, moins consistantes que les *bols* et les *pilules*, et qu'on administre à l'intérieur. Voici les électuaires les plus fréquemment employés dans la médecine vétérinaire.

Électuaire simple. Incorporez 4 onces de racine de guimauve en poudre dans 12 onces de bon miel, pour faire prendre au cheval en deux fois ; ou encore, incorporez 1 once de gomme arabique en poudre et 2 onces de racine de guimauve en poudre, dans 8 onces de miel.

Électuaire calmant. Délayez 2 gros d'extrait aqueux d'opium avec un peu d'eau ; incorporez-les dans 8 onces de miel, ainsi que 2 onces de gomme arabique en poudre, pour donner en deux fois dans la matinée.

Électuaire adoucissant et calmant contre les affections catarrhales. Mêlez exactement 2 onces de guimauve en poudre, 2 onces de gomme arabique en poudre, 2 gros d'extrait aqueux d'opium, 8 onces de miel, et administrez, à jeun, au cheval.

Électuaire béchique avec la manne. Broyez ensemble dans un mortier deux onces de manne grasse et 6 onces de miel, et administrez en une seule dose, le matin, à jeun. Réitérez plusieurs jours de suite. Cet électuaire convient dans les *bronchites* aiguës.

Électuaire cordial. Incorporez 1 once de cannelle de Chine en poudre et une once de gingembre dans 4 onces de miel, pour donner en une seule fois.

Électuaire tonique. Incorporez 2 onces de poudre de quinquina et 2 onces de poudre d'aunée, dans 8 onces de miel, pour donner en une ou deux fois.

Autre Électuaire tonique. Réduisez 1 once de sous-carbonate de fer en poudre fine, et incorporez-le à 8 onces de miel, avec 1 once de poudre de gentiane ; administrez le matin à jeun. On augmentera graduellement la dosse de carbonate de fer jusqu'à 200 à 250 grammes.

Électuaire tonique et antiputride. Prenez 2 onces de quinquina jaune et en poudre ; 4 gros de camphre pulvérisé à l'alcool, 8 onces de miel ; opérez le mélange parfait des substances, et administrez en une seule fois.

Électuaire purgatif. Incorporez 2 onces de sulfate de soude (sel de Glauber), 1 once d'aloès en poudre et 4 gros de séné en poudre, dans 8 onces de miel.

Électuaire vermifuge. Incorporez dans une suffisante quantité de sirop de nerprun, 1 gros de mercure doux, et 2 onces de racine de fougère mâle en poudre.

Électuaire contre la toux et pour faciliter la gourme. Faites liquéfier 20 parties de miel dans une bassine à une douce chaleur ; ajoutez ensuite 2 parties de kermès minéral et 10 parties de poudre béchique incisive, par petites portions, en remuant avec le pilon de bois ; ajoutez une quantité suffisante de vin ; et administrez cet électuaire à la dose de 2 à 4 onces, divisé dans le son ou sous forme de bol.

Pour d'autres formules d'Électuaires, voyez les articles *Astringents, Diurétiques, Diaphorétiques,* etc.

ÉMACIACION. Voyez *Marasme.*

EMBARRAS GASTRIQUE. Voyez *Gastrite.*

EMBONPOINT EXCESSIF. Voyez *Obésité.*

EMBROCATIONS. Nom donné à des médicaments externes assez semblables aux *liniments,* que l'on étend en couches épaisses sur les parties malades, et qu'on y laisse séjourner le plus longtemps possible. Elles ont beaucoup moins d'action que les frictions et leur sont, pour cette raison, préférées dans un grand nombre de cas. Voyez *Liniments.*

EMBRYOLOGIE. Voyez *Hippotomie.*

EMBRYOTOMIE. Opération chirurgicale qui consiste à diviser en fragments le fœtus mort, à l'aide d'un instrument tranchant, introduit dans l'utérus. Cet instrument consiste dans un étui d'acier dans lequel est contenue une lance à deux tranchants, qu'on peut faire rentrer et sortir au moyen d'un ressort.

EMMÉNAGOGUES. Nom donné aux médicaments qui ont une action spéciale sur la matrice ou l'utérus ; c'est pourquoi on les nomme aussi *médicaments utérins.* On les administre en breuvages ou en lavements. Tels sont la rue, la sabine, le safran, le seigle ergoté, etc.

Breuvage utérin simple. Faites infuser pendant une heure 4 onces de sommités de rue odorante dans 1 pinte de vin rouge vieux, et administrez à la jument ou à la vache ayant un part laborieux, par suite de l'inertie de la matrice.

Breuvage utérin avec la sabine. Faites infuser pendant une heure, et administrez tiède 1 once de sabine sèche et 1 once de cannelle de Chine concassée, dans une pinte d'eau commune.

Breuvage utérin avec le seigle ergoté. Faites tiédir une pinte de vin rouge, délayez-y 6 onces de miel, ajoutez-y 1 once d'ergot de seigle en poudre, agitez et administrez de suite.

Lavement utérin. Faites infuser 1 poignée de sommités de rue dans 2 pintes d'eau, et dissolvez-y 2 onces de sel de cuisine, pour donner tiède ; ou encore, à la place de la rue, 2 onces de sabine, et à la place du sel de cuisine, 4 gros de sel ammoniac.

ÉMOLLIENTS. Nom donné aux médicaments qui ont une grande analogie avec les *adoucissants* (voyez ce mot), qu'on donne à l'intérieur et à l'extérieur, pour calmer les irritations et inflammations, étendre, relâcher ou ramollir.

Breuvage émollient. Faites bouillir 2 onces de racine de guimauve et 4 onces de mélasse dans 1 pinte et demie d'eau commune ; passez, laissez refroidir et administrez en une seule fois.

Lotion émolliente. Faites une décoction, pour employer tiède, de 1 once de graines de lin et une poignée de feuilles de mauve dans 4 pintes d'eau ; ou encore, faites bouillir du gros son dans de l'eau, et passez le liquide à travers un linge grossier, pour employer tiède.

Cataplasme émollient. Faites cuire 2 poignées de feuilles de mauve dans de l'eau ; ajoutez ensuite 1 poignée de farine de lin ; remuez et appliquez chaud ; renouvelez ce cataplasme toutes les 5 ou 6 heures ; ou encore, faites bouillir 1 livre de farine d'orge tamisée dans une quantité suffisante d'eau de lait, et ajoutez du beurre ou de la graisse.

Lavement émollient. Faites une décoction de 1 poignée de mauve ou de guimauve et 1 pincée de graines de lin dans 2 pintes d'eau commune ; passez et administrez tiède en une seule fois ; réitérez dans la journée ; ou encore, délayez 6 gros d'amidon en poudre dans un peu d'eau froide, mélangez-le avec une décoction de têtes de pavots dans une pinte et demie d'eau ; faites bouillir le tout, et donnez tiède.

Injection émolliente. Faites une décoction de 2 onces de racine de guimauve et 1 once de fleurs de bouillon blanc dans 1 pinte d'eau, et employez tiède.

EMPATEMENT. Tuméfaction œdémateuse qui cède à la pression du doigt et en conserve l'impression. Voyez *Œdème.*

EMPHYSÈME. Voyez *Pousse.*

EMPIRIQUES. Nom donné aux médicaments dont le mode d'action est inconnu, et qui diffèrent des *spécifiques* en ce que, souvent appliquables à plusieurs maladies, les affections contre lesquelles on les dirige plus spécialement, guérissent aussi par d'autres agents.

EMPLATRES. Nom donné à des médicaments externes. On distingue les emplâtres *vésicatoire, agglutinatif, anodin,* etc. La cire, les résines, la poix, les gommes, les graisses, etc., sont les ingrédients qui donnent de la consistance aux emplâtres. Les emplâtres sont des onguents qu'on étend sur le linge ou sur la peau, pour les appliquer sur les parties malades. Voyez *Vésicants* et *Vésicatoire*.

EMPOISONNEMENT. Résultat de l'action d'un poison quelconque sur l'économie. Les animaux empoisonnés présentent tout à coup un certain nombre des symptômes suivants : sécheresse de la bouche, qui parfois écume ; fétidité de l'haleine ; vomissements douloureux, muqueux, sanguinolents ou bilieux ; efforts impuissants pour vomir ; respiration difficile ; frissons ; soif ardente ; froid subit de la peau et des membres ; convulsions ; roideur générale du corps ; yeux rouges et hors des orbites.

Il est impossible d'établir d'une manière absolue les règles du traitement de l'empoisonnement des animaux. Tout se réduit à cet égard à deux points : chercher à expulser de l'estomac le poison ou la portion de poison non encore absorbée, soit par le haut, au moyen de puissants vomitifs, soit par le bas, par d'énergiques purgatifs et des lavements irritants. Parmi les plantes qui empoisonnent les animaux et qu'on doit arracher, nous citerons : le *colchique d'automne*, di *tlue-chien* et *safran bâtard* (on en combat les effets par une saignée, d'abondantes boissons mucilagineuses et la diète) ; le *pavot-coquelicot* (administrez des boissons nitrées, de l'eau blanchie par le son ou le blé, des lavements émollients, et faites des frictions sèches) ; la *mercuriale annuelle*, dite *foirelle, foirande, chiole, ramberge,* etc. (traitement antiphlogistique) ; la *noix vomique* ou *graine du vomiquier,* à laquelle on ne connaît pas d'antidote.

7

EMPOULE (L'). Charbon à la langue. Voyez *Charbon*.

ENCASTELURE. Conformation vicieuse du pied du cheval, qui consiste dans la trop grande hauteur des quartiers, qui sont resserrés du côté du biseau et des talons, et dans l'amaigrissement considérable de la fourchette. Cette difformité, qui empêche le cheval qui en est atteint de marcher franchement, est incurable. Elle affecte de préférence les animaux fins, ou qui ont été élevés à l'écurie ou dans les contrées sablonneuses et montagneuses, surtout les chevaux qui ont été ferrés trop jeunes, ou mal ferrés. Pour arrêter la marche de l'encastelure, il faut parer le pied à plat, en ménageant les arcs-boutants ; éviter de râper la surface extérieure du pied ; appliquer un fer léger, pourvu de cinq ou six étampures seulement, très-rapprochées de la pince, à branches sans ajusture et appliqué à froid ; graisser tous les matins la surface extérieure avec de l'*onguent de pied*. Enfin, si le cheval est hors de service, on peut tenter la *névrotomie plantaire*. Voyez ce mot et le mot *Ferrure*.

ENCÉPHALITE. Voyez *Vertige*.

ENCHEVÊTRURE. Écorchure ou plaie plus ou moins profonde accompagnée de boiterie et de suintement, que le cheval s'est faite transversalement dans le pli du paturon en le frottant avec la longe dans laquelle il s'est pris. Cet accident n'arriverait pas si l'on employait toujours le billot destiné à tenir la longe constamment tendue. L'enchevêtrure se guérit aisément par le repos, les soins de propreté, les bains de pieds, les cataplasmes émollients, une légère saignée en cas de fièvre, et si le suintement persiste, un pansement avec une dissolution de sulfate de cuivre dans du vinaigre, ou l'application de l'onguent égyptiac.

ENCHIFRÈNEMENT. Voyez *Coryza*.

ENCLOUURE. Blessure produite au pied des animaux par un clou enfoncé dans le vif en les ferrant. Il en résulte parfois des *boiteries*, des *javarts encornés*, etc., ou encore la *piqûre* et le *clou de rue*. Voyez ces mots.

Après avoir déferré le cheval, s'il n'y a pas de foyer de pus, il suffit d'arracher le clou, et d'appliquer ensuite quelques cataplasmes émollients.

ENFLURE. Voyez *Tuméfaction*.

ENFLURE (L'). Voyez *Charbon*.

ENGORGEMENT. Voyez *Tuméfaction*.

ENGORGEMENT DES BOURSES ET DU FOURREAU. Suite constante de la *castration* (voyez ce mot). Si l'engorgement devient grave, se propage autour des plaies, sous le ventre, le long des cordons et rend le train de derrière roide et douloureux, alors on a recours (pour les chevaux) à 2 onces de quinquina et 4 gros de camphre par jour; aux fomentations faites avec les infusions de plantes aromatiques; aux lavements simples et à la diète.

ENGOUEMENT. Obstruction de la cavité d'un organe.

ENGOURDISSEMENT. Nom donné 1o à l'état d'une partie qui devient pesante et inerte; 2o au refroidissement éprouvé par un jeune agneau ou autre petit animal; on lui administre des boissons chaudes; on l'enveloppe de linges chauds et on le place auprès d'un feu doux.

ENGRAVÉE. Foulure des talons des bêtes à cornes, ordinairement occasionnée par des graviers qui pénètrent dans l'ongle et y demeurent fixés. Négligée, cette affection peut engendrer la *fourbure*, etc. Dès qu'on voit que la bête boite et qu'on s'aperçoit qu'elle est engravée, il faut la traiter par le repos, les bains tièdes, les cataplasmes émollients et les soins de propreté. Il faut ferrer les animaux engravés pour éviter les rechutes.

ENTÉRITE. Inflammation des intestins; maladie fréquente chez les animaux. On distingue plusieurs sortes d'entérites, savoir :

Entérite suraiguë, colique rouge, colique de sang, tranchée rouge. Symptômes : tous ceux des violentes coliques; de plus, le pouls est dur, plein et fréquent. Cette maladie, qui s'annonce tout à coup, tue parfois en quelques heures. Les chevaux y sont particulièrement sujets. Traitement : Larges saignées au cou ; faire avaler l'élixir calmant suivant : concassez dans un mortier de l'aloès, de la racine de gentiane, de la rhubarbe indigène et des écorces d'orange, de chacun 2 parties ; mêlez-les dans 64 parties d'alcool à 22°, avec 1/2 partie de safran gâtinais, 1/2 partie de thériaque et 3 parties d'opium indigène ; laissez macérer pendant un certain temps le mélange, en l'agitant fréquemment ; passez-le ensuite sur une toile avec expression ; filtrez la liqueur ; ajoutez-y 6 parties d'éther sulfurique ; conservez dans un vase bien bouché. La dose est de 5 à 6 onces dans une bouteille d'eau tiède. A défaut de cet élixir, employez une once d'éther sulfurique dans une bouteille d'eau froide. Administrez ensuite toutes les demi-heures une bouteille d'un breuvage émollient ; faites faire à l'animal des frictions sèches, suivies de frictions avec l'essence de térébenthine, et ce aux quatre membres en même temps par quatre hommes robustes. Joignez à cela des lavements émollients tièdes. Dès que le mieux se manifeste, la diète et le repos sont seuls nécessaires.

Entérite chronique, ou *Gras-Fondure*. Tantôt elle succède à la précédente, tantôt elle attaque seule l'animal et se développe lentement. La bête devient alors maigre, triste, constipée ; elle ressent du dégoût, sa peau est sèche, ses poils piqués, son pouls petit, concentré et fréquent, sa bouche chaude, ses flancs retroussés, son ventre gonflé. Quand elle n'est pas une conséquence de l'entérite suraiguë, cette affection reconnaît pour causes la présence des vers, la chaleur humide, des boissons putrides, une nourriture de mauvaise qualité, le séjour dans des lieux bas, humides, sans air, malsains. Traitement : Breuvages et lavements émollients ; diète blanche ; fréquents bouchonnements ; puis breuvages amers (chicorée sauvage, petite centaurée, camomille, écorce de chêne), exercice modéré.

Entérite diarrhéique, diarrhée, foire, dévoiement, cours de ventre, ou *catarrhe intestinal*. Affection caractérisée par un besoin plus ou moins répété de rendre par l'anus des excrétions intestinales plus fréquentes et plus liquides que de coutume, et presque toujours accompagnée de fièvre et de coliques. Elle a pour causes les indigestions, l'excès répété dans la nourriture, l'usage des foins rouillés, poudreux, moisis, et autres aliments de mauvaise qualité ; le brusque passage de la nourriture sèche à la nourriture verte, et réciproquement ; certaines eaux données en boisson, l'abus des purgatifs, la transition subite d'un état d'abstinence à l'usage d'une alimentation succulente et copieuse, les fatigues extrêmes, les vicissitudes atmosphériques. Si les animaux attaqués de l'entérite diarrhéique sont faibles, débiles, cette affection, au lieu d'être aiguë, a un caractère chronique. Souvent aussi, elle est épizootique, mais jamais contagieuse. Traitement : Écarter les causes qui ont produit le mal ; demi-diète ; nourriture liquide ; s'il y a fièvre, une ou deux saignées ; lavements d'eau de riz et de têtes de pavot, avec du miel, ou encore de l'huile d'olive ; pour breuvage : brisez 4 têtes de pavot, faites-les bouillir dans 1 pinte et demie d'eau avec 2 onces de racine de guimauve, passez et ajoutez 6 onces de bon miel, 4 onces d'huile d'olive fine et 4 jaunes d'œuf battus ensemble, pour une seule prise. Pour les chevaux, on peut remplacer le pavot par 2 gros d'extrait d'opium ou 1 once et demie de laudanum de Sydenham. Si la diarrhée continue après plusieurs prises de cette boisson, on aura recours aux breuvages astringents opiacés, tel que celui-ci : Faites une décoction avec 2 onces d'écorce de chêne dans une pinte d'eau, passez la liqueur à travers un linge ; ajoutez-y 2 gros d'extrait aqueux d'opium, et administrez le matin en une fois ; donnez-en autant le soir, et continuez pendant quelques jours. Pour la diarrhée chronique, même traitement. Pour les chevaux dits *vidarts*, qui sont ceux qui gardent longtemps cette affection, on fait une infusion de 2 onces de sauge officinale sèche, dans laquelle on dissout 4 gros d'alun, et qu'on leur administre en une seule fois, en répétant longtemps. La diarrhée des veaux se traite en délayant de l'empois (pâte cuite d'amidon) dans le lait qui leur sert de nourriture ; celle des poulains, avec un purgatif composé de 4 onces de rhubarbe dans du sirop de chicorée, et qu'on leur donne pendant deux ou trois jours de suite.

Entérite dyssentérique, dyssenterie, diarrhée sanguinolente. Cette affection ressemble à la précédente, sauf qu'elle est plus grave et que les excréments sont mêlés de sang ; elle se traite de même.

ENTORSE. Voyez *Effort*.

ENTOZOAIRES. Voyez *Vers*.

ENTRECOUPER (S') ou **S'ENTRETAILLER.** Voyez *Couper (Se)*.

ENTR'OUVERTURE. Voyez *Écart*.

ENZOOTIES. Nom donné aux maladies qui, dans une contrée, règnent constamment, ou à certaines époques de l'année, sur une ou plusieurs espèces d'animaux. Elles diffèrent des *épizooties*, en ce que celles-ci sont passagères, et des *sporadiques*, en ce que ces dernières sont disséminées et non particulières à telle ou telle contrée. Causes qui rendent certaines maladies enzootiques : Contrées marécageuses; effluves qui s'élèvent des lieux bas et humides, des eaux stagnantes, etc.; accumulation des animaux domestiques dans des lieux étroits, sales, privés d'air; nourriture malsaine, comme les fourrages récoltés dans les prairies limoneuses, etc.

ENZOOTIQUES *(Maladies)*. Voyez *Enzooties*.

ÉPANCHEMENT. Voyez *Abcès, Œdème, Hydropisie, Pourriture*, etc., etc.

ÉPARVIN OSSEUX ou **CALLEUX.** Tumeur osseuse qui survient à la partie latérale interne et inférieure du jarret du cheval, qu'elle fait parfois boiter. Le bœuf est sujet à la même affection, dont nous donnerons le traitement au mot *Exostose*.

ÉPARVIN SEC. Mouvement sec et convulsif du jarret que l'on remarque dans la flexion. Les chevaux qui ont cette infirmité sont dits *harpers* ; elle est incurable.

ÉPILEPSIE, HAUT-MAL, MAL CADUC, MALADIE SACRÉE ou **MAL DE SAINT-JEAN.** Maladie nerveuse qui attaque plus volontiers les chiens, parmi tous les animaux domestiques. Elle est caractérisée par des convulsions plus ou moins violentes, qui jettent l'animal à terre ; il grince des dents et une bave écumeuse sort de sa bouche ou de sa gueule. Les attaques reviennent à des époques indéterminées ; ordinairement tous les mois ou tous les 2 mois. Ce mal est sans remède ; on n'en connaît pas la cause. On la croit héréditaire chez l'animal comme elle l'est chez l'homme. La facilité à la contracter est en raison inverse de l'âge. Les femelles sont, comme leurs petits, plus sujettes à l'épilepsie que les autres bêtes. Tout ce qu'il y a à faire, quand un animal (surtout si c'est un cheval ou un bœuf), est pris d'une attaque d'épilepsie, c'est d'empêcher qu'il ne se blesse contre les corps environnants.

ÉPIPHORA. Voyez *Larmoiement*.

ÉPIPLOCÈLE. Hernie formée par l'épiploon. Voyez *Hernie*.

ÉPIPLOMPHALE. Voyez *Hernie ombilicale*.

ÉPISPASTIQUES. Nom donné aux médicaments qui, appliqués sur la peau, l'irritent ou y produisent des vésicules, ce qui les a fait diviser en *Rubéfiants* et en *Vésicants*. Voyez ces mots.

ÉPISTAXIS. Écoulement de sang par les naseaux. Voyez *Hémorrhagie*.

ÉPIZOOTIES. Nom donné aux maladies aiguës internes qui se développent à la fois sur un grand nombre d'animaux de la même espèce ou d'espèces différentes, sous l'influence de causes communes, générales et accidentelles ; telles sont, aux hommes, les *épidémies*. Les unes se propagent rapidement, les autres lentement.

Plusieurs causes favorisent les épizooties, savoir : l'excès de l'atmosphère en chaleur, en froid, en humidité ou en sécheresse, selon la nature de la maladie ; la malpropreté ; l'infection, quelle que soit sa source ; la contagion ; les lieux insalubres ; la mauvaise nature des aliments ; l'eau altérée, comme celle des mares, étangs, citernes, rivières encaissées ou ombragées, à fond bourbeux ou vaseux, etc. Pour arrêter la marche d'une épizootie, ou en préserver une contrée, voici ce qu'il y a à faire : Assainir et désinfecter les habitations des animaux ; les visiter ; les séparer ; en faire le dénombrement ; séquestrer ou mettre à part ceux qui sont atteints par la maladie régnante ou même par quelque affection que ce soit ; on les cantonne dans les pâturages, les jachères ou les terres incultes, où on leur construit des abris, s'il fait froid ; le cantonnement sera limité par un fossé, par des piquets, etc.; placer sur les chemins, aux environs des communes où règne une maladie contagieuse, des *signaux* ou poteaux élevés pour avertir les propriétaires des communes voisines, etc., que leurs animaux seraient en danger s'ils les laissaient approcher; imprimer sur l'animal malade une *marque* ou signe particulier, pour le reconnaitre facilement ; établir un cordon sanitaire de troupes autour des communes ravagées; interdire sévèrement l'accès des foires et marchés à tous les animaux malades ou suspects; assommer, dès le début de la maladie, les animaux qui en sont atteints. Telles sont les mesures générales que commande, en ce cas, l'hygiène publique et la police sanitaire. De plus, on doit proscrire l'usage de la viande provenant des animaux attaqués de *charbon*, de *pustule maligne*, de maladie interne ayant une tendance à la gangrène, de *typhus*, enfin de toute affection de ce genre.

Voici, du reste, le nom des principales maladies épizootiques.

Maladies de la peau : *Clavelée, Dartres, Érysipèle gangréneux, Gale, Limace, Vaccine, Variole des porcs.*

Maladies des membranes muqueuses : *Albugo, Angine, Bronchite, Catarrhe nasal, Diabétes, Dyssenterie, Gastro-Bronchite, Gastro-Entérite, Gourme, Hématurie, Morve, Ophthalmie, Stomatite aphteuse.*

Maladies des membranes séreuses : *Pleurite, Péritonite.*

Maladies des organes parenchymateux : *Pneumonie, Phthisie pulmonaire tuberculeuse.*

Maladie du système lymphatique : *Farcin.*

Maladies du sang : *Pourriture, Maladie de Sologne, Sang de rate, Typhus.*

Enfin les *maladies vermineuses* doivent également trouver place ici. Voyez *Assainissement, Désinfectants, Hygiène*, et *Contagieuses (Maladies).*

ÉPIZOOTIQUES *(Maladies)*. Voyez *Épizooties.*

ÉPONGE ou **LOUPE AU COUDE**. Tumeur mollasse, de texture spongieuse, qui survient au coude du cheval qui se *couche en vache*. On prévient cette loupe en empêchant l'animal de se coucher ainsi, en entourant son paturon d'un bourrelet, et on la guérit par les sétons, les vésicatoires, quelques pointes de feu ou l'extirpation.

ÉRUPTION. 1° Apparition à la peau de boutons, taches, etc. 2° Sortie subite et abondante de sang, pus, sérosité, etc. 3° Dans le premier cas, ce mot est synonyme d'*exanthème.*

ÉRYSIPÈLE. Maladie de la peau caractérisée par une rougeur irrégulière et jaunâtre qu'on aperçoit en écartant les poils ou la laine des animaux.

L'érysipèle *simple* n'exige aucun traitement ; on peut donner des lavements et des boissons rafraîchissantes.

Il est dit *phlegmoneux*, si l'inflammation est grande et se propage au tissu cellulaire sous-cutané ; il se termine ordinairement par des abcès qu'on incise ; on le traite par les saignées, la diète, les cataplasmes et les fomentations émollientes. S'il y a sérosité dans le tissu cellulaire sous-cutané, il est dit *œdémateux* ; en ce cas, le doigt laisse pour quelque temps son impression sur la peau.

Même traitement que pour le précédent.

Enfin, quand la sérosité est noirâtre et infecte, on l'appelle *gangreneux, malin, mal des ardents* ou *feu de Saint-Antoine* ; il est regardé comme incurable ; on peut néanmoins le traiter comme le *charbon* (voyez ce mot). Du reste, cette dernière affection, qui ne se manifeste que dans les pays chauds, est très-rare.

Le mouton est de tous les animaux celui qui est le plus sujet à l'érysipèle. Cette maladie reconnaît pour causes les aliments excitants, les eaux altérées, les compressions violentes, les piqûres d'insectes à aiguillon, la malpropreté, la brusque suppression de la sueur, etc.

ÉRYTHÈME. Rougeur inflammatoire.

ESCARRE. Croûte brunâtre ou noire, produite par un caustique ou une maladie gangreneuse. La suppuration la fait se détacher.

ESQUILLE. Petite partie osseuse qui se sépare des os fracturés ou cariés.

ESQUINANCIE. 1º Synonyme d'*Angine* (voyez ce mot) ; 2º inflammation des glandes salivaires (voyez *Parotidite*) ; 3º *esquinancie gangreneuse, maligne, épizootique*. Cette affection commence par une chaleur très-vive aux cornes, aux oreilles, aux extrémités et sur presque tout le corps ; le pouls est élevé, accéléré, les yeux enflammés, larmoyants, l'appétit languissant ; le lendemain : toux sèche ; inflammation de l'arrière-bouche ; agitation des flancs ; grande accélération du pouls ; dégoût, perte d'appétit ; la rumination devient rare. Le troisième jour, tous ces symptômes augmentent de gravité, une bave écumeuse et abondante sort de la bouche ; des naseaux s'échappe une humeur écumeuse et jaunâtre ; dans les vaches, le lait est épais et jaunâtre. Le quatrième jour, le corps se refroidit ; l'animal frissonne, se plaint et ferme ses yeux chassieux ; plus de toux, plus d'appétit, plus de rumination : la mort approche.

Traitement *préservatif*. Approprier, désinfecter, assainir les étables ; saigner les bêtes ; pour toute nourriture : de l'eau blanchie par le son, avec addition de vinaigre et de sel de nitre ; fréquents bouchonnages ; 3 lavements émollients par jour ; pour breuvage : une décoction de son, de laitue et d'oseille, auquel on ajoute une demi-livre de miel bouilli dans du vinaigre (oxymel) et une once de nitre. Mettre à toutes les bêtes un *billot* dans la bouche, autrement dit un morceau de bois long de 6 pouces, épais de 2, attaché par les deux bouts à la racine des cornes avec une corde, lequel billot est entouré d'un linge dans lequel ou a mis 3 gousses d'ail, 3 gros de camphre, 1 gros de racine de gentiane, le tout broyé et ajouté à une once et demie de miel commun. Continuer, sauf la saignée, pendant 4 jours ; leur donner alors un lavement purgatif ; le cinquième jour, leur administrer un breuvage purgatif.

Traitement *curatif*. Point de saignée; raser le poil sous la gorge, en approcher une pelle rougie au feu et y appliquer un emplâtre vésicatoire; puis donner un breuvage fait avec une demi-once d'assa-fœtida et une demi-once de gomme ammoniaque, bouillie dans une chopine de vinaigre; on y ajoute une demi-once de camphre dissous dans l'eau-de-vie ou dans un jaune d'œuf; injecter 4 fois par jour, dans les naseaux, une décoction de plantes amères, absinthe ou aigremoine, à laquelle on ajoute la teinture d'aloès, l'alun et le camphre. Diète sévère.

ESSOUFLEMENT. Voyez *Haleine*.

ÉTABLE. Habitation des bêtes à cornes. Nous recommandons ici ce que nous avons dit à l'article *Écurie*. Voyez ce mot.

ÉTALON. Mâle qui sert à couvrir un certain nombre de femelles. Cheval, âne, taureau, bélier, verrat étalon.

ÉTISIE. Voyez *Amaigrissement*, *Faiblesse* et *Hectique (Fièvre)*.

ÉTONNEMENT DU SABOT. Congestion de sang dans le tissu réticulaire du pied des animaux solipèdes, causée par un heurt très-fort contre un corps dur, ou par de violents coups de brochoir appliqués sur le sabot en ferrant. Les signes sont les mêmes que ceux de la fourbure, mais moins graves. Si l'accident est faible, le repos de 2 ou 3 jours suffit. Dans le cas contraire, il faut avoir recours aux cataplasmes astringents et restrinctifs, soit un mélange de terre glaise, de suie de cheminée et de vinaigre, que l'on arrosera fréquemment avec une dissolution de sulfate de fer (couperose verte). On ne les appliquera qu'après avoir déferré et paré le pied; saignée locale; demi-diète; repos absolu.

ÉTRANGLEMENT. 1° Resserrement anormal d'une ou de plusieurs parties, comprimées par d'autres parties, ainsi que cela a lieu parfois dans les *hernies*; 2° rétrécissement du gosier, qui empêche de manger, de boire et même de respirer, ainsi que cela a lieu parfois dans l'*angine*, le *croup*, l'*asphyxie*, la *rage*, etc. Voyez *Suffocation*.

ÉTRANGUILLON. Voyez *Angine*.

ÉVACUATION. Action d'évacuer des humeurs, des matières morbifiques, etc. — *Évacuation sanguine*. Voyez *Saignée*.

ÉVANOUISSEMENT. Voyez *Syncope*.

ÉVENTRATION. 1º Hernie ventrale; 2º plaie considérable de l'abdomen. Dans la hernie ventrale, la peau demeure intacte, les parois sorties demeurent invisibles, renfermées dans une poche. Les causes de cet accident sont les chutes sur des corps aigus, les coups de corne, de pied, de fourche, etc. Si l'intestin est étranglé, la gangrène peut apparaître; alors l'animal se tord dans les coliques et meurt. Ancienne, la hernie ventrale est incurable; récente, on peut la réduire, après quoi l'on applique dessus un appareil pour maintenir les parties en place. Si la hernie est étranglée, il faut auparavant la débrider, c'est-à-dire inciser la peau. — Quant aux plaies du ventre, elles ne diffèrent des hernies ventrales que par la perforation de la peau; on examinera les parties échappées de l'abdomen, pour voir si elles sont en bon état, les nettoyer avant de les faire rentrer par le taxis; on réunira les deux bords de la plaie par une suture, et l'on entourera le ventre d'un bandage. Du repos; et, s'il y a fièvre, une légère saignée.

ÉVULSION ou **AVULSION**. Opération par laquelle le chirurgien arrache certaines parties devenues nuisibles, comme les esquilles dans certaines fractures, les dents, etc. Voyez *Extraction*, *Fracture* et *Dents*.

EXACERBATION. Voyez *Paroxisme*.

EXANTHÈME. Voyez *Éruption*.

EXCISION. Opération par laquelle on enlève, avec un bistouri, des ciseaux, etc., certaines petites parties du corps, telles que *cors*, *poireaux*, *verrues*, etc.

EXCITANTS ou **STIMULANTS**. Nom donné aux médicaments qui ont la propriété d'exciter, de stimuler les tissus, de communiquer une nouvelle activité aux organes affaiblis. On les divise en *diffusibles*, en *toniques* ou *fortifiants*, en *astringents* ou *styptiques* ; en *purgatifs* et *laxatifs, vomitifs, narcotiques, sédatifs, antispasmodiques, fondants, sudorifiques, diaphorétiques, rubéfiants, caustiques, épispastiques, vermifuges.* Nous en parlons à leur place. Parmi les *excitants* proprement dits, nous citerons ceux-ci :

Règne végétal : Absinthe commune, alcool, angélique, assafœtida, baies de genièvre, camphre, camomille romaine, cannelle, cascarille, éther sulfurique, girofle, gingembre officinal, lavande officinale, poivre noir, raifort sauvage, serpentaire de Virginie.

Règne minéral : Ammoniac (alcali volatil, esprit de sel ammoniac), carbonate d'ammoniaque (alcali volatil concret, sel volatil d'Angleterre), acétate d'ammoniaque (esprit de mendererus), hydrochlorate d'ammoniaque (sel ammoniac, muriate d'ammoniaque).

Breuvage stimulant simple. Concassez 30 grammes de cannelle de Chine, faites-la infuser pendant une demi-heure dans 1 litre de vin rouge, coulez et administrez chaud à l'animal : la dose est double pour le bœuf ; ou encore, faites infuser 15 grammes de poivre noir et 15 grammes de girofle concassé dans 1 litre d'eau commune, et administrez comme le précédent ; ou encore, faites infuser 60 grammes de racine d'angélique dans 1 litre d'eau commune, et ajoutez-y 120 grammes d'eau-de-vie, pour prendre en une seule fois.

Électuaire stimulant cordial. Incorporez dans 250 grammes de miel 60 grammes de racine d'angélique en poudre, 30 grammes de racine d'impératoire, 15 grammes de sel ammoniac pulvérisé, et faites prendre au cheval en une seule fois.

Électuaire stimulant antispasmodique. Incorporez, dans 180 grammes de miel, 30 grammes d'assa-fœtida en poudre et 75 grammes de valériane, pour être administré en deux fois dans la matinée.

Opiat excitant. Divisez 15 grammes de camphre dans deux jaunes d'œufs ; combinez avec 500 grammes de miel ; mêlez ensuite les poudres suivantes : quinquina, 120 grammes ; cannelle, 30 grammes; gingembre, 30 grammes, pour trois ou quatre doses dans la journée.

Lavement stimulant. Faites fondre 60 grammes de sel de cuisine et 60 grammes de savon noir dans 2 litres d'eau commune.

Lavement stimulant avec le sel ammoniac. Faites dissoudre 45 grammes de sel ammoniac (hydrochlorate d'ammoniaque) dans 1 litre et demi d'infusion d'absinthe.

Lavement stimulant carminatif. Faites bouillir 4 têtes de pavot dans une quantité suffisante d'eau, et laissez-y infuser 90 grammes de fleurs de camomille et 45 grammes de semences d'anis et de fenouil.

Cataplasme excitant résolutif. Faites bouillir 500 grammes de mie de pain froissée et 60 grammes de fleurs de camomille; au moment d'appliquer le cataplasme, répandez dessus 45 grammes de sel ammoniac en poudre; ou encore, mêlez ensemble 4 poignées de farine de lin, 2 poignées de poudre de ciguë, 120 grammes de sel ammoniac, et une quantité suffisante de vinaigre. Ce cataplasme convient pour les engorgements durs et insensibles des organes glanduleux.

Liniment résolutif. Faites dissoudre 30 grammes de savon blanc, et ensuite 45 grammes de sel ammoniac, dans 250 grammes d'alcool à 22º, et conservez pour l'usage; ou encore, faites dissoudre 60 grammes de savon et 45 grammes de camphre dans une quantité suffisante d'alcool, ajoutez-y 30 grammes d'ammoniaque; mêlez le tout dans une bouteille bien bouchée, et conservez à l'abri du contact de l'air. — Ces deux liniments conviennent dans les cas de molettes récentes, et pour résoudre certaines tumeurs des extrémités.

Collyre excitant simple. Mêlez, pour employer de suite, 60 grammes d'eau-de-vie ordinaire et 500 grammes d'infusion de fleurs de sureau.

Collyre plus excitant. Mêlez 60 grammes d'eau-de-vie camphrée, 10 grammes de sel ammoniac, et 500 grammes d'infusion de fleurs de sureau.

Lotion excitante. Faites une infusion d'une poignée de fleurs de sureau dans 2 litres d'eau commune, et ajoutez-y 60 grammes de sel ammoniac; ou encore, dissolvez 30 grammes de sel ammoniac dans 1 litre d'eau commune, et ajoutez-y 180 grammes d'alcool, et employez de suite. Si une lotion plus excitante est nécessaire, faites infuser pendant quelques heures 2 poignées de menthe poivrée dans 1 litre de gros vin rouge, faites-y fondre 30 grammes de sel ammoniac; passez et ajoutez 60 grammes d'eau-de-vie camphrée.

Injection excitante détersive. Mêlez exactement 500 grammes de gros vin rouge, 500 grammes de forte infusion aromatique et 120 grammes de teinture d'aloès. Agitez le vase avant d'employer la liqueur. Voici une autre injection excitante : Mêlez exactement 20 parties de vin rouge, 4 parties d'alcool vulnéraire, 4 parties d'alcool camphré et 4 parties de teinture d'aloès. Agitez le vase avant d'employer la liqueur.

EXCORIATION. Voyez *Écorchure*.

EXCROISSANCES. Nom donné aux parties qui se développent accidentellement sur les diverses régions du corps des animaux. Tels sont les *loupes*, les *cors*, les *durillons*, les *verrues*, les *polypes*, les *poireaux*, les *fics*, etc., dont nous parlons à leur place. Pour les excroissances en général, on emploie l'*excision*, la *cautérisation*, la *ligature* et les *caustiques* plus ou moins énergiques.

EXFOLIATION ou **SÉQUESTRE**. Séparation des parties mortes ou nécrosées qui se détachent d'un os, d'un tendon, d'un cartilage. Voyez *Nécrose*.

EXOMPHALE. Voyez *Hernie ombilicale*.

EXOSTOSE. Tumeur osseuse développée à la surface d'un os. Le cheval y est particulièrement sujet. Elle porte différents noms, suivant les régions qu'elle affecte. Voyez *Courbe*, *Osselet*, *Éparvin calleux*, *Forme*, *Jarde*. Les causes de ces exostoses sont l'influence héréditaire, les violences extérieures, certaines affections graves comme le *farcin*, la *morve*, etc. Dans ce dernier cas, le traitement est le même que celui de ces maladies. Le *feu* a paru, jusqu'à présent, le seul remède à employer contre ces sortes de tumeurs.

EXTERNES (*Médicaments*). Voyez *Médicaments*.

EXTINCTION DE VOIX. Voyez *Aphonie*.

EXTIRPATION. Opération qui consiste à retrancher, avec ses racines, une partie malade du corps des animaux. Le chirurgien doit prendre garde, en opérant, de léser les articulations ou les gros vaisseaux; et si une grosse artère se trouve coupée, il en fera la ligature sans retard. Après l'extirpation, on réunit les ligatures vers les angles de la plaie, que l'on panse soit avec des boulettes d'étoupe, soit avec des bandelettes agglutinatives. On extirpe les *loupes*, les *phystes*, les *polypes*, certaines *glandes*, les boutons du *farcin*, les *tumeurs*, etc.

EXTRACTION. Opération par laquelle on extrait du corps des animaux les *corps étrangers* qui s'y sont accidentellement introduits. On trouvera, dans le cours de cet ouvrage, tous les cas où cette opération est nécessaire. Voyez *Pied, Plaie, Cystotomie, Nécrose, Œsophagotomie*, etc.

EXTRAIT. Partie d'une substance médicinale qui en a été tirée par une dissolution chimique.

F

FAIBLESSE. 1o Synonyme de *Syncope* (voyez ce mot); 2o Débilité; manque de force. Cet état est particulier aux animaux malades, amaigris, convalescents.

La *faiblesse naturelle* se transmet par voie d'hérédité, et elle dispose à toutes sortes d'affections, lesquelles sont aussi plus longues, plus rebelles et plus susceptibles de récidive que dans un tempérament vigoureux. C'est donc pendant les premiers temps de leur existence, époque où s'établissent les fondements d'une bonne ou d'une mauvaise constitution, qu'il importe de préserver avec soin les animaux de toutes les influences qui pourraient agir sur eux d'une manière défavorable.

Règle générale. Une bête faible doit être le plus possible maintenue dans des circonstances qui ne nécessitent pas de sa part de grands efforts de réaction : ainsi il lui faut, pour qu'elle prospère, une température douce, une écurie saine et bien aérée, un exercice modéré, des couvertures suffisamment chaudes ; si c'est un poulain, des frictions sèches ou aromatiques sur tout le corps, un régime restaurant, mais de facile digestion, etc. Voyez *Analeptiques*. Même régime pour les convalescents. Voyez *Convalescence, Inanition, Insolation, Prostration, Guérison* et *Hygiène*.

FAIM. On ne doit pas laisser manger les animaux *à leur faim*, comme on dit vulgairement, parce qu'ils se feraient mal et gâcheraient les aliments. Il faut les nourrir sainement, les rationner sans parcimonie, et proportionnellement aux services qu'on attend d'eux. Il faut les bien nourrir si l'on veut qu'ils travaillent bien, et les bien soigner si l'on veut qu'ils se portent bien.

La faim est quelquefois chez eux une véritable maladie. Ainsi l'on appelle *faim bovine* ou *boulimie* une faim insatiable, accompagnée de la faculté de digérer aussitôt les aliments absorbés. Elle a pour causes une irritation de l'estomac, la présence des vers dans les intestins. Ce sont ces causes qu'il faut combattre.

La *faim canine*, qui affecte les carnivores gloutons et voraces, le chien surtout, offre les mêmes symptômes, sauf que les aliments sont vomis ou rejetés, à demi digérés ; par des selles analogues à de la bouillie grisâtre et accompagnées de vives tranchées. Les causes sont les mêmes que celles de la *boulimie*. On les combattra donc l'une et l'autre, soit par les *vermifuges*, s'il y a lieu de penser qu'elles sont occasionnées par des vers, soit par des *calmants* et des *antispasmodiques*, si elle dépend d'une irritation convulsive, etc. Nous en dirons autant de la *faim de loup*, qui porte les animaux à se jeter sur les aliments avec une voracité extrême, à les avaler au plus vite, pour les rendre promptement par l'anus.

On appelle *Faim-valle* une maladie très-rare, et qu'on n'a observée que chez le cheval qui s'arrête tout à coup, refuse de bouger, quelquefois même tombe à terre, demeure abattu, immobile, comme anéanti. Lui présente-t-on un peu de nourriture, il hennit, se relève, mange gaiement et se remet en route de même. Le seul remède à ce mal étrange, c'est de donner un peu de nourriture au cheval, dès qu'on s'aperçoit qu'il est pris d'une attaque de *faim-valle.*

FAISAN. Les faisans sont sujets aux mêmes maladies que la *poule* (voyez ce mot). On les nourrit d'œufs de fourmis de bois, de blé, de millet, d'orge, d'asticots, etc. Il faut leur couper les ailes, pour les conserver dans leur enclos. On doit leur donner de l'eau pure et la leur renouveler souvent. La faisane pond de deux ou trois jours l'un. Les faisandeaux ou petits faisans sont très-délicats ; il faut les tenir pendant 10 ou 15 jours avec leur mère ou la poule qui a couvé les œufs, dans une boîte sans couvercle, dans un terrain sec, et leur donner une pâtée d'œufs et de farine d'orge, des œufs de fourmis des bois, des fèves moulues, etc.

FALÈRE. Maladie des bêtes à laine, qui les emporte en une heure ou deux, et qui paraît être enzootiqne dans le département des Pyrénées-Orientales. Elle est caractérisée par de violentes convulsions, des grincements de dents, une respiration courte et gênée, râleuse, un ventre ballloné, une bave écumeuse qui s'échappe de la bouche, comme, de l'anus, des excréments liquides et verdâtres. Elle est uniquement produite par l'humidité des prairies artificielles, où l'on mène paître les moutons après de grandes pluies ou de grandes rosées que le soleil n'a pas encore eu le temps de dissiper.

Cette maladie n'est rien autre chose qu'une *indigestion gazeuse (tympanite* ou *météorisation).* Il est facile d'en préserver les animaux en ne les conduisant aux champs que quand la rosée a disparu et en les nourrissant dans les bergeries après la pluie. Voyez *Tympanite.*

FARCIN. Maladie caractérisée par des cordons, boutons ou tumeurs qui couvrent le trajet des vaisseaux lymphatiques des chevaux, ânes et mulets.

Sous sa première forme, le farcin affecte des boutons durs, indolents, apparaissant sous la peau, se ramollissant au centre, au bout d'un certain temps, devenant adhérents à la peau, et contenant une matière pultacée jaunâtre, grisâtre. Ils se convertissent en une matière blanche, épaisse, homogène.

D'autres *boutons de farcin*, au lieu d'être sous le tissu cutané, s'élèvent de la peau et l'affectent. Ils se cicatrisent mieux que les autres.

Dans sa deuxième forme, le farcin se présente à l'état de tumeurs allongées fournies par une induration blanche, dont la direction est celle des principaux vaisseaux lymphatiques de la partie. Entre ces tumeurs s'élèvent des *boutons de farcin*, ou cordes qui abcèdent comme les boutons isolés.

Dans la troisième forme du farcin, la région du corps envahie et les poils rudes hérissés, la peau épaisse, dure, tendue, puis irritée, de petits abcès apparaissent, qui répandent une matière ichoreuse, et auxquels succèdent des cancers.

Quelle que soit la forme qu'affecte cette maladie, elle tend à gagner insensiblement du terrain, jusqu'à ce qu'ayant tout envahi, elle engendre la fièvre lente, dite *fièvre hectique*, qui finit par emporter l'animal.

Le farcin *constitutionnel* est incurable. Quant au farcin *local* et *bénin*, le traitement consiste à ouvrir les boutons ou les tumeurs, puis à les cautériser avec le *cautère* chauffé à blanc, à faire des lotions avec l'eau chlorurée, et à panser avec des étoupes sèches et coupées. Exercice modéré ; bon air ; beaucoup de propreté ; aliments saints ; couvertures légères ; électuaire *fondant*, bol de savon mercuriel ; onguent *fondant*.

FAUSSE GOURME. Voyez *Gourme*.

FAUX-COUVAIX. Maladie des abeilles, caractérisée par la mort et la pourriture des larves et des nymphes dans leurs cellules, causée par le froid, la mauvaise nourriture, etc. Il faut enlever les rayons infectés, bien nettoyer la ruche (la changer si elle est trop infectée), y faire des fumigations de plantes aromatiques, enfin donner aux abeilles un peu de vin d'Espagne dans une assiette.

FAUX ÉCART. Voyez *Écart*.

FAUX QUARTIER. 1° Partie latérale du sabot du cheval dont la corne est inégale, fendillée, désunie dans plusieurs parties. Cet accident est quelquefois naturel ; le plus souvent il est dû aux mauvaises ferrures, aux javarts, à la fourbure, à des fistules à la couronne. Il faut amincir la corne et, si le cheval continue à boiter, enlever le faux quartier ; 2° corne de cicatrice qui survient à la suite de l'opération du *javart* ou de la *seime*. Voyez ces mots.

FERRURE. Action de *parer* ou de couper l'ongle de certains animaux pour y fixer des fers convenables, non-seulement pour le conserver, mais encore pour réparer les défectuosités et irrégularités d'une conformité vicieuse. L'art du maréchal ferrant demande donc certaines études et beaucoup d'attention.

La ferrure est devenue un mal nécessaire, car il en épargne de plus grands encore. Mais, au moins, c'est à l'homme à faire tous ses efforts pour diminuer ce mal, autant que cela est en son pouvoir. Pour cela, il faut ne ferrer les chevaux que lorsque leurs pieds ont acquis toute leur croissance ; et il importe essentiellement d'appliquer les fers de telle façon que les mouvements d'expansion des parties postérieures du pied soient aussi peu gênées que possible.

Le fer doit être liant, sans être doux, ni trop aigre, ni trop mou. Il faut le forger pour l'ongle, et non pas ajuster et couper l'ongle pour le fer.

On emploie, savoir :

1° Pour les chevaux qui ont les pieds combles, le *fer couvert*, qui a plus de largeur que le fer ordinaire ; et le *fer couvert à bords renversés* (dont la circonférence extérieure du fer est renversée), quand le défaut qui nécessite l'emploi du *fer couvert* est poussé très-loin.

2° Pour le cheval qui a les pieds plats, le *fer demi-couvert*, dont le nom indique la forme.

3º Pour le cheval qui a les pieds encastelés, le *fer à lunette*, dont une partie des branches a été raccourcie ; on le taille en biseau aux dépens de la surface intérieure, pour l'appliquer aux pieds de devant des chevaux qui *forgent*. Voyez *Encastelure*.

4º Pour le cheval qui a été opéré du *javart*, le *fer à planche*, qui a ses deux éponges réunies par une planche ou traverse en fer qui fait corps avec le reste du fer ; on l'emploie aussi pour les chevaux qui ont les talons faibles et douloureux et la fourchette forte.

5º Pour le cheval qui a été guéri d'un mal de pied, le *fer à patin*, qui est pourvu inférieurement de tringles de fer qui rendent l'appui difficile ; on l'applique sur le pied sain, pour que l'animal s'habitue à s'appuyer sur le pied anciennement malade.

6º Pour le cheval qui a les *pieds dérobés*, le *fer propre aux pieds dérobés*, qui est un fer ordinaire, sauf l'irrégularité de la disposition de ses étampures que l'on place dans les points du fer qui correspondent aux portions de muraille dont l'intégrité n'est pas altérée.

7º Pour le cheval qui a les pieds rampins, le *fer à la florentine*, qui est très-épais et très-allongé en pince.

8º Pour le cheval qui se coupe et pour le cheval panard, le *fer à la turque*, qui a sept étampures d'un côté, et une seule étampure en pince à la seconde branche, qui est plus courte et plus épaisse que la première, et qu'on place en dedans.

9º Pour le cheval qui a été opéré de la *dessolure*, le *fer à dessolure*, qui est étroit, léger, à quatre étampures seulement et des branches très-longues.

10º Pour le cheval qui a un oignon, le *fer à oignon*, qui est beaucoup plus large que le fer ordinaire, dans le point qui correspond à l'oignon ; si le pied, auquel on doit l'appliquer, a deux exubérances de ce genre, on élargit les deux quartiers aux dépens de leur rive interne.

11º Pour le cheval qu'on veut panser sans le déferrer, le *fer échancré à la rive interne*, qui a une échancrure demi-circulaire dans un point de la rive interne qui correspond à une *bleime*, une *brûlure*, une *cerise*, etc.

12º Pour le cheval qu'on va opérer de la *seime,* une variété du *fer à la florentine*, et qu'on appelle *fer à pince prolongée*; et, après cette opération, le *fer à pince et à pinçon*, qui a un large pinçon percé de trous à sa circonférence, lesquels servent à maintenir le pied, au moyen d'une courroie dont est pourvu son bord supérieur, une plaque de cuir qui sert à maintenir l'appareil et à garantir le pied du choc des agents extérieurs.

On doit employer la douceur vis-à-vis des chevaux difficiles à ferrer; il suffit de les étudier et de savoir la position qu'ils préfèrent.

Les uns se laissent tranquillement ferrer à l'écurie, pourvu qu'on ne les éloigne pas de leur place; quelques-uns ne se prêtent à cette opération qu'après qu'on leur a ôté leur licou, et totalement libres. On ne doit employer la plate-longe et les moyens de rigueur, qu'après avoir vainement essayé des autres. Les personnes qui soignent les chevaux difficiles à ferrer doivent, pour les habituer, chaque fois qu'ils les pansent ou leur donnent à boire et à manger, leur manier les jambes, leur lever les pieds en les caressant, et frapper sur leurs faces inférieures.

— Il y a, dit Lafosse, dans son *Guide du maréchal*, des chevaux qui ne donnent pas le pied facilement; il faut les prendre par douceur et les caresser, leur lever le pied de devant, et coulant de suite la main le long du dos, venir à la jambe de derrière, embrasser le jarret d'une main en dedans, de l'autre saisir la queue pour la faire servir d'appui, serrer fortement le jarret avec le bras, ne point lâcher, à moins qu'ils ne fassent de grands efforts, et qu'on ne coure risque d'être blessé. S'ils sont mutins, il faut leur mettre les *morailles* ou un *tord-nez*; s'ils continuent à être difficiles, il faut leur ôter les morailles ou le tord-nez, et leur envelopper la tête d'un linge simple, ou de quelque grosse couverture qui charge la tête. Si, bien loin de s'adoucir, ils deviennent plus méchants, il faut prendre une *plate-longe*, l'attacher à la queue, passer la corde dans l'anneau de la plate-longe, mettre cette corde au paturon du pied qu'on veut ferrer, et tirer le pied à soi avec la plate-longe. Si le cheval vient à s'abattre ou à se coucher, il faut cesser de lui boucher la vue, le mettre dans un terrain non pavé, ou, s'il est pavé, le couvrir de fumier, faire tourner le cheval jusqu'à ce qu'il soit étourdi, et alors lui lever le pied, ce qu'on fait facilement, quand même il serait habitué à ruer dans cette occasion, comme il arrive souvent. Il y en a d'autres qui abaissent la hanche, quelquefois jusqu'à tomber, dès qu'on leur lève le pied ; il faut, dans ce cas, attacher une plate-longe à la queue, ensuite faire un trou au paturon, tenir la plate-longe d'une main, appuyer l'autre sur la hanche, tirer en haut la plate-longe pour faire replier la jambe. Lorsque la jambe est raccourcie de manière que le pied soit dans une situation convenable pour être ferré, il faut rapprocher du jarret la main qui était sur la hanche pour l'embrasser, le tenir comme on fait ordinairement pour ferrer, et ne point lâcher la plate-longe. Si le cheval tire fortement et fait beaucoup de mouvements, quittez le jarret, et portez la main sur la hanche, tenant toujours la plate-longe ; laissez-lui, en suivant ses mouvements, faire ses efforts, et, lorsqu'il sera las, reprenez le jarret comme auparavant. Il y a des chevaux qui, sans être méchants, s'abandonnent, à la longueur du temps, sur celui qui les tient ; il ne faut pas lâcher subitement le pied, parce que le cheval se trouverait privé du point d'appui, tomberait rudement, et courrait risque de se blesser ; mais il faut conduire doucement le pied à terre ; il faut se mettre entre ses deux jambes de derrière et lui lever le pied sans plate-longe : le cheval, ne trouvant plus de point d'appui en dessous, restera tranquille et se soutiendra. Si le cheval se débat et tire la jambe, il faut lui laisser faire ses mouvements, et, après, continuer de le ferrer, pourvu qu'il soit bien contenu dans le travail ; cela se fait sans *soupente*, mais, s'il se débat considérablement, on met les soupentes. Quelquefois, le cheval s'abandonne sous les soupentes et court risque d'être suffoqué. Il faut alors lâcher promptement le pied, et le débarrasser du travail, de peur qu'il ne périsse, ce qui arrive quelquefois. Il faut le laisser reposer un moment et respirer à son aise, ensuite le mettre au travail et ne pas le gêner, mais seulement le tenir court pour assujettir la tête, lui mettre les morailles ou le tord-nez, lui reprendre la jambe, et ne faire qu'un demi-tour avec la corde autour de la barre, afin de pouvoir mettre bas sur-le-champ, si le cas le requiert. Lorsqu'on lâche la longe, il faut le faire doucement, de peur que le chevane se blesse, en heurtant rudement son pied contre le pavé; il faut le prendre dès que le pied aura reposé à terre; c'est de cette façon qu'on parviendra à le ferrer. Si le cheval ne s'abandonne pas et ne se couche pas sous la soupente, mais qu'il tire presque continuellement la jambe, il faut le lâcher et le reprendre souvent, jusqu'à ce qu'on soit venu à bout de le ferrer. Je dis qu'il faut le lâcher souvent, parce qu'en tirant la jambe, il peut se faire une extorsion au-dessus du jarret, qui fait boiter le cheval pendant un certain temps. Il y en a qui se débattent tellement dans le travail, qu'il faut les en tirer pour les ferrer avec la plate-longe. Au reste, pour ferrer un cheval, il faut plus de hardiesse et d'adresse que de force; avant que de ferrer, le maréchal doit faire attention que le cheval n'ait pas la longe dans la bouche ni sur le nez quand on l'attache : dans la bouche, car il est à craindre qu'en tirant la longe, il ne se coupe la langue; sur le nez, parce qu'il y a danger qu'il ne se bouche la respiration.

L'*âne* et le *mulet* se ferrent comme le cheval; seulement la forme du fer est modifiée en raison de celle de leur sabot. On a tort d'employer des fers qui débordent sur toute la circonférence du pied de ces animaux par une large couverture, et qui débordent également les talons par les éponges. On croit par là augmenter la base d'appui du pied du mulet, et diminuer ainsi sa fatigue, mais c'est précisément le contraire qui arrive.

Quant aux *bœufs*, on ne les ferre que dans les pays où on les emploie au travail. On a recours à 2 fers, dont la forme offre le quart d'une surface ovale. On place sur la rive externe 6 trous ou étampures. A l'extrémité de la rive interne se trouve un prolongement en forme de bande flexible qui peut être pliée à froid et remplace les clous de ce côté du fer. Le bord de la rive est relevé pour empêcher que des graviers ne s'introduisent entre le fer et la corne. Le fer externe est plus épais et moins large que le fer interne. Les clous doivent être petits et minces, d'ailleurs brochés et rivés comme à l'ordinaire.

FEU. Voyez *Cautérisation*.

FEU DE SAINT-ANTOINE. Voyez *Érysipèle*.

FÈVE PALATITE ou **LAMPAS**. Gonflement inflammatoire de la membrane qui tapisse la voûte du palais des chevaux. Traitement : Demi-diète ; eau blanche ; boissons adoucissantes ; lavements de son ; si le mal persiste, saignée au palais, à l'aide du bistouri à serpette, sur le plan médian, vers le 4e sillon transversal. L'incision sera faite d'avant en arrière. Le cheval est ensuite lâché ; le sang s'arrête généralement seul ; sinon, on lui mettra dans la bouche un billot avec une étoupade ; son farineux mouillé, et eau blanche pour toute nourriture pendant quelques jours.

FIC. Nom donné à des excroissances, végétations ou vasculeuses, rougeâtres, molles, à sommet renflé, qui se produisent aux organes génitaux, aux environs de l'anus, au menton et aux lèvres des animaux, ainsi qu'aux membres des chevaux qui ont les *eaux*. On les combat en les extirpant, ainsi que leurs racines, avec l'instrument tranchant, puis on les cautérise avec le fer rouge.

FIC A LA FOURCHETTE. Voyez *Crapaud*.

FIÈVRE. État particulier de l'économie caractérisé par un trouble plus ou moins grand, mais surtout par une accélération du pouls.

La fièvre étant, la plupart du temps, liée à une maladie dont elle n'est que la conséquence, il est inutile d'insister ici.

Fièvre charbonneuse. Voyez *Charbon*.

Fièvre cérébrale. Voyez *Vertige*.

Fièvre adynamique, Maligne, Putride, Pestilentielle, Ataxique, etc. Voyez *Typhus*.

Fièvre hectique. Voyez *Hectique*.

FILAIRE. Voyez *Vers*.

FISSURE. 1o Fêlure des os. Voyez *Fracture* ; 2o ulcération allongée, qui a son siége dans l'épaisseur de la peau ou dans le tissu corné ; telles celles qui surviennent au paturon, au pli du genou, à la muraille du sabot, à la partie postérieure du boulet, du canon, etc. Voyez *Crevasses* et *Seime*.

FISTULE ou **CONDUIT FISTULEUX**. Ouverture accidentelle aboutissant à l'extérieur et par où s'échappe une sécrétion morbide. Traitement : Il faut savoir chercher à combattre la source de la fistule ; si c'est une *nécrose*, une *carie*, un *corps étranger*, etc., on aura recours aux moyens appropriés ; si c'est l'amincissement et le décollement de la peau, on emportera la partie incapable de se recoller, convertissant par là le mal en un *ulcère simple* ; si c'est l'inflammation de telle ou telle partie, on la fera cesser ; si c'est le rétrécissement d'un conduit excréteur, on le cautérisera, ou bien l'on établira une nouvelle fistule pour servir de route aux matières.

La *fistule lacrymale*, résultat direct de l'oblitération du canal nasal à la suite de laquelle les larmes déposées à l'angle interne de l'orbite, dans le sac lacrymal, en sortent par une ulcération de ce sac, se traite, après avoir abattu l'animal, par l'introduction d'une petite sonde en caoutchouc, de la grosseur d'une forte corde à violon et enduite d'huile, vers le grand angle de l'œil, par l'un des points lacrymaux. On pousse la sonde très-lentement ; l'obstacle cède. Si l'on craint le renouvellement de l'obstruction, on tiendra pendant quelque temps une mèche de fil dans le trajet. On agit de même quand la fistule a son siége dans la paroi du sac lacrymal, seulement on ouvre ce sac et l'on y pénètre d'abord.

La *fistule salivaire* se trahit par l'écoulement de la salive, qui devient plus abondant quand l'animal a faim et quand il mange. Cette affection, qui nuit à la digestion et épuise les bêtes, est établie soit dans la glande parotide, soit dans son conduit excréteur ; dans le premier cas, on emploie la cautérisation par le fer rouge ou les caustiques, la compression, l'excision de la fistule et le rapprochement de la plaie par une suture ; dans le second cas, la compression et la cautérisation. On prévient les fistules salivaires par la suture des plaies de la parotide et du conduit salivaire, par l'extraction des calculs salivaires, par un traitement antiphlogistique appliqué aux inflammations de ces parties.

La *fistule à l'anus*, produite souvent par un abcès, siége auprès de l'anus, suinte constamment du pus, parfois mêlé de matières excrémentielles. On la traite par l'*excision*, opération par laquelle on enlève, avec l'instrument tranchant, tout le trajet fistuleux et les callosités qui l'entourent ; ou mieux encore, par l'*incision*, opération par laquelle, au moyen d'un bistouri, d'une sonde et d'un gorgelet, on confond le conduit fistuleux avec la cavité du rectum. On donnera une nourriture liquide à l'animal opéré. Pour les autres espèces de fistules. Voyez *Javart, Clou de Rue*; *Mal de Garrot*; *Mal de Taupe, Plaie*, etc.

FLUCTUATION. Mouvement communiqué à un liquide contenu dans une cavité, une tumeur, un abcès, etc., au moyen de la pression et de la *percussion* (voyez ce mot), comme dans l'*ascite*, etc.

FLUX. Écoulement d'humeur.
Flux de sang et *flux ictérique*. Voyez *Entérite dyssentérique*.
Flux de ventre. Voyez *Entérite diarrhéique*.
Flux d'urine. Voyez *Diabétes*.
Flux muqueux. Voyez *Catarrhe*. Voyez aussi *Hémorrhagie*.

FLUXION DE POITRINE. Voyez *Pneumonie*.

FLUXION LUXATIQUE ou **PÉRIODIQUE**. Voyez *Ophthalmie intermittente*.

FŒTUS. Voyez *Parturition*.

FOIE POURRI ou **MAL DE FOIE**. Voyez *Pourriture*.

FOIRE. Voyez *Entérite diarrhéique*.

FOMENTATIONS. Nom donné à des médicaments liquides qu'on applique généralement chauds sur une partie quelconque du corps des animaux, au moyen de morceaux de laine, de laine ou d'éponges, que l'on maintient ensuite avec des enveloppes, bandages, etc. Les fomentations se préparent comme les *lotions*. Les fomentations *émollientes*, que l'on applique chaudes, sont des cataplasmes liquides faits avec des décoctions de graines de lin, de feuilles de mauve, de racine de guimauve, de gros son, etc. On les emploie pour calmer la chaleur, l'inflammation, la douleur. Les fomentations *froides,* ordinairement *astringentes* et *to-niques,* sont surtout employées pour arrêter les hémorrhagies de la peau et fermer les plaies.

Fomentation émolliente. Faites une décoction de 30 grammes de graine de lin, 1 poignée de feuilles de mauve et 4 litres d'eau ; on remplacera la mauve pour 250 grammes de racines de guimauve, et les graines de lin par 6 têtes de pavot, pour une fomentation plus adoucissante.

Fomentation astringente et excitante. Mêlez ensemble 1 partie d'extrait de saturne (sous-acétate de plomb liquide), 4 parties d'eau-de-vie ordinaire et 24 parties d'eau de rivière.

FONDANTS. Nom donné à des médicaments qui ont la propriété de *fondre* les humeurs épaisses et coagulées ; on les emploie dans les gonflements atoniques des viscères, les engorgements chroniques et indolents des mamelles, testicules, ganglions et vaisseaux lymphatiques, glandes salivaires et thyroïdes, certaines tumeurs.

Les principaux *fondants* sont l'*assa-fœtida,* la *gomme ammoniaque,* le *mercure* et quelques-unes de ses préparations, l'*iode* et plusieurs de ses composés, quelques *chlorures,* le *savon,* le *galbanum,* les *carbonates alcalins,* etc.

Breuvage fondant, avec l'iode. Mélangez 16 grammes de teinture d'iode dans 1 litre et demi d'eau commune, pour administrer en 2 fois dans la journée.

Breuvage fondant, avec le sublimé corrosif. Dissolvez 1 gram. de sublimé corrosif (bi-chlorure de mercure) dans 64 grammes d'alcool, ajoutez ensuite cette solution dans 1 litre de décoction d'orge, pour administrer le matin avant le premier repas.

Breuvage fondant, avec l'iodure de potassium. Mélangez 4 gr. d'iodure de potassium (hydriodate de potasse) dans 1 litre et demi d'eau commune, et administrez en 2 fois dans la journée.

Breuvage fondant, avec le chlorure de soude. Mélangez 16 gr. de chlorure d'oxyde de sodium dans 1 litre d'eau distillée, et administrez en une seule fois le matin ; réitérez le soir le même breuvage.

Électuaire fondant : Bol de savon mercuriel. Faites une seule masse de 96 grammes d'onguent mercuriel double, 64 grammes de savon blanc râpé, 64 grammes d'amidon , divisez en 12 bols que vous roulerez dans de la farine d'orge et dont vous donnerez un tous les matins à l'animal.

Onguent fondant. Réduisez en poudre très-fine 1 partie de sublimé corrosif, et mêlez-la avec 4 parties d'huile de laurier et 4 parties de térébenthine.

Pommade fondante, avec l'iode. Triturez une partie d'iode dans un mortier de verre avec une petite quantité d'éther ; ajoutez-y peu à peu 16 parties d'axonge préparée, et continuez la trituration, jusqu'à vaporisation de l'éther et parfaite homogénéité du mélange.

Pommade fondante, avec l'iodure de potassium. Prenez 4 parties d'axonge, 1 partie et demie de suif de mouton et 1 partie et demie d'iodure de potassium (hydriodate de potasse) ; divisez l'iodure dans un mortier de verre ou de porcelaine avec une petite quantité de graisse, et ajoutez ensuite le reste en continuant de triturer.

Pommade fondante, avec l'iodure de mercure. Faites comme il est dit plus haut, avec 1 partie d'iodure de mercure et 12 parties d'axonge.

FONGOSITÉ. Excroissance qui affecte la forme d'un champignon, et se développe à la surface des plaies ou des ulcères. Les *fongosités* diffèrent des *fics*, *des porreaux*, des *polypes*, et autres espèces de végétations, ou se répandent ordinairement sur des surfaces dénudées. Elles ont souvent pour causes, la malpropreté des plaies, la présence de corps étrangers, etc. On les détruit par les *caustiques* ou par le *feu*.

FONGUS. Tumeur spongieuse, rougeâtre, qui, comme la fongosité, ressemble à un champignon, mais qui en diffère en ce qu'elle ne s'élève point des plaies et des ulcères, et qu'elle apparaît sans solution de continuité préalable. On la détruit par les *caustiques*, par le *feu*, en ayant soin de ne laisser aucune racine.

FORGER. Voyez *Aplombs*.

FORME. Exostose de la couronne du cheval, de l'âne, du mulet, qui fait boiter l'animal.

Cette tumeur est souvent produite par l'ossification accidentelle du cartilage latéral du pied. On la traite par le *feu*, et si l'on échoue, par la névrotomie plantaire. Voyez *Névrotomie*.

FORMULE. Indication écrite des médicaments ordonnés par l'homme de l'art. Les formules *officinales* sont celles que l'on prépare et conserve dans les pharmacies ; les formules *magistrales*, celles que l'on prépare au fur et à mesure qu'elles sont ordonnées. Parmi les premières, nous citerons : les vins et vinaigres médicinaux, solutions aqueuses, teintures, extraits, éthers, sirops, onguents, cérats, pommades, poudres *officinales*, etc.; parmi les secondes, les boissons, breuvages, électuaires, lavements, cataplasmes, collyres, fomentations, bains, liniments, charges, gargarismes, lotions, fumigations, etc. Dans les formules *simples*, on écrit la dose et la manière de faire usage du médicament ; dans les formules *composées*, on écrit la *base*, ou partie fondamentale, la substance agissante ; puis l'*auxiliaire*, destiné à faciliter l'action de la base ; ensuite l'*excipient*, substance qui donne à la préparation la forme et la consistance désirables ; enfin, le *correctif*, qui est appelé à diminuer l'action de la base, ou à masquer son odeur ou sa saveur. On trouvera, dans le cours de cet ouvrage, des formules toutes faites dans un grand nombre d'articles, et particulièrement aux mots : *Boissons, Breuvages, Cataplasmes, Charges, Collyres, Diurétiques, Diaphorétiques, Électuaires, Emménagogues, Émollients, Excitants, Fomentations, Lavements, Liniments, Lotions, Toniques, Gargarismes, Fondants, Incisifs, Injections, Mastigadours*, etc.

NOMS ET VALEURS DES ANCIENNES MESURES.

POIDS ET MESURES DE CAPACITÉ.

Poids.

La livre médicale contient. . . . 16 onces.
L'once   —   —   . . . . 8 gros.
Le gros   —   —   . . . . 3 scrupules.
Le scrupule —   —   . . . . 24 grains.

Quand on veut partager les mesures des poids en deux moitiés, on a recours au signe suivant B pour exprimer cette demie. Il en est de même pour les mesures de capacité.

Mesures de capacité pour les liquides.

La pinte contient.	32 onces ou 2 livres.
La chopine.	16 onces.
Le demi-setier	8 onces.
Le poisson.	4 onces.
Le demi-poisson	2 onces.
Le verre.	4 onces.
La grande cuillerée.	1/2 once.

Mesures de capacité pour quelques solides.

La brassée. . . .	12 poignées, ou tout ce que la main peut embrasser.
La poignée. . . .	Ce que la main peut prendre en une seule fois.
La pincée. . . .	Ce que peuvent pincer les trois premiers doigts de la main.

NOM ET RAPPORT DES NOUVELLES MESURES AVEC
LES ANCIENNES.

Poids.

1 kilogramme ou 1000 grammes vaut. .	2 livres.
1/2 kilogramme.	1 livre.
32 grammes.	1 once.
4 grammes.	1 gros.
1 gramme 3 décigrammes.	1 scrupule.
1 gramme.	18 grains environ.
1/2 décigramme	1 grain.

Mesures de capacité pour les liquides.

1 litre équivaut. . . .	à une pinte ou 2 livres d'eau.
1/2 litre.	à une chopine ou 16 onces.
1 quart de litre. . . .	à un demi-setier ou 8 onces.
1 huitième de litre. . .	à un poisson ou 4 onces.
1 seizième de litre. . .	à demi-poisson ou 2 onces.

RAPPORT DES ANCIENS POIDS AVEC LES NOUVEAUX.

2 litres valent	1 kilogram.	ou 1000 gr. en nombre rond		1000 gr.
1 livre	1/2 kilogram.	ou 489.51	—	500
1 once.	32 grammes	ou 30.39	—	32
1 gros	4 grammes	ou 3.82	—	4
1 scrupule . .	1 g. 3 décig.	ou 1.26	—	1.30
18 grains . . .	1 gramme	ou 1	—	1
1 grain . . .	1/2 décigr.	ou 0.05	—	0.05

RAPPORT DES ANCIENNES MESURES DE CAPACITÉ AVEC
LES NOULELLES.

1 pinte équivaut.	à	1 litre d'eau.
1 chopine.	à	1/2 litre.
1 demi-setier.	à	1 quart de litre.
1 poisson.	à	1 huitième de litre.
1 demi-poisson.	à	1 seizième de litre.

FORTRAITURE. Synonyme de *Courbature*. Voyez ce mot.

FORTIFIANTS. Nom donné : 1o à certains *toniques*. Voyez ce mot; 2o aux substances alimentaires qui raniment les forces abattues, dissipent la faiblesse, restaurent le corps, comme une nourriture de bonne qualité succédant à une de mauvaise qualité, ou au jeûne; comme aussi les boissons rendues légèrement excitantes par l'addition de quelque spiritueux.

FOUETTAGE. Castration des béliers. Voyez *Castration*.

FOULURE. Voyez *Effort de boulet*.

FOURBURE, FOURBATURE ou **FOURBISSURE**. Maladie du pied, particulière aux animaux pourvus de sabots, et caractérisée par une congestion ou accumulation de sang dans le tissu réticulaire du pied, bientôt suivie d'une inflammation qui s'étend parfois sur les tendons et les ligaments de la partie. Causes : Aliments excitants, comme beaucoup de grains; travail excessif et prolongé; mauvaises ferrures; fatigue extraordinaire quand l'animal blessé au pied de l'un des bipèdes, s'appuie

fortement et très-longtemps sur l'autre pied. Traitement :
Desserrer les fers ; placer l'animal sur une bonne litière ; saignée
à la couronne ; cataplasme restrinctif fait avec de la suie de cheminée et de la terre glaise délayées dans du vinaigre ; on l'arrosera souvent avec une dissolution de sulfate de fer (couperose
verte); on lui fera des frictions, au-dessus du jarret ou du genou,
du membre malade avec l'essence de lavande ; on lui donnera
des lavements simples, et on le mettra à une demi-diète. Si la
maladie est devenue *chronique*, le mal est probablement incurable ; on aura recours au chirurgien, pour opérer l'animal, s'il
y a *fourmilière* ou *croissant*. La *fourmilière*, produite par une
substance cornée qui s'est épanchée entre l'os du pied et la
muraille, forme un tissu spongieux ; le croissant est une éminence de la sole, produite par une déviation de l'os du pied en
haut et en avant.

Comme il est plus difficile de traiter le bœuf par les cataplasmes, et qu'il est peu habitué à se laisser toucher le pied et
à le lever, on les remplacera par un baquet enfoncé à ras du
sol, contenant la matière du cataplasme, et où il sera forcé de
mettre les pieds.

On en fera autant, du reste, pour les chevaux qui ne vou-
draient pas se laisser appliquer de cataplasmes.

Pour les bêtes à laine, la maladie, souvent causée par un écart
de régime, cède au repos et à la diète.

FOURCHET. Maladie du *canal du fourchet* des bêtes à laine, au
sinus biflexe, qui est situé entre les deux os des couronnes et
au-dessus de la peau qui revêt le fond de la séparation des on-
glons. En cas de fourchet, ce canal, dont l'usage est inconnu,
et dont la cavité laisse suinter une humeur sébacée jaunâtre,
s'enflamme ; puis un gonflement, borné d'abord à l'entre-deux
des doigts, gagne les couronnes et les paturons ; alors l'animal
ressent de vives douleurs qui se trahissent par une forte boiterie ; un abcès ne tarde pas à se former, et, si plusieurs pieds
sont attaqués, la bête se traîne sur les genoux ou se couche.
Traitement : Si la maladie est à son début : bains de pied, lotions émollientes tièdes ; extrême propreté de la partie malade ;

on extraira les corps étrangers s'il s'en trouve. Si le mal est plus avancé : fréquentes lotions, au pourtour du canal, avec l'extrait de saturne (sous-acétate de plomb liquide), étendu dans de l'eau froide ; s'il y a enflement et chaleur, on enveloppera le pied jusqu'au milieu du canon d'un cataplasme émollient, auquel on fera succéder un cataplasme astringent ; si l'inflammation est très-forte, on fera des scarifications autour de la couronne ; saignée générale s'il y a fièvre ; si la maladie a été négligée et que le canal soit devenu ulcéreux, on en fera l'ablation, et l'on pansera avec des plumasseaux imbibés d'eau-de-vie, après quoi on gardera la bête dans la bergerie, et on la nourrira légèrement, en acidulant légèrement l'eau limpide qui lui servira de boisson.

FOURCHETTE ÉCHAUFFÉE. Maladie de la fourchette du pied des animaux solipèdes, caractérisée par le suintement d'une humeur puriforme, noirâtre. Elle reconnaît pour cause le séjour des animaux dans la malpropreté de l'humidité, comme dans le fumier et l'urine. Cette affection se traite, d'abord en en faisant cesser les causes, en nettoyant la fourchette, puis en la bassinant avec de l'eau commune chargée de vinaigre ou d'extrait de saturne. Quand l'altération est portée à un haut degré, elle prend le nom de *fourchette pourrie* ; le traitement est le même ; de plus, il faut appliquer un fer à branches raccourcies. Négligée, la *fourchette pourrie* peut dégénérer en *crapaud*. Voyez ce mot.

FOURCHETTE POURRIE. Voyez *Fourchette échauffée*.

FOURMILIÈRE. Voyez *Fourbure*.

FOYER PURULENT ou **FOYER DE SUPPURATION**. Partie du corps dans laquelle se forme du *pus*. Quand les foyers purulents sont simplement sous la peau, on les atteint facilement avec l'instrument tranchant ou le caustique ; il est difficile d'en opérer l'évacuation, quand ils sont placés entre des aponévroses, dans l'épaisseur des muscles ou dans une cavité. Voyez *Abcès, Fluctuation, Pus* et *Suppuration*.

FRACTURE. Solution de continuité d'un ou de plusieurs os produite ordinairement par une cause extrême, une chute, des coups, etc., quelquefois par les contractions musculaires. Certaines affections y prédisposent, tels que le farcin, la morve, la gale, les dartres, les affections cancéreuses, la vieillesse, etc. Les symptômes sont la douleur, la déformation de la partie, son raccourcissement, sa mobilité anormale, la crépitation qui se fait entendre. Pour les fractures *simples*, le traitement consiste à *réduire* les fragments, c'est-à-dire à les mettre dans des rapports tels, que leur réunion puisse se faire, et que cette réunion ait lieu sans difformité. Pour mettre en contact les deux extrémités, on tire sur la portion du membre la plus éloignée du corps de l'animal, c'est l'*extension* ; on maintient un mobile, on tire même en sens opposé l'autre portion, c'est la *contre-exten sion* ; et quand le contact est parfait, on les place dans des rapports convenables, c'est la *coaptation*. Ces divers mouvements ne peuvent avoir lieu qu'autant que les chairs ne sont ni trop irritées, ni trop douloureuses, et qu'elles n'offrent pas un gonflement considérable. Autrement, il faut attendre pour agir. On peut provoquer le relâchement des parties par des bains, des cataplasmes émollients, une saignée. Quand on est parvenu à mettre en contact les deux parties de l'os fracturé, il s'agit de les maintenir. Pour cela, on couvre le membre de compresses trempées dans l'eau-de-vie camphrée, l'eau blanche, ou toute autre liqueur résolutive, et on l'entoure d'un appareil contentif, composé d'attelles de carton pour les petits animaux, et d'attelles de bois de chêne ou de fer pour les grandes espèces. On visite souvent l'appareil, pour le serrer davantage ou le replacer au besoin. L'appareil restera en place jusqu'à ce que le cal soit formé, et capable de résister à la fracture. On préviendra les accidents par le repos, la diète pendant les premiers jours, puis une nourriture modérée. On combattra les accidents inflammatoires par les antiphlogistiques, et les accidents nerveux par les frictions, avec une pommade belladonisée, sur les parties voisines du mal.

Quant aux fractures *compliquées*, le plus souvent on sacrifie les animaux qui en sont atteints ; les détails seraient ici inutiles.

Dans les fractures des os du crâne ou de la face, lorsque les portions fracturées sont enfoncées, on a recours à la *trépanation*. Voyez ce mot.

FRAYEMENT DES ARS. Lésion de la partie de la région inférieure de la poitrine du cheval, entre les deux avant-bras, caractérisée par un engorgement, des gerçures, des excoriations, un suintement de sérosité, la chute des poils et une gêne extrême dans la marche. Cet accident a pour cause la malpropreté de ceux qui prennent soin du cheval, et qui, lorsqu'il rentre d'un travail dans des terrains boueux, négligent de laver et de bouchonner les ars. On guérira donc l'animal par les soins de propreté, des lotions avec une décoction d'écorce de chêne dans du vin, et un repos de quelques jours.

FRICTIONS. Nom donné à l'action de frotter, pendant 10 ou 15 minutes, une ou plusieurs parties de la surface du corps d'un animal avec une ou plusieurs substances médicamenteuses. Dans les frictions *sèches*, on opère avec la main ou avec un corps sec; dans les frictions *humides*, avec un corps enduit des substances liquides ou molles que l'on veut faire pénétrer dans la partie que l'on frictionne. Les frictions faites avec des corps gras, des huiles, des pommades, des onguents, prennent le nom d'*onctions*. Les frictions sont *toniques* et *fortifiantes,* quelquefois *excitantes* et *irritantes*. Voyez *Liniment*.

FRISSON. Sentiment de froid accompagné de constriction de la peau. Lorsqu'il est intense, il est accompagné du tremblement des membres et du claquement des dents. On le voit survenir dans les *indigestions*, les *hémorrhagies*, les *convulsions*, etc. Il est souvent le symptôme précurseur de maladies fébriles. Voyez *Horripilation*.

Le traitement des frissons consiste à bien couvrir l'animal qui en est atteint, à le tenir dans une écurie chaude, et à lui faire boire des boissons *excitantes*.

FUMIGATION. Voyez *Désinfectants*.

FUREUR UTÉRINE. Voyez *Nymphomanie*.

FURONCLE. Tumeur dure, arrondie, douloureuse, qui donne ordinairement naissance à un petit abcès, et du sommet de laquelle se détache, sous forme d'escarre, une portion de peau appelée *bourbillon*. On traite le furoncle par les cataplasmes émollients ; on l'opère par incision, si besoin est.

FUSÉE. Voyez *Osselet*.

G

GALE. Maladie contagieuse de la peau, caractérisée par des vésicules saillantes en pointe, accompagnées de démangeaisons très-vives et environnées de soulèvements de l'épiderme, dans lesquels est logé un insecte particulier, et qui peuvent se développer spontanément par la malpropreté.

Le cheval, le mouton et le chien sont, de tous les animaux domestiques, ceux chez qui la gale se manifeste le plus souvent. Elle attaque principalement les animaux mal soignés, mal nourris, exposés à toutes les intempéries et qui travaillent beaucoup. Elle se montre principalement dans les plis des articulations, sur les côtés du jarret, de l'encolure, de l'épine et des côtes. Elle débute par une vive démangeaison, que la chaleur des écuries rend plus intense, surtout pendant la nuit ; les poils tombent, des pustules apparaissent, donnant issue à un liquide séreux et visqueux, qui forme ensuite des croûtes petites, minces, peu adhérentes.

La gale du chien s'appelle *gale rouge*, quand elle est caractérisée par une éruption miliaire de petits boutons rougeâtres, et *rogne* ou *roux-vieux*, quand elle a pour forme des écailles sèches et grisâtres. On appelle aussi *roux-vieux* la gale du cheval qui se cache dans les plis de l'encolure qui supporte la crinière. Traitement : bains ; frictions avec la *pommade soufrée*, composée de 4 parties de graisse de porc et 1 partie de soufre ; ou mieux, avec la *pommade d'Helmérich*, composée de 2 parties de soufre sur 8 de graisse de porc et 1 de sous-carbonate de potasse ; lotions faites avec une dissolution de sulfure de potasse ; régime doux ; soins de propreté ; avant et après le traitement de la gale invétérée, on donnera un purgatif à l'animal ; pour les moutons, on peut avoir recours à une pommade composée de 8 onces de graisse, 1 once de mercure et 1 once de vert-de-gris ; pour les chiens, à un liniment composé de 12 parties de savon vert et 3 parties de sulfure de potasse en poudre ; pour le cochon, à une décoction de tabac. Chez les animaux jeunes, sanguins, chez ceux qui ont une fièvre intense, on peut commencer le traitement par une ou deux saignées générales. — On recommande aussi pour la *gale*, le *Savon Sulfureux Vétérinaire de A. Mollard*. Voyez ce mot.

GAME, **GAMER**, **GAMURE**, ou **GANACHE**. Voyez *Pourriture*.

GANGLION. Tumeur qui se montre au-dessus de l'articulation du boulet du cheval, sur les tendons qui passent en arrière de cette partie. Elle a pour causes les grandes fatigues, les efforts, les contusions, les coups, les chutes. Traitement : frictions avec l'essence de lavande ou la teinture de cantharides ; si elle résiste, il faut appliquer le *feu*.

GANGRÈNE. Mortification totale d'une partie molle ; quand il y a gangrène totale d'un membre ou de la totalité d'un viscère ou de la plus grande partie de ce viscère, la gangrène prend le nom de *sphacèle*. Cette affection peut résulter soit de l'inflammation portée à son dernier degré, soit d'un obstacle au cours du sang et de l'influx nerveux. Elle est caractérisée par l'insensibilité de la partie, la couleur successivement lie de vin, brune, noirâtre, qu'elle prend, l'odeur fétide qu'elle répand.

A l'aide des moyens propres à combattre toutes les inflammations, on peut prévenir la gangrène qui pourrait être la suite de *brûlures*, de *piqûres*, de *contusions*, de même que celle qui résulte d'une trop forte constriction, peut être prévenue par la cessation de cette constriction et en entourant les parties de sachets contenant des cendres ou du sable chauds. Si elle est déclarée, on cherche à borner son développement ultérieur, en pratiquant des scarifications et en la couvrant de poudre de quinquina, de charbon, de camphre, puis en ayant recours, en cas d'insuccès, à une dissolution de chlorure de chaux. On seconde la séparation des parties mortes, si l'inflammation est franche et modérée, par des pansements simples, par des cataplasmes émollients, le repos, et, si ce travail de séparation languit, par des excitants : ainsi l'on recouvre les cataplasmes avec addition de quelques gouttes de térébenthine ; on les arrose avec le vin de quinquina, l'eau-de-vie camphrée. Si des clapiers de pus se forment dans l'épaisseur des parties, on favorise leur évacuation par des mouchetures ou des incisions. On les débarrasse du pus en l'absorbant fréquemment avec de la charpie, et on les remplit de poudres toniques, astringentes et aromatiques.

On distingue la gangrène *humide*, qui est celle où les sucs, arrêtés dans l'endroit malade, entrent très-promptement en dissolution putride, et la gangrène *sèche*, dans laquelle le membre se dessèche insensiblement ; les chairs deviennent alors plus coriaces et plus difficiles à couper que les chairs vives. Cette dernière atteint très-rarement les animaux.

GARANTIE. La loi veut que, dans le commerce des animaux domestiques, le vendeur *garantisse* à l'acheteur, non-seulement qu'il ne sera pas troublé dans la jouissance de la marchandise vendue, mais encore que celle-ci n'a pas certains défauts. Le droit de l'acheteur s'appelle ici *garantie* et les vices ou défauts que le vendeur est tenu de garantir, *vices ou cas rédhibitoires*, c'est-à-dire qui donnent lieu à la résiliation du marché, ou à la *rédhibition*.

D'après la loi du 20 mai 1838, concernant les *vices rédhibitoires* dans les ventes et échanges d'animaux domestiques, sont réputés tels, aux termes de l'article 1644 du Code civil, les maladies ou défauts ci-après :

POUR LE CHEVAL, L'ANE ET LE MULET.

	Délai de garantie.
Fluxion périodique des yeux.	30 jours.
Épilepsie ou mal caduc.	30 —
Morve.	9 —
Farcin.	9 —
Maladies anciennes de poitrine ou vieilles courbatures.	9 —
Immobilité.	9 —
Pousse.	9 —
Cornage chronique.	9 —
Tic sans usure des dents.	9 —
Hernies inguinales intermittentes.	9 —
Boiterie intermittente pour cause de vieux mal.	9 —

POUR L'ESPÈCE BOVINE.

Phthisie pulmonaire.	30 jours.
Épilepsie ou mal caduc.	30 —
Suites de la non-délivrance.	9 —
Renversement du vagin ou de l'uretère.	9 —

POUR L'ESPÈCE OVINE.

Clavelée: cette maladie reconnue chez un seul animal entrainera la rédhibition de tout le troupeau. La rédhibition n'aura lieu que si le troupeau porte la marque du vendeur.

Sang de rate: cette maladie n'entrainera la rédhibition du troupeau qu'autant que, dans le délai de garantie, sa perte constatée s'élèvera au quinzième, au moins, des animaux achetés. Dans ce dernier cas, la rédhibition n'aura lieu également que si le troupeau porte la marque du vendeur. Délai pour intenter l'action rédhibitoire : 30 jours pour le cas de fluxion périodique des yeux et d'épilepsie ou mal caduc ; 9 jours pour les autres cas.

GARGARISMES. Nom donné à des médicaments liquides ordinairement composés pour humecter ou laver une ou toutes les parties intérieures de la bouche des animaux. Pour les gargarismes *adoucissants, émollients*, on emploie les racines de guimauve, de grande consoude, les feuilles de mauves, les figues grasses cuites dans l'eau ou le lait, les semences d'orge et de lin, etc. Pour les cataplasmes *anodins* et *calmants*, les décoctions de têtes de pavot, de coquelicot, auxquelles on ajoute parfois quelques gouttes de laudanum liquide. Pour les gargarismes *détersifs*, des plantes vulnéraires aromatiques (sauge, rue, romarin), que l'on fait bouillir dans du gros vin, lorsque l'on veut resserrer, fortifier les parties ; pour les gargarismes *rafraichissants*, la décoction d'orge, dans laquelle on verse quelques onces de vinaigre ou un peu d'acide sulfurique ; pour les gargarismes *astringents* et *toniques*, l'écorce de quinquina, de grenade, avec la racine de tormentille, les roses rouges, l'alun, les acides sulfurique ou chlorhydrique. On administre les gargarismes aux animaux au moyen d'une seringue à longue canule.

Gargarisme adoucissant simple. Délayez 180 grammes de bon miel, dans 1 litre de décoction d'orge, et employez tiède.

Gargarisme adoucissant et calmant. Faites bouillir pendant une demi-heure dans 1 litre et demi d'eau 3 têtes de pavot concassées, 48 grammes de guimauve et 48 grammes de graine de lin.

Gargarisme adoucissant et calmant, avec les *figues grasses*. Faites bouillir 32 grammes de figues grasses coupées en morceaux et 64 grammes de racines de guimauve dans une chopine d'eau et ajoutez une chopine de lait.

Gargarisme détersif. Mêlez 24 grammes d'acide chlorhydrique et 124 grammes de miel dans un litre d'infusion de sauge, et employez à plusieurs reprises dans la journée.

Gargarisme rafraichissant. Faites crever une poignée d'orge brut dans une pinte d'eau, passez la décoction, et ajoutez 124 grammes de miel et 124 grammes de vinaigre.

Gargarisme astringent. A une décoction de 1 litre d'orge, ajoutez 182 grammes de miel, puis une quantité suffisante d'acide chlorhydrique pour donner au liquide une saveur acide très-prononcée ; et si vous voulez un *gargarisme astringent* plus fort, faites 1 litre de décoction avec une poignée d'orge brut, une poignée de roses rouges, 64 grammes d'écorces de grenades, passez, puis ajoutez 120 grammes de miel et une quantité suffisante d'acide nitrique pour donner au gargarisme une acidité supportable à la bouche.

GARROT *(Mal de)*. Voyez *Mal de garrot*.

GASTRITE. Inflammation de la membranne qui tapisse intérieurement l'estomac. Causes : les fortes chaleurs ; une longue diète ; la privation de boisson ; les boissons très-froides prises lorsque le corps est en sueur ; les aliments altérés, irritans, etc. Symptômes : Envie de mordre et de vomir ; convulsions de la face ; pouls très-dur ; le bœuf et le cheval se tiennent presque toujours couchés, la tête tournée vers le ventre ; grands soupirs ; langue sèche et échauffée ; tristesse. Traitement antiphologistique, car la forme aiglie est la seule sous laquelle la gastrite ait été remarquée chez les animaux : Diète absolue ; saignées ; lavements et breuvages émollients, fumigations émollientes dirigées sous l'abdomen, préalablement recouvert d'amples couvertures de laine. Éviter les écarts de régime, les indigestions, les excès de travail, les bains dans l'eau très-froide, les refroidissements, les boissons glacées, les mauvais traitements, la malpropreté ; repos pendant la convalescence.

GASTRO-BRONCHITE DES CHIENS. Voyez *Maladie des chiens*.

GASTRO-ENTÉRITE. Inflammation de la membrane muqueuse de l'estomac et des intestins. Les causes sont les mêmes que celles de *la gastrite* ; les symptômes sont plus graves ; le traitement diffère peu. La gastro-entérite bénigne, dite *villeuse légère*, *fièvre inflammatoire*, *fièvre angiothénique*, ne dure que quelques jours, et cède à de légers antiphlogistiques.

La gastro-entérite dite *villeuse vieille*, *fièvre gastrique*, *fièvre mésentérique*, *fièvre bilieuse*, *fièvre méningo-gastrique*, est une forme plus grave. L'abdomen est tendu et douloureux, la surface de la langue est couverte d'un enduit jaunâtre, ses bords et sa pointe sont très-rouges ; la soif est ardente, l'appétit nul ; les chiens et les chats vomissent de la bile jaune ou verte ; tous les animaux atteints sont constipés ; leurs yeux sont d'un rouge jaunâtre, leurs urines très-rouges, leur pouls petit, dur, serré, fréquent. Lorsque dans les excréments on trouve des vers, la maladie est dite *fièvre vermineuse :* on a recours aux vermifuges ; lorsque elle s'accompagne d'aphtes dans la bouche, elle s'appelle *maladie aphteuse, fièvre séreuse, fièvre pituiteuse, fièvre muqueuse ou adéno-méningée.*

Elle s'appelle *fièvre folliculeuse*, quand elle est compliquée d'autres maladies. Quand l'inflammation de la muqueuse intestinale s'accompagne de celle du cerveau et de ses enveloppes, la maladie, qui est presque toujours mortelle, est dite *fièvre maligne, nerveuse, ataxique, gastro-entèrite villeuse suraiguë.* L'animal qui en est atteint a des accès de fureur, ses yeux sont hagards, ses mouvements désordonnés, ses urines concentrées, d'une excrétion difficile, rares, rouges, son pouls fréquent, sa soif inextinguible ; ses sens presque complétement abolis. Cette affection se transforme quelquefois en *fièvre putride* ou en *fièvre adynamique.* Voyez *Typhus.*

GASTRO-HYSTÉROTOMIE. Voyez *Hystérotomie.*

GASTRORAPHIE. Suture propre à réunir les plaies pénétrantes de l'abdomen. Voyez *Suture enchevillée.*

GATTINE. Voyez *Vers à soie.*

GÉNESTADE. Voyez *Cystite.*

GÉNISSE. Vache de 18 mois à 2 ans, qui n'a pas encore été approchée par le taureau. Voyez *Vache.*

GENOUX DE BŒUF. Voyez *Aplombs.*

GERÇURES. Nom donné à des fentes ou *crevasses*, à des *écorchures* qui surviennent à l'extrémité des tétines des femelles des grands animaux. Elles sont fort douloureuses et peuvent dégénérer en ulcères. Elles proviennent ordinairement des morsures faites par les petits. Il faut éloigner ceux-ci de la mère tant qu'ils n'ont pas absolument besoin de téter ; calmer l'irritation de la partie malade avec un mélange de cire vierge et d'huile d'olive fraîche, fomentées avec de l'eau de guimauve tiède et très-épaisse ; quand l'irritation est appaisée, on bassine les gerçures avec une légère dissolution d'alun ou une décoction de plantin

GESTATION. Nom donné au temps pendant lequel une femelle qui a conçu porte un ou plusieurs petits avant de mettre bas. Il existe souvent d'assez grandes variations dans la durée de la gestation ; sa durée moyenne, chez les quadrupèdes domestiques, est de 11 à 12 mois pour la jument et l'ânesse, 9 mois pour la vache, 5 mois pour la chèvre et la brebis, 4 mois pour la truie, 2 mois pour la chienne, 55 à 56 jours environ pour la chatte, 3 semaines pour la femelle du lièvre et pour la lapine, 3 semaines pour la femelle du cochon d'Inde ou cabiaï.

Les bêtes pleines demandent à être dans des habitations propres, sèches, aérées, où la place ne leur soit pas marchandée, avec beaucoup de bonne litière. Il faut les surveiller pour qu'il ne leur arrive point d'accident, se garder de les maltraiter, et même de leur parler durement, éviter qu'elles ne boivent quand elles ont chaud, et jamais ne leur donner d'eau très-froide ; ne pas non plus les laisser se baigner ; ne les saigner que quand il est incontestable qu'elles sont tourmentées par une trop grande quantité de sang, ce que l'on reconnaît à la plénitude du pouls, au gonflement et à la saillie des vaisseaux sanguins, à l'engorgement des membres postérieurs. Voyez *Avortement* et *Parturition*.

GLANDE. Engorgement des ganglions de l'auge, comme il arrive dans l'*Angine*, le *Farcin*, la *Gourme* et la *Morve*. Voyez ces mots.

GLOSSANTHRAX. Affection charbonneuse qui attaque principalement les chevaux, les bœufs et les moutons, et qu'on appelle aussi *ampoule*, *charbon à la langue* ou *vessie à la langue*, *chancre volant*, *perce-langue*, *charbon volant*, etc. Quelquefois épizootique, elle est souvent mortelle. Elle est caractérisée par une vessie d'abord blanche, puis rouge, enfin livide et noire, qui affecte une partie quelconque de la langue, dégénère en ulcère chancreux, qui la ronge tout entière en quelques heures. Le traitement consiste à ouvrir la vessie, à en extraire les parties gangrenées, et à cautériser avec l'eau de Rabel ; à placer dans la bouche un électuaire fait avec le quinquina, le camphre et le miel ; à laver souvent la plaie avec la décoction de quinquina et l'eau-de-vie camphrée. Diète absolue. Voyez *Charbon*.

GLOSSITE. Inflammation de la langue, due au contact de substances caustiques et irritantes ou à des plaies ; elle est alors très-rouge, quelquefois violacée, enflée, douloureuse ; les mâchoires sont entr'ouvertes, la saline abondante, la respiration difficile. Légère, on traite la glossite par la diète, les boissons émollientes, accidulées, nitrées et légèrement laxatives, les gargarismes émollients et acidulés ; intense, par les saignées au cou, des scarifications à la langue, qu'on incise longitudinalement si la suppuration s'établit ; alors on continue les gargarismes, puis on a recours aux injections toniques de décoction de quinquina, de gentiane, etc.

GOBES. Nom donné aux *Égagrophiles* ou concrétions laineuses qui se forment dans la caillette des agneaux et qu'ils avalent soit en se léchant, soit en tétant, soit en cherchant à manger la paille ou le foin qui tombe parfois sur le dos des animaux qui sont avec eux. Pour éviter que cela n'arrive, il faut placer les rateliers assez bas pour qu'il ne tombe pas de foin, et avoir soin de couper la laine au fur et à mesure qu'elle se forme autour des pis des brebis-mères.

GOITRE DES MOUTONS. Tumeur qui, dans la *pourriture*, se forme sous la mâchoire des bêtes à laine. Voyez *Pourriture*.

GONFLEMENT. Voyez *Tuméfaction*.

GORET. Voyez *Cochon*.

GOULÉE. Voyez *Pourriture*.

GOURME. Catarrhe nasal, caractérisé par la rougeur, la chaleur du tissu enflammé, et par l'exsudation qui se fait par les naseaux, d'une mucosité, d'abord limpide, puis blanchâtre ou d'un blanc opaque; par l'engorgement et la tuméfaction des glandes voisines, surtout des ganglions de l'auge. Elle attaque les jeunes chevaux au moment de la dentition. Les aliments fibreux, les mauvais aliments, le passage subit de la sécheresse à l'humidité, la suppression de la sueur et la suspension de la transpiration, les fatigues, les mauvais traitements y prédisposent. Si les jeunes chevaux attaqués de la gourme la jettent mal, il peut leur survenir plus tard une *fausse gourme*, qui se montre, soit sous les traits d'une véritable gourme, soit sous la forme d'une tumeur ou d'un dépôt extérieur. Les poulains qui sont à l'herbe tout l'été, et qui reviennent l'hiver à l'écurie, jettent ordinairement leur gourme tous les ans, car la gourme n'est pas une affection spéciale, comme on l'a dit, non sujette à récidive, et inhérente à l'organisation du cheval. Pour ne citer qu'un seul exemple, la *maladie des chiens* n'est rien autre chose qu'une gourme. D'un autre côté, il est inexact de dire qu'il est à la fois inévitable et nécessaire que les chevaux soient attaqués une fois de ce qu'on appelle, assez arbitrairement du reste, la *gourme*. Il est des contrées où elle est inconnue, comme la Russie et la Norwége, l'Arabie et l'Afrique; et dans les pays où elle passe pour commune, on en préserve parfaitement les animaux par une bonne éducation, des soins bien entendus, un régime bien ordonné.

Les chevaux mal soignés, mal nourris, que l'on change de lieu, d'habitation, de température, de nourriture et d'habitudes, ont tous les ans, et même plusieurs fois par an, des catarrhes qu'on appelle *gourme*. Cette affection n'est pas contagieuse; elle est enzootique ou épizootique, comme tous les catarrhes.

Le traitement de la gourme se rapproche tellement de celui du *coryza* et de l'*angine*, qu'on peut le regarder comme le même. Lorsque l'affection est simple, il faut laisser agir la nature, et se contenter d'éloigner des animaux tout ce qui peut exalter le mal : les maintenir dans une température douce ; les soumettre au régime ; les mettre à la bonne paille alternée avec l'herbe fraiche, et à l'eau blanche ; leur donner des lavements simples ; préserver la tuméfaction sous l'auge, et l'abcès, s'il s'en forme un, du contact de l'air, et pour cela recouvrir la partie d'une étoupade épaisse, par dessus laquelle on appliquera une peau d'agneau ou de mouton, la laine tournée en dedans.

L'inflammation étant forte : diète rigoureuse ; lavements émollients ; bains de vapeur émollients sous la tête et le nez ; onctions sous l'auge avec un onguent adoucissant ; promenade modérée s'il fait beau temps ; pour boisson, eau tiède miellée, blanchie avec la mouture d'orge. Si l'écoulement nasal ou l'abcès sous la ganache tarde à s'établir, et si la respiration est pénible, la toux difficile, on fera quelques petites saignées, jusqu'à ce que le pouls soit devenu souple ; si l'écoulement ou l'abcès ne paraissent pas, malgré cela, on établira au poitrail un séton ; on le supprimera quand il aura produit son effet ; si l'écoulement refuse encore de s'établir, ou si, après s'être établi, il languit ou se supprime tout à coup, et qu'un abcès se forme sous la ganache, on empêchera la tuméfaction de l'auge de s'indurer, et l'on y appliquera un onguent vésicatoire très-chargé. Si la tumeur ne s'abcède pas, on incisera le dessous de la ganache, assez profondément pour arriver jusqu'au centre du foyer, et l'on maintiendra la plaie ouverte au moyen du bouton de feu et de tentes, après la chute de l'escarre. S'il y a accumulation de pus dans les poches gutturales, ou réservoirs particuliers aux solipèdes et situés de chaque côté de l'arrière-bouche, ce dont on s'aperçoit à une difficulté particulière de respirer, on aura recours à l'*Hyovertébrotomie*. Voyez ce mot.

GOUTTE. Maladie très-rare chez les animaux. Elle s'annonce souvent par des signes précurseurs qui sont un malaise général, des troubles variés dans la digestion, tels que rapports, vomissements, selles bilieuses, engourdissement partiel, tremblements, frissons, impossibilité de mouvoir la partie attaquée. La succession de deux et même trois accès forme ce que l'on appelle une *attaque*. Plus l'animal vieillit, plus les attaques se succèdent de près, en perdant un peu de leur violence ; mais en revanche, le gonflement des parties qui accompagne les douleurs présente un volume toujours croissant à mesure que les attaques se renouvellent sur un point déterminé ; quelquefois la répétition continue des attaques, quelquefois aussi une sorte de travail organique sans douleur conduisent d'autres animaux attaqués de la goutte à un état de détérioration que signalent la langueur générale de la constitution et les déformations les plus extraordinaires des parties tendineuses, articulaires et osseuses. La goutte se transmet par voie d'hérédité.

Traitement : repos, boissons sudorifiques ; un ou deux purgatifs ; des couvertures de laine sur la peau ; régime léger ; applications laudanisées sur la partie douloureuse ; préparations de jusquiame, de ciguë ; douches d'eaux sulfureuses.

GOUTTE SEREINE ou **AMAUROSE**. Perte complète ou incomplète de la vue, par suite de la paralysie de la rétine ou du nerf optique, ou par l'atrophie de ce dernier. Cette affection atteint plus ordinairement les vieux chevaux dans les contrées où les yeux sont fréquemment frappés de l'éclat de la neige ou de la réflexion d'une vive lumière ; ceux qui habitent des lieux humides, froids et obscurs ; ceux que l'on nourrit de mauvais aliments ; ceux qui ont été fréquemment saignés.

On range encore parmi les causes de cette affection : les vers, le seigle ergoté, la frayeur, le pléthore, les plaies et les coups sur le crâne, la suppression de la sueur.

Tantôt l'amaurose débute tout à coup, tantôt elle procède lentement ; tantôt elle attaque un seul œil, tantôt tous les deux à la fois ; dans le premier cas, si on laisse la maladie sans traitement, elle affectera prochainement l'autre œil.

Quand elle se déclare graduellement, l'animal devient *ombrageux* ; il lève les pieds très-haut en marchant, porte, au moindre bruit, une oreille en avant et l'autre en arrière, alternativement, ou toutes les deux en avant.

Lorsque cette maladie est très-ancienne, elle est incurable.

Au début, on l'attaque par des saignées et un régime délayant, des boissons émollientes, de légers purgatifs et par des frictions irritantes sur les extrémités ; après quoi on aura recours aux sétons sur les côtés de la partie supérieure de l'encolure, pour les chevaux, et, pour les chiens, derrière le cou ; aux purgatifs, enfin, à l'application d'un vésicatoire très-près de l'œil.

GRAMADURE. Voyez *Clavelée*.

GRAPPES ou **GRAPPINS**. Excroissances rouges, plus molles et plus sensibles que les *verrues* ou *poireaux*, et qui, disposées en grappe de raisin, apparaissent dans le paturon ou autour du boulet du cheval, de l'âne et du mulet, lorsqu'ils sont atteints de *crevasses chroniques* et d'*eaux aux jambes*. On les détruit avec les affections qui les engendrent et par les *caustiques*. Voyez *Crevasses*, *Eaux aux jambes* et *Caustiques*.

GRAS (*Animal trop*). Voyez *Obésité*.

GRAS-FONDURE. Voyez *Entérite diarrhéique*.

GROS-VENTRE. Voyez *Dase*.

GUÉRISON. Recouvrement de la santé ; but que l'on se propose, en traitant les animaux affectés de quelque maladie. Pour la hâter, il faut des soins, de la prévoyance, de l'attention, et surtout, pour éviter les rechutes, se conformer aux prescriptions de l'hygiène. C'est ainsi que la propreté, le régime et l'air pur, toujours utiles à la santé des animaux, sont principalement à recommander dans la *maladie* et dans la *convalescence* (voyez ces mots), qui complète la guérison, ou le rétablissement de toutes les fonctions. Les affections qui se guérissent le plus promptement sont celles qui ne sont caractérisées que par un seul symptôme et celles qui sont bornées à une seule partie, telles que les hémorrhoïdes et les douleurs nerveuses. Les inflammations se terminent plus ou moins promptement, selon qu'elles passent par un ou successivement par plusieurs des états suivants : *résolution, suppuration, délitescence, gangrène*. Dans les affections générales, la guérison est tantôt spontanée, tantôt progressive. Les maladies *aiguës* se terminent généralement plus vite que les maladies *chroniques*. — Pour favoriser la guérison, comme pour prévenir bien des maladies, il faut éviter en tout les brusques transitions. Voyez *Faiblesse*.

H

HALEINE. La puanteur de l'haleine est un des signes d'un grand nombre de maladies, principalement de celles où la bile joue un rôle, dans l'*hépatite*, etc.

On dit d'un cheval qu'il est *gros d'haleine* quand, sans être *poussif*, il semble essoufflé au moindre exercice. C'est encore là le symptôme de plusieurs affections et qu'il ne faut pas négliger. En ce cas, on ne risque jamais rien de donner du repos à l'animal, des boissons et des lavements rafraîchissants, avec une nourriture légère.

Les animaux qui *halètent*, c'est-à-dire qui ont la respiration gênée, les inspirations courtes et fréquentes, en un mot qui sont *essoufflés*, sont ordinairement ceux que l'on soumet à des travaux très-pénibles, à des exercices violents, surtout pendant les fortes chaleurs ; les chevaux de course et de chasse ; les chiens de chasse ; les bêtes qui ont le *croup*, la *pousse*, l'*hydropisie de poitrine*, etc.; les chevaux très-maigres et les chevaux très-gras ; ceux qui ont la poitrine étroite ; les juments dans l'état de gestation ; les animaux dont les bronches, les poumons ou la plèvre sont atteints d'une lésion ou d'une affection commençante, etc. L'*essoufflement* se combat, quand il n'est accompagné d'aucune affection, en conduisant les animaux doucement au sortir de l'écurie et lorsqu'ils vont y rentrer ; en les laissant de temps en temps reprendre haleine, lorsque la route à parcourir est longue ; en les bouchonnant fortement dès qu'ils sont rentrés et en ne leur donnant à boire et à manger qu'après qu'ils ont cessé d'haleter. Voyez *Cornage*, *Souffler* et *Pousse*.

HALETER. Voyez *Haleine*.

HALLEY. Voyez *Cornage*.

HARAS. Endroit où sont réunis des chevaux entiers ou *étalons* et des juments poulinières, pour multiplier et améliorer l'espèce. Les animaux reproducteurs doivent être bien choisis, exactement appareillés, soumis à un bon régime.

Outre les *haras de l'État*, il y a les *haras particuliers*, qui se distinguent en *haras sauvages ou libres ; haras demi-sauvages ; haras parqués ; haras domestiques* ou *d'écurie*. Voyez *Cheval, Races, Accouplement, Gestation, Parturition, Allaitement, Poulain,* etc.

HARPER. Voyez *Éparvin sec.*

HAUT-MAL. Voyez *Épilepsie.*

HECTIQUE (*Fièvre*). État morbide qui reconnaît pour causes l'usage des aliments peu nourrissants ; le manque de nourriture nécessaire ; des évacuations trop abondantes ; une fatigue extrême, à la suite de travaux trop durs ; des sueurs excessives ; un allaitement trop longtemps prolongé. Les forces de l'animal diminuent insensiblement, comme son appétit ; les évacuations sont rares ; il maigrit ; il est tour à tour dévoié et constipé, puis le dévoiement ne le quitte presque pas ; son pouls est de plus en plus faible. Il faut chercher à combattre les causes de cet état, qui, à proprement parler. n'est pas une maladie, et qui conduit au *Marasme* (voyez ce mot) ; après quoi on aura recours aux adoucissants, aux délayants, puis aux breuvages toniques.

HELMINTHES. Voyez *Vers.*

HELMINTHAGOGUES. Voyez *Vermifuges.*

HÉMATOCÈLE. Engorgement des bourses qui reconnaît pour causes les coups, les violences exercées sur la partie, une infiltration de sang dans le tissu cellulaire des bourses ou un épanchement de sang dans la tunique vaginale du testicule. Le traitement est celui de l'*Hydrocèle.* Voyez ce mot.

HÉMATURIE ou **PISSEMENT DE SANG.** Les symptômes de cet accident, car ce n'est pas là une maladie proprement dite, sont identiques à ceux de la *Cystite* et de la *Néphrite* (voyez ces mots). L'hématurie peut encore être produite par diverses causes, telles que : lésions mécaniques des reins, des uretères, de la vessie ou de l'urètre ; efforts pour traîner un fardeau trop lourd ; abus des remèdes diurétiques. Cet accident s'observe encore chez les bestiaux qui, dans les pâturages, mangent le réveil-matin, la renoncule scélérate, la colchique, etc.; ou. dans les bois, les jeunes pousses des frênes et des chênes ; chez ceux qui, ayant souffert pendant l'hiver, sont tout à coup mis au printemps dans de bons pâturages.

Traitement : Repos, diète, lavements simples, boissons délayantes, saignée, qu'on ne répétera que si l'irritation est forte, auquel cas on aurait également recours aux breuvages et aux lavements de mucilage de graine de lin.

HÉMIPLÉGIE. Voyez *Paralysie*.

HÉMOPTYSIE. Hémorrhagie de la membrane muqueuse du poumon ; les animaux qui en sont atteints rendent, par les naseaux, une quantité plus ou moins considérable d'un sang vermeil et écumeux.

L'hémoptysie est un symptôme de la pneumonie, quand elle n'est pas due à une plaie pénétrante de poitrine. Voyez *Pneumonie* et *Plaie*.

HÉMORRHAGIE. Écoulement du sang hors des vaisseaux qui servent à le contenir. Les hémorrhagies sont de deux sortes, suivant qu'elles résultent de la lésion accidentelle ou spontanée d'un vaisseau sanguin, ou bien qu'elles s'établissent à la surface d'une membrane muqueuse dont elles ne sont qu'une exhalation. Les premières se divisent elles-mêmes en deux espèces, selon qu'elles proviennent de la lésion d'une veine ou d'une artère. De ces deux dernières espèces, les premières sont infiniment moins dangereuses et beaucoup plus faciles à arrêter : il suffit ordinairement d'un *tamponnement*, d'une *compression* et même de l'*aspersion* de la partie blessée avec une eau aiguisée avec le vinaigre, l'alun, pour les faire cesser. Le sang coule alors en nappe et par bavure. Il n'en est pas de même des hémorrhagies provenant de la lésion d'une artère, dans lesquelles le sang coule par saccades ; elles ne sont arrêtées par le tamponnement que lorsque le vaissseau est très-petit ; dans la plupart des cas, il faut avoir recours à la *ligature*, quand on voit les bouts de l'artère divisés en totalité ou en partie ; soit à la *compression latérale*, si la plaie du vaisseau est près d'un os qui puisse servir de point d'appui ; soit à la *torsion* quand l'artère est fluxueuse et d'un médiocre volume ; soit en la bouchant avec un morceau de cire, d'alun, de sulfate de fer, quand on ne peut ni la lier, ni la comprimer, ni la tordre, comme cela arrive pour les artères des os ; soit enfin à la *cautérisation*, pour les artères occupant des parties mobiles, comme la langue.

Les hémorrhagies par *exhalation* sont aussi de deux espèces. Les unes, dites *actives* ou *sthéniques*, dépendent d'une véritable exaltation des propriétés vitales de la partie de laquelle le sang s'échappe, et le plus souvent de l'économie tout entière ; les autres, dites *passives* ou *asthéniques*, résultent d'une espèce de transsudation du sang à travers les vaisseaux qui le contiennent. Les premières sont l'apanage des jeunes animaux, de ceux qui sont forts, sanguins. Elles ont fréquemment lieu par les naseaux. Quand elles ne sont pas inquiétantes, rien ne presse de les arrêter : elles sont souvent une voie de déplétion générale ouverte par la nature, et qui prévient de plus graves accidents. Si elles sont abondantes et de longue durée, ou pratiquera une saignée ; on mettra l'animal à l'usage des boissons froides, acidulées, des breuvages astringents, toniques et amers, composés avec l'acide sulfurique, l'écorce de chêne ou l'alun ; on maintiendra l'animal à une diète sévère, et dans un endroit propre, sec, frais et bien aéré ; on appliquera des liquides très-froids, astringents, fortement acidulés, dans le voisinage de la partie affectée et dans les endroits où l'impression du froid produit une sensation plus vive ; à cet effet, on emploiera des *astringents* : Solutions d'alun, d'acétate de plomb, d'alcool pur, d'acide sulfurique ; on comprimera sur des compresses, de l'amidon, la filasse, l'étoupe, le plâtre fin, et autres *absorbants*.

Quant aux hémorrhagies *passives*, il faut surtout songer à combattre, par une nourriture fortifiante et des soins hygiéniques bien entendus, l'état général de détérioration de l'économie dont elles ne sont que l'expression. Pour l'*hémorrhagie des voies urinaires*, ou le *pissement de sang*, voyez *Hématurie*. — Voyez aussi *Hémorrhoïdes*, *Pléthore* et *Vomissement de sang*.

HÉMORRHOIDALE. Voyez *Œstre*.

HÉMORRHOIDES. Maladie qui se rencontre assez rarement chez les animaux, et qui consiste en un flux sanguin vers le fondement et occasionnent la plupart du temps des tumeurs qui gênent l'ouverture de cet intestin, et qu'il ne faut pas confondre avec les *tumeurs mélaniques*. Voyez *Mélanose*.

Cette maladie se présente sous deux formes : sous celle d'un simple écoulement de sang par l'anus, c'est ce qu'on nomme *flux hémorrhoïdal*; sous celle de tumeurs situées au pourtour du fondement, ce sont à proprement dit les *hémorrhoïdes* ou varices des veines hémorrhoïdales. Le flux doit être abandonné à la nature toutes les fois qu'il n'est pas trop abondant et qu'il n'est pas dangereux pour les jours de l'animal, surtout si la maladie est ancienne. S'il est trop abondant, on le modère assez par un régime alimentaire peu stimulant, par des saignées générales si le sujet est pléthorique et dans la force de l'âge, par de fréquents lavements d'eau de son. Si la tumeur est peu volumineuse, l'écoulement sanguin peu considérable, on se contente de faire rentrer la tumeur avec les doigts entourés d'un linge graissé de cérat, s'il en est besoin, après que l'animal a rendu ses excréments et on l'enduit de topiques narcotiques ou opiacés. On peut aussi employer les cataplasmes émollients et les fomentations opiacées. Si les hémorrhoïdes se flétrissent d'elles-mêmes, on excise les excroissances qui résultent, au pourtour de l'anus, de leur atrophie, qui sont gênantes et capables de produire des déchirures, des fissures. Si la marche est pénible, on cherche à faire disparaître les varices à l'aide de l'*excision*, de l'*extirpation*, de la *ligature*, toutes suivies de la *cautérisation* ou du simple *tamponnement*, suivant l'intensité de l'hémorrhagie qui survient après l'opération. Une fois les hémorrhoïdes enlevées, on empêche leur reproduction par des saignées générales, un régime peu substantiel, des bains et des lavements froids.

HÉPATITE. Inflammation du foie. L'hépatite reconnaît pour causes les grandes fatigues, les coups, les chutes, les aliments excitants, les répercussions des affections cutanées. Les symptômes de l'hépatite aiguë sont les suivants : Dégoût; tristesse; yeux ternes et abattus; bouche chaude et pâteuse; haleine puante; constipation; urines rares, filantes, plus ou moins rouges; soif ardente; coloration en jaune de la membrane muqueuse des yeux, de la bouche et du nez; sensibilité de l'hypocondre droit. Parfois il a des mouvements désordonnés.

Traitement : Fumigations et lavements émollients; boissons délayantes; diète; si l'inflammation est violente, une saignée; quand elle commence à se calmer, purgatifs minoratifs (crème de tartre).

L'hépatite *chronique*, ou *abcès du foie, obstruction du foie*, se reconnaît à la permanence des symptômes et à l'amaigrissement progressif de l'animal malade. On la traite comme l'hépatite *aiguë*, sauf la saignée; on exécute avec soin le pansement de la main; exercice léger; nourriture saine; bon régime.

L'*hépatite, accompagnée de paraphrénésie*, dite *hépato-arachnoïdite, mal de feu, mal d'Espagne*, a les mêmes causes que l'hépatite *aiguë*, et les mêmes symptômes, mais avec infiniment plus de violence; le cheval qui en est atteint est pris de mouvements désordonnés, secoue l'encolure, se heurte la tête, monte sur l'auge, saisit les barreaux du râtelier avec les dents, y demeure attaché, se mord quelquefois lui-même, frappe avec violence des pieds de devant. Cette affection, souvent mortelle, demande un traitement antiphlogistique, analogue à celui de l'*arachnoïdite cérébrale aiguë*, ou *vertige*. Voyez *Vertige*.

HÉRÉDITAIRES (*Maladies*). Nom donné aux affections que les animaux transmettent à leurs petits; telles sont la *morve*, le *cornage*, la *phthisie tuberculeuse* des brebis, la *mélanose*, quelques-unes des affections qui provoquent la *pousse*, les *dartres*, les *eaux aux jambes*, la *ladrerie*, l'*ophthalmie*, les maladies des *os*, celles dans lesquelles se développent des *vers hydatigènes*, etc. — Il arrive souvent que les qualités, les défauts, les vices de caractère et les habitudes qu'offrent les animaux

leur sont également transmis par leurs parents. Il importe
donc de les soigner en conséquence ; de les élever de façon à
éviter tout ce qui peut développer chez eux les affections auxquelles ils sont naturellement prédisposés. Voyez *Faiblesse* et
Hygiène.

Il ne faut pas confondre les maladies *héréditaires*, avec les
maladies *innées* ou *congéniales*. En effet, il est des maladies *congéniales*, celles dont on a reçu le germe en naissant, qui ne sont
pas héréditaires, et plusieurs maladies *héréditaires* ne se montrent pas au moment de la naissance.

Enfin, on appelle maladies *acquises*, celles qui ne commencent
qu'après la naissance, et qui ne dépendent pas d'une disposition
héréditaire.

HÉRÉDITÉ. Voyez *Héréditaires (Maladies)*.

HERNIE. Tumeur formée par la sortie d'un organe quelconque
hors de sa cavité naturelle, et particulièrement, sortie des viscères abdominaux. Les causes principales des hernies sont les
plaies, les chutes, les contusions, les exercices violents, et surtout les efforts. Voyez *Effort*.

On appelle *orbitaires*, les hernies des yeux, telles que la *pro-
cidence*, ou *hernie de l'iris*, l'*exophthalmie* ou *hernie du globe de
l'œil*; *hernies abdominales*, celles du ventre en général, comme
l'*entérocèle*, ou hernie intestinale; *épiplocèle*, ou hernie fournie
par l'épiploon; l'*entéro-épiplocèle*, qui est formée de deux parties, dont l'une est élastique, rénitente, facile à réduire, et
rentre avec bruit, tandis que l'autre est molle, pâteuse, rentre
avec plus de difficulté, et se replace sans faire entendre de gargouillement. *Bubonocèle*, *oschéocèle*, ou *hernie inguinale*, qui se
forme à travers le canal inguinal; on distingue encore, la *hernie
de castration*; la *hernie crurale* ou *fémorale*, qui se fait à travers
l'arcade crurale située à la face interne et supérieure de la
cuisse; l'*exomphale*, *omphalocèle*, ou *hernie ombilicale*, tumeur
résultant de la sortie d'un ou plusieurs viscères abdominaux à
travers l'anneau ombilical, et qui peut être *congéniale* ou *accidentelle*; la *hernie diaphragmatique*, ou passage d'un viscère

abdominal à travers une ouverture accidentelle du diaphragme.

Les hernies occasionnent généralement peu d'incommodité aux animaux dans leur début ; mais lorsque les ouvertures par lesquelles elles se font jour sont fort dilatées, que la tumeur qu'elles forment est fort volumineuse, les mouvements se trouvent gênés ; l'animal ressent des coliques, soit par le tiraillement de l'intestin, soit par la difficulté qu'ont les matières alimentaires à le parcourir. *Réduire* les hernies, les remettre dans leur situation naturelle, et les maintenir réduites. Pour réduire les hernies *abdominales*, quand la hernie est *simple*, on prend les parties qui forment la hernie entre les deux mains rapprochées l'une de l'autre ; et dans une seule, si cela suffit ; on exerce sur les viscères contenus une légère pression d'avant en arrière, et avec l'extrémité des doigts, on cherche à les faire rentrer. Les portions intestinales sorties les dernières, c'est-à-dire celles qui sont les plus rapprochées de l'ouverture à franchir, sont refoulées les premières, et on fait tous ses efforts pour faire suivre à ces parties la route qu'elles ont prise dans leur déplacement. Cette opération se nomme le *taxis*. La hernie étant réduite, ce qu'on reconnaît à la facilité avec laquelle on distingue l'ouverture herniaire, et au bruit de gargouillement qu'ont fait entendre les parties en rentrant, on pourvoit au moyen de la contenir. Ce moyen est l'application d'un bandage dont la forme varie suivant la nature particulière de la hernie. Les bandages sont d'autant meilleurs, qu'ils joignent plus de force à plus d'élasticité, que leur pelotte s'adapte plus uniformément à la surface sur laquelle elle doit reposer, que le ressort enveloppe plus régulièrement les hanches, enfin qu'ils sont plus simples dans leur construction.

Quant à l'opération que nécessite une hernie dite *étranglée*, c'est-à-dire dans laquelle les parties herniées trouvent à leur rentrée un obstacle insurmontable, dans le pourtour qui leur a livré passage, elle constitue une des opérations les plus délicates de la chirurgie vétérinaire, et dont les chances sont toujours en raison inverse de la lenteur qu'on a mise à s'y décider.

HIPPIATRIQUE. Médecine du cheval. Voyez *Vétérinaire*.

HIPPOBOSQUE. Aptère parasite qui, comme le *pou*, s'attache sur la peau des chevaux, des chiens, des moutons, des bêtes à cornes, des mulets et des oiseaux, et dont voici le signalement : Corps aplati, lisse, à téguments coriaces et flexibles, mais très-solide, ce qui rend son écrasement très-difficile sous la pulpe des doigts ; tête petite ; ailes étroites, plus longues que l'abdomen, pattes longues, écartées du corps, terminées par des ongles crochus, souvent subdivisés. L'*hippobosque du cheval*, dit *mouche bretonne, mouche à chien, mouche d'Espagne*, a 5 lignes de long environ, depuis la tête jusqu'à l'extrémité des ailes ; s a tête est jaune avec une tâche brune sur le vertex, ses pattes jaunes avec des bandes brunes ; abdomen court, large, d'un jaune obscur, le dessous du corps d'un jaune pâle ; ailes blanches, transparentes, arrondies à leur extrémité, et presque une fois plus longues que le corps, lequel est légèrement couvert de poils roides. Il marche fort vite ; on l'appelle aussi *mouche araignée*, parce que, quand on lui a arraché les ailes, il ressemble à certaines araignées. Il incommode beaucoup les chevaux, surtout pendant l'été, et aux parties les moins couvertes de poils. Ces insectes se réunissent en grand nombre et s'attachent par plaques sur le col, les épaules, le ventre, sous la queue, entre et sur les cuisses, etc.

L'*hippobosque du mouton*, dit *pou du mouton*, a 3 lignes de long et n'a pas d'ailes ; sa tête est étroite, son corps ferrugineux, son abdomen large, postérieurement échancré ; il ressemble aux poux et aux mites. On combat toutes les espèces d'hippobosques, ainsi que les mouches et autres insectes qui importunent les animaux domestiques, par les soins de propreté, en frottant les bêtes avec des décoctions de plantes amères, avec celles de rue, d'absinthe, de sarriette, de feuilles de noyer, etc. Si leurs piqûres ont causé l'inflammation de la peau, on a recours à l'huile ou au vinaigre.

HIPPOTOMIE. 1º Anatomie du cheval ; 2º anatomie des animaux en général.

Cette partie de la science vétérinaire se divise en *anatomie physiologique*, quand elle étudie les organes sains ; et en *anatomie pathologique*, quand elle étudie les organes malades.

L'*anatomie physiologique* se subdivise : 1o en *anatomie descriptive*, quand elle n'a pour objet que l'étude de la conformation intérieure des organes ; 2o en *anatomie générale* ou *anatomie de texture*, quand, pénétrant dans la profondeur de ces mêmes organes, elle en détermine les éléments ou parties constituantes.

L'*anatomie descriptive* se subdivise en *squelettologie*, qui a pour objet la description du squelette ; en *myologie*, qui a pour objet la description des muscles ; en *splanchnologie*, qui a pour objet la description des viscères ; en *angéiologie*, qui a pour objet la description des organes de la circulation (cœur, artères, veines, vaisseaux lymphatiques) ; en *névrologie,* qui a pour objet la description de l'appareil des sensations et de l'inervation, qui se compose : 1o des *organes des sens*; 2o de l'*axe cérébro-rachidien*, ou partie centrale du système nerveux ; 3o des *nerfs*, ou portion périphérique ; en *embryologie*, ou anatomie du *fœtus*. Voyez *Parturition*.

HONGRE. Cheval châtré. Voyez *Castration*.

HONGRER. Châtrer. Voyez *Castration*.

HORRIPILATION. Contraction subite de la peau et des fibres superficielles des muscles, accompagnée de *frissons*. C'est un signe précurseur des *inflammations*. Voyez *Frisson*.

HYDARTHROSE. Hydropisie des articulations; accumulation de synovie dans les capsules synoviales. Elle a pour causes les coups, chutes, plaies des articulations, distensions forcées; elle engendre une tumeur molle, fluctuante, qui fait boiter les animaux. Au jarret, cette tumeur est nommée *vessigon articulaire*, ou extérieur; au boulet, *molette articulaire*. A l'état *aigu*, on traite cette affection par les saignées, les topiques émollients et narcotiques, les bains tièdes, les boissons délayantes, la diète et le repos. L'inflammation calmée, on emploie les révulsifs sur la partie malade : vésicatoires, eau-de-vie vésicante, huile essentielle de lavande et de térébenthine, et surtout la cautérisation transcurrente.

HYDATIDES. Voyez *Ladrerie*, *Pourriture* et *Vers*.

HYDROCÈLE. Épanchement de sérosité dans le scrotum, qui se fait dans les mailles du tissu cellulaire ou dans la cavité même de la membrane séreuse.

La tumeur qui résulte du premier est une hydrocèle par *infiltration*, l'autre est une hydrocèle *enkystée*. C'est à cette dernière qu'appartient ce qu'on nomme communément *hydrocèle*, qui est un amas de sérosité dans la membrane qui enveloppe le testicule. Elle est le type des autres espèces, tant pour les caractères généraux que pour son traitement. On la reconnaît d'abord à la tuméfaction des bourses, qui s'est faite progressivement, sans douleur, et le plus souvent sans cause appréciable, si ce n'est quelquefois une inflammation aiguë du testicule ; ensuite en palpant avec attention la tumeur on reconnaît qu'elle doit être formée par un liquide.

Il y a trois choses à faire dans le traitement de cette affection : 1º chercher à obtenir la résorption du liquide dont l'accumulation la constitue ; 2º donner issue à ce liquide quand on n'a pas réussi à le faire résorber ; 3º prévenir sa nouvelle formation en déterminant l'adhérence de la poche qui le contenait.

On cherche à faire absorber le liquide épanché en couvrant dès le début la tumeur de compresses de teintures de scille, de digitale, d'iode, et en la couvrant de vésicatoires ou de pommades ammoniacales. Si ces moyens sont impuissants, on est obligé d'en venir à l'évacuation du liquide, par le moyen d'une ponction pratiquée dans la partie la plus déclive de là tumeur et de laquelle on a eu soin de détourner le testicule. Comme l'accumulation du liquide se reproduit le plus ordinairement, on en vient, en temps opportun, à une seconde, à une troisième ponction, ou bien on cherche, comme nous l'avons dit, à obtenir l'adhérence entre elles des parois de la poche. Pour cela, on injecte dans sa cavité un liquide irritant (gros vin dans lequel on a fait bouillir des roses de Provins, teinture d'iode étendue d'eau, ou eau-de-vie camphrée,) qui y détermine une inflammation qui se termine le plus souvent par l'union des surfaces irritées. Ou bien encore, on incise la tumeur, on la perce d'un séton, et même on incise la membrane ou tunique vaginale, quand elle offre une dégénérescence organique bien manifeste.

Pour ramener les parties à leur état naturel, il faut avoir recours aux fomentations émollientes, et légèrement sédatives. L'animal opéré doit être maintenu dans le repos le plus absolu. De tous les animaux domestiques, c'est le cheval qui est le plus sujet à cette maladie.

HYDROPHOBIE. Voyez *Rage*.

HYDROPISIE. Accumulation d'un fluide quelconque dans la cavité d'une membrane quelconque. Les causes sont une inflammation de ces membranes ou un état de faiblesse qui s'oppose à ce que le fluide sécrété ne soit résorbé à mesure de son épanchement. De là deux sortes de traitement, dont le choix ne peut être établi que sur une appréciation rationnelle des causes de la maladie ou des circonstances au milieu desquelles elle s'est développée. Quand les hydropisies coïncident avec un état inflammatoire, on doit recourir dès le principe aux saignées générales, tant pour combattre l'inflammation que pour désemplir les vaisseaux sanguins et ranimer les fonctions absorbantes. On passe de là aux boissons d'abord simplement aqueuses, puis nitrées, qui, en augmentant la sécrétion de l'urine, diminuent d'autant celle du fluide qui est en excès ; enfin, on tente la résorption des fluides épanchés en employant les révulsifs sur la peau et sur le canal intestinal, c'est-à-dire, les vésicatoires et de violents purgatifs. Si les hydropisies sont *passives* ou *chroniques*, et de plus liées à une autre maladie, leur traitement doit être établi sur les circonstances au milieu desquelles elles se sont formées. Ainsi, si elles sont la suite *d'hémorrhoïdes* abondantes, de maladies longtemps prolongées, c'est aux médicaments toniques et à une alimentation fortifiante et réparatrice qu'il faut avoir recours. Si elles sont l'effet d'une écurie insalubre, d'une mauvaise nourriture, il faut changer ces conditions défavorables. Enfin, si elles se sont déclarées sous l'influence d'une cause qui a apporté un obstacle au libre cours des vaisseaux sanguins et lymphatiques, comme une affection du cœur, du foie, une tumeur dans le ventre, la poitrine, etc., c'est cet obstacle qu'il faut d'abord détruire. Mais leur guérison n'est pas facile à obtenir. Si l'on échoue, on évacue le liquide au moyen d'une ponction aussi souvent qu'il le faut. On a vu des animaux guérir après un grand nombre de ponctions, qui toutes avaient fourni une immense quantité de liquide.

Pour les hydropisies particulières voyez *Anasarque*, *Œdème*, *Pourriture*, *Hydrotorax*, *Hydrocèle*, *Ascite*, etc.

HYDROTORAX. Hydropisie de la poitrine, et particulièrement des plèvres. Cette maladie, commune chez les chevaux, succède fréquemment à la *pleurésie aiguë*. Son traitement est à peu près celui de l'*ascite*, (voyez ce mot,) sauf, bien entendu, l'opération de la *paracentèse*. On l'appelle aussi *pleurésie chronique*.

HYGIÈNE VÉTÉRINAIRE. Science qui, considérant les animaux domestiques comme richesse nationale, étudie tout ce qui peut conserver leur santé et arrêter les progrès des épizooties. Elle se propose pour but d'entretenir les animaux dans l'état qui leur est nécessaire pour rendre aux hommes les services que ceux-ci en attendent. Considérant les animaux dans l'état sain, de même que la médecine les considère dans l'état de maladie, l'hygiène vétérinaire repose sur ce grand principe, à savoir qu'il est plus facile de garantir les animaux des maladies que de les en guérir. Elle nous apprend, dans sa sollicitude prévoyante, à éviter les choses nuisibles et à faire un bon usage des choses utiles. Elle fournit de puissantes ressources à la thérapeutique. Elle empêche les animaux de tomber malades, aide à les rétablir quand ils le sont devenus, et hâte la guérison en diminuant la durée des convalescences.

Si l'on observait les lois de l'hygiène vétérinaire, on perdrait infiniment moins d'animaux, non-seulement en détail comme cela arrive tous les jours, mais encore en masse, comme dans ces grandes mortalités qu'on appelle *épizooties*.

Comme il importe de laisser, autant que possible, les animaux se rapprocher de l'état de nature, moins on les tourmentera, moins on les droguera, mieux ils seront traités, et mieux ils se porteront, plus ils seront vigoureux. Pour se conformer à cette loi suprème, on doit choisir des bestiaux d'une constitution appropriée au sol qu'ils habitent, de même que les cultivateurs ne demandent à telle ou telle terre que ce qu'elle est capable de produire.

La propreté est une des causes principales de la bonne santé des animaux. De temps en temps il est bon de les laver avec le savon sulfureux. Voyez *Savon sulfureux vétérinaire* de A. Mollard.

Les animaux veulent, pour se conserver en bonne santé, ne pas être contraints de travailler au-dessus de leurs forces, être bien nourris, et jamais maltraités. Ils sont même très-sensibles aux cris. Les femelles surtout exigent d'être traitées doucement, principalement pendant la plénitude des mères. Le cheval, le mulet et l'âne, réclament plus de soins que le bœuf, et celui-ci, plus que le mouton et le cochon.

Les cultivateurs ont tout intérêt à être bons avec leurs animaux, à s'en faire aimer même : c'est le plus sûr moyen de ne pas les perdre.

C'est ainsi, par exemple, qu'il ne faut pas rudoyer les chevaux à la ferrure ; on obtient bien plus d'eux par la douceur que par la brutalité, qui rapproche tant l'homme des bêtes !

L'habitation des animaux domestiques doit être bien exposée, loin des marais, proprement tenue, la litière souvent renouvelée, l'air purifié par une fréquente ventilation ; chaque bête doit avoir assez de place pour qu'aucun de ses mouvements ne puisse être gêné par quoi que ce soit. Le sol et les murs doivent être entretenus secs.

On aura soin d'isoler les animaux atteints de maladies contagieuses.

Les animaux seront pansés avec vigueur, surtout en revenant du travail ; on les bouchonnera avec de la paille ; on empêchera aussi que des ordures ne s'amassent au sabot. La propreté est la moitié de leur santé. On promènera les chevaux qui rentrent du travail et on les essuiera avec soin. Les bains sont excellens, tous les huit jours, l'hiver excepté, mais quand l'eau est chaude, quand les animaux ne sont ni en sueur, ni même échauffés par une course ou un travail forcé.

Quand ils sortiront de l'eau, on les fera courir pour qu'ils se sèchent au soleil ou à l'air, si le temps le permet, puis on les essuiera par tout le corps.

Quand les animaux domestiques doivent être châtrés, il faut qu'ils le soient le plus tôt possible. Voyez *Castration*.

Les aliments doivent être sains, relevés avec du sel pour les animaux qui paissent dans des marais, surtout pour les ruminants. Les moutons ne pâtureront sur les terrains humides qu'une fois par semaine, ou une heure par jour, les chevaux, de trois jours l'un, les vaches, de deux jours l'un. On ne les fera pas passer brusquement d'un régime à un autre.

Voici les effets des aliments sur l'économie animale :

Les *aliments rafraichissants*, comme les fruits, affaiblissent ; ils sont utiles dans les cas de maladies qui réclament un traitement antiphlogistique.

L'alimentation relâchante est peu réparatrice ; elle convient aux animaux qui ont une surabondance de sang, une surexitation générale, et une sécheresse prononcée dans les tissus.

Parmi les substances qui produisent cette alimentation, nous citerons : l'eau blanchie par la fécule, dite *eau blanche*, le son, la nourriture verte, les pommes de terre crues, etc.

L'alimentation moyenne emploie celles qui servent de nourriture ordinaire aux bestiaux : la paille, le foin, le trèfle, l'orge, la luzerne, les carottes, etc., qui possèdent des principes qui se corrigent mutuellement. On se contente de laisser prédominer, selon le cas, soit le régime qui nourrit peu, soit celui qui nourrit beaucoup.

L'alimentation tonique et *analeptique* est très-réparatrice ; elle convient aux tempéraments lymphatiques, aux animaux faibles, épuisés, soumis à un mauvais régime, affectés d'hydropisies, d'écoulement muqueux, d'engorgements chroniques, etc. Cette alimentation se compose surtout de graines, notamment celles-ci : avoine, gesses, pois, vesces, féverolles, etc. Voyez *Provendes* et *Soupes médicamenteuses*.

Quant aux *boissons*, l'eau pure est le liquide avec lequel les animaux étanchent leur soif. Les eaux impures, altérées, bourbeuses, trop froides, sont fort nuisibles, principalement en été et quand l'animal est en sueur. Dans cette saison, on ne leur donnera de l'eau de puits que plusieurs heures après l'avoir tirée ; il sera bon d'y mettre un peu de vinaigre. Pendant l'été, il ne faut jamais les faire boire aux fontaines ou aux ruisseaux qui en sortent.

Enfin les conditions de l'atmosphère jouent aussi un rôle considérable en hygiène, à cause de leurs effets si divers sur l'économie animale. La pression atmosphérique la plus convenable aux animaux domestiques est celle qui a lieu au niveau des mers et dans les lieux peu élevés, lorsque la colonne de mercure marque sur le baromètre environ 76 centimètres. On place cette *température moyenne*, qui constitue l'état tempéré de l'air (celui du printemps et de l'automne dans nos climats), à 14° du thermomètre de Réaumur. Sous l'influence de cette température, le cours du sang est rapide, la digestion facile et régulière, la respiration aisée ; elle est favorable aux animaux vieux, à ceux très-jeunes, à ceux qui sont faibles, lymphatiques, ou bien affectés de maladies chroniques. La trop grande chaleur prédispose aux inflammations, aux maladies aiguës, elle expose aux refroidissements ; elle est très-favorable au développement des maladies nées par infection et aux affections contagieuses. Le froid, qui convient aux animaux forts et bien nourris, est nuisible aux animaux âgés, trop jeunes ou convalescents ; il leur faut alors des logements suffisamment clos, une bonne nourriture, du travail, des frictions sèches, etc. Le grand froid engourdit les membres, produit un assoupissement léthargique, — la mort.

L'air humide et chaud amollit, rend lymphatique, favorise les contagions et les épizooties. Il ne convient qu'aux animaux dont la fibre est sèche, dure, attaquée d'inflammations aiguës des voies aériennes. L'humidité froide est toujours nuisible ; cette température est la plus pernicieuse de toutes.

Le passage subit du chaud au froid est la cause de la plupart des maladies ; le passage subit du froid au chaud peut engendrer des inflammations, des hémorrhagies, des apoplexies.

L'*insolation* modérée est souvent utile ; prolongée, elle peut être fort nuisible.

Il est important aussi d'éloigner les causes de *putréfaction*, les miasmes que produit cette décomposition étant dangereux non-seulement aux animaux, mais encore aux hommes. On doit enterrer les animaux morts assez profondément; en un mot, chercher à prévenir la formation des émanations délétères, et empêcher, quand elles se sont développées, leurs fâcheuses influences. Voyez *Bestiaux, Bêtes bovines, Bêtes ovines, Bœuf, Cheval, Poulain, Aération, Abattement, Allaitement, Sevrage, Animaux domestiques, Assainissement, Chenil, Clapier, Convalescence, Eau, Écurie, Désinfectants, Épizooties, Faiblesse, Gestation, Races, Guérisons, Aiguës (maladies), Héréditaires (maladies), Contagieuses (maladies), Inanition, Indigestion, Insolation, Analeptiques, Parturition*, etc., etc.

HYOVERTÉBROTOMIE. Ponction des poches gutturales du cheval, de l'âne et du mulet. Cette opération consiste à ouvrir ces deux poches membraneuses, adossées l'une contre l'autre à la partie postérieure de l'arrière-bouche, pour en faire sortir, quand, au lieu de recéler de l'air, comme cela arrive en état de santé, elles s'en emplissent, un liquide purulent auquel il importe de donner issue. Il en est parfois ainsi à la suite de l'*angine*, de la *gourme* et autres affections des parties environnantes. On reconnaît la nécessité de faire cette opération quand le soulèvement des parotides est considérable, et quand, en frappant sur l'endroit le plus saillant, on n'entend pas ce son clair et cette résonnance que l'on remarque lorsque le vent seul remplit les poches gutturales.

La ponction terminée, on aide à la sortie de la matière purulente par des injections émollientes et en pratiquant une contre-ouverture à la partie la plus déclive de la poche, après avoir introduit la sonde pour opérer sans rien intéresser d'important. On ôte la mèche qu'on a introduite, lorsque l'animal respire et avale bien. On continuera néanmoins pendant quelques jours les injections.

HYPERTROPHIE. Accroissement excessif et anormal d'un organe. Voyez le nom des divers organes.

HYPOPYON. 1º Épanchement de matière purulente dans les

chambres de l'œil ; 2º abcès qui se développe dans les lames de la cornée ; 3º trouble de l'humeur aqueuse qui a lieu dans la *fluxion lunatique*. Voyez *Ophthalmie intermittente*.

HYSTÉROTOMIE. Opération césarienne vaginale, qui consiste à pénétrer par le vagin pour diviser le col de la matrice pour donner passage au produit de la conception. On arrête, par les injections astringentes et le tamponnement, l'hémorrhagie qui suit cette opération. Voyez *Parturition*.

On appelle *Gastro-hystérotomie*, une opération plus simple que la précédente : elle se pratique en ouvrant largement le flanc droit, en incisant les parois de l'utérus, en prenant soin de ne pas blesser le fœtus, que l'on retire avec les mains. On fait ensuite une suture à la plaie.

I

ICHOR. Sang noir, altéré, fétide, âcre, souvent mêlé de pus, que fournissent les ulcères. Cette sanie se manifeste volontiers à la surface des ulcères produits par les javarts, les plaies de la morve, du farcin et des ulcères gangrenés. Traitement : exciser, avec l'instrument tranchant, les parties *ichoreuses*, cautériser et panser à sec.

ICHOREUX ou **ICHOROIDE**, qui est de la nature de l'*Ichor*. Voyez ce mot.

ICTÈRE ou **JAUNISSE**. Maladie qui a pour caractères : coloration en jaune des membranes muqueuses (conjonctive, pituitaire, membrane qui tapisse la bouche); teinte rouge safranée des urines; coloration des excréments. L'âne, le mulet, le chien en sont plus volontiers atteints que le cheval, le bœuf, le mouton et le porc.

L'ictère a pour causes : un bain pris étant en sueur ; l'usage des eaux impures et marécageuses ; la longue exposition aux ardeurs du soleil ; le passage subit d'un air chaud dans un air froid ; l'impression de l'eau froide après une course violente ou pendant les grandes chaleurs ; la transpiration insensible ou une sueur tout à coup interrompue ; des fourrages altérés ou composés de plantes aquatiques ; un trop long séjour dans les écuries humides ; la présence de vers, de calculs, etc., enfin tout ce qui peut irriter le foie et l'estomac.

La durée de cette affection est d'un à deux mois environ. Elle débute par une grande chaleur des téguments ; le gonflement des veines sous-cutanées et de la cornée ; la chaleur de la langue ; une soif ardente ; la diminution de l'appétit ; la tristesse ; l'accablement ; la respiration courte et gênée ; la dureté, la concentration, parfois la lenteur et la faiblesse du pouls ; puis, les muscles de l'abdomen se tendent considérablement ; les oreilles sont alternativement chaudes et froides ; le poil hérissé ; les yeux, les lèvres et les barres se colorent en jaune ; les urines, d'abord safranées et limpides, se troublent, rougissent et brunissent ; constipation ; les matières rendues sont dures et noires. Si la marche de la maladie est rapide et que le sujet soit jeune, robuste et pléthorique, on a recours à une petite saignée à la jugulaire du cheval ; aux lavements d'orge et de nitre, au mucilage de graines de lin, à la décoction d'orge nitrée ; pour aliment, à l'eau blanchie et nitrée, ou son mouillé et à un peu de bonne paille. Point de saignée pour les bêtes à cornes et pour les bêtes à laine. Après quoi, la fièvre étant calmée, et s'il n'y a pas de diarrhée, on emploie les purgatifs doux. Dans l'ictère qui se développe lentement, on supprime la saignée, et quand il n'y a plus surexcitation, on a recours aux lavements de décoction de racine d'aunée avec quelques grains de sel marin, aux breuvages de décoction de racine de patience, de carotte, d'infusion de fleurs de sureau.

Quand la jaunisse a pour cause l'*hépatite*, on emploie le traitement indiqué pour cette maladie.

Le *flux ictérique*, ou diarrhée âcre et corrosive qui accompagne les affections du foie, se traite comme l'*Entérite dyssentérique*. Voyez *Entérite*.

IMMOBILITÉ. Névrose du mouvement ; affection particulière au cheval, et caractérisée par la roideur générale, la difficulté qu'éprouve l'animal pour changer de position, et particulièrement de reculer ; l'impossibilité de décroiser les extrémités antérieures quand elles ont été croisées ; l'engourdissement, l'apathie, avec des intervalles de crises convulsives.

Cette maladie, qui paraît provenir d'une altération particulière de l'axe cérébro-spinal, est incurable.

IMPUISSANCE. Impossibilité pour les animaux d'exercer l'acte de l'accouplement. Elle peut être produite par toutes les causes de faiblesse et de débilitation, par une trop grande excitation, par la trop grande jeunesse ou par la vieillesse. Il importe donc d'empêcher les accouplements avant que les animaux n'aient atteint l'âge voulu pour que la fécondation ait lieu ; d'éloigner de leur régime tout ce qui pourrait développer l'excitation de l'appareil génital chez ceux qui la ressentent déjà ; de rendre de la vigueur à ceux qui sont affaiblis, sans chercher à combattre l'impuissance par des médicaments excitants qui, loin de leur rendre leur ardeur, les plonge dans une prostration générale, souvent irrémédiable. Voyez *Accouplement*, *Faiblesse*, *Priapisme* et *Satyriasis*.

INANITION. État de faiblesse et d'épuisement, causé par le manque d'aliments, la dureté du fourrage que les trop jeunes animaux ne peuvent mâcher ; par une nourriture malsaine et insuffisante, de longues maladies, la présence de vers dans l'estomac ou une grande irritation des fibres de cet organe.

Le traitement varie selon les causes. Aux animaux qui ont l'estomac irrité, il faut des adoucissants ; à ceux qui ont des vers, des vermifuges ; à ceux qui relèvent de longues maladies, les soins de la convalescence ; à ceux qui ont souffert de la faim et de la fatigue, du repos et une nourriture substantielle. Mais il faudra se garder d'un trop brusque passage d'un régime à un autre : on commencera par les boissons légèrement nourrissantes, l'eau blanchie, une décoction de son, de foin ; puis le fourrage vert. Lavements d'eau froide, avec un peu de sel marin. Voyez *Faiblesse*, *Convalescence*, *Vermifuges* et *Adoucissants*.

INAPPÉTANCE ou **ANOREXIE**. Diminution sensible ou perte entière de l'*Appétit*. Voyez ce mot.

INCISIFS. Nom donné aux médicaments qui ont la propriété de détendre les tissus, de diminuer les spasmes.

Breuvage incisif, avec le kermès. Mêlez 120 grammes de miel avec 30 grammes de kermès dans un litre d'eau, pour administrer au cheval en une ou deux fois, ce qui pourra être répété.

Breuvage incisif, avec l'oxymel simple. Mêlez 240 grammes d'oxymel simple, 60 grammes de poudre d'aunée et 60 grammes de poudre de guimauve dans 2 litres d'eau commune, pour administrer en une seule fois au bœuf et en deux fois au cheval.

Breuvage incisif fondant. Mêlez avec 120 grammes de miel les poudres suivantes : Gomme arabique, 30 grammes ; sulfate de potasse, 30 grammes ; kermès minéral, 25 grammes ; ajoutez peu à peu 1 litre et demi d'eau commune, remuez le tout et administrez en une seule fois au bœuf, et en deux fois au cheval.

Poudre adoucissante incisive. Mêlez et passez au tamis 4 parties de kermès avec les poudres suivantes : de réglisse, 10 parties ; d'aunée, 4 parties ; de guimauve, 6 parties. Cette poudre s'administre au cheval à la dose de 60 grammes dans du miel ou du son. Elle facilite l'expectoration dans la toux humide.

INCISION. Solution de continuité produite par un instrument tranchant. Les chirurgiens ont recours aux incisions dans toutes les grandes opérations. Le bistouri, dont la forme varie selon les besoins, est le plus usité des instruments avec lesquels on pratique les incisions. Les principales espèces sont : *le bistouri droit, le bistouri à tranchant convexe, le bistouri boutonné, le bistouri* dit *feuilles de sauge*, etc. Voyez *Scarifications*.

INCONTINENCE D'URINE. Écoulement involontaire et ordinairement non douloureux de l'urine par les voies naturelles. Cet écoulement peut être complet ou incomplet ; dans le premier cas, il est permanent ou continu ; dans le second, il n'est que temporaire. Les causes de cette maladie sont : soit une affection de la vessie ou de son col ; la présence de *calculs* ; soit certaines maladies aiguës du cerveau ou de la moelle épinière, les fièvres de mauvais caractère, la syncope, les convulsions, l'épilepsie, etc. On traite l'incontinence d'urine, qui a pour cause l'irritabilité de la vessie, par des boissons mucilagineuses et calmantes, des injections de même nature, des bains locaux de vapeurs aqueuses, des sachets de substances émollientes cuites, appliquées sur les reins ; celle qui a pour cause le relâchement du col de la vessie, par les toniques, les excitants généraux et locaux ; celle qui a pour cause des *calculs*, en faisant disparaître ceux-ci (voyez *Calculs*) ; celle qui a pour cause une paralysie de la vessie ou une inflammation de cet organe, comme nous l'avons indiqué en ces cas. Voyez *Cystite*.

INDIGESTION. Trouble passager dans l'acte de la digestion. L'indigestion diffère de la *gastrite* en ce que, dans cette dernière, l'estomac est malade, même en dehors de la présence des aliments, et de l'empoisonnement, qui résulte de l'ingestion dans l'estomac, de matières non-seulement réfractaires aux voies digestives, mais capables d'exercer une action plus ou moins promptement mortelle.

Les animaux *herbivores* sont plus exposés aux indigestions que les animaux *carnivores*, surtout quand ils mangent vite et beaucoup, après avoir souffert quelque temps de la faim. Les indigestions sont plus graves chez les *herbivores*, parce qu'ils ne peuvent, comme les *carnivores*, se débarrasser par le vomissement des substances qui surchargent leur estomac. Elles sont plus fréquentes aussi chez eux, et particulièrement chez *ruminants*.

La voracité n'est pas la seule cause des indigestions, il y a encore la qualité des aliments ; ainsi sont très-indigestes : les pailles rouillées, l'avoine échauffée, les foins poudrés, vasés, moisis, mal fanés, récoltés pendant les pluies, décolorés par une longue exposition au soleil, etc. Le trèfle et la luzerne, pâturés au moment où le soleil vient de boire la rosée qui les recouvrait, donnent l'*indigestion gazeuse*. Voyez *Tympanite*.

L'indigestion *simple* se guérit, chez les carnivores, après les vomissements ; chez les herbivores, on la combat par les stimulants, les purgatifs. Pour éviter ces sortes d'accidents aux animaux, il faut leur donner : du repos avant et après les repas ; des aliments sains, en quantité raisonnable et en temps opportun ; enfin les occuper par des travaux ou des exercices modérés et soutenus. On ne doit pas les laisser se gorger d'aliments verts ; il ne faut leur permettre de boire qu'un certain temps après avoir mangé ; l'eau sera de bonne qualité et pas trop froide. Voyez *Eau*.

Tels sont les moyens préservatifs des indigestions indiqués par l'hygiène.

Le cheval, moins sobre que l'âne et le mulet, est de tous les herbivores à un seul estomac celui qui est le plus sujet aux indigestions simples. Quand il en est atteint, il a du dégoût pour les aliments, porte la tête basse, bâille fréquemment, a le pouls dur et plein, tourne le nez vers le flanc ; ses excréments exhalent une odeur très-forte et sont en partie formés de débris de fourrage et de grains non attaqués par les organes digestifs. L'indigestion très-intense peut susciter de graves accidents, tel que le *vertige abdominal*. Voyez *Vertige*.

Traitement : diète ; pour boisson des infusions de plantes aromatiques, de liqueurs vineuses ou spiritueuses tièdes ; lavements émollients ; frictions sèches sous le ventre, qu'il faut tenir chaudement couvert ; puis, d'heure en heure, une bouteille d'eau salée ; légères promenades au pas. Si le mal persiste, des purgatifs doux et même une saignée. Pour les *indigestions gazeuses*, voyez *Tympanite*.

INDURATION. Endurcissement du tissu de certains organes, à la suite d'une *inflammation*, qu'elle termine souvent. Les indurations produites par des irritations plus ou moins vives, se traitent par les *toniques résolutifs* ou *fondants*.

On appelle *induration grise* la pneumonie chronique. Voyez *Pneumonie*.

FECTION. Mode de propagation d'une maladie par l'intermé aire d'un air impur. Voyez *Assainissement*, *Désinfection*, *Hygiène*, *Épizooties* et *Contagieuses (Maladies)*.

INFILTRATION. Accumulation plus ou moins abondante d'un

liquide quelconque (sang, pus, urine, sérosité) ou de l'air, dans les aréoles ou interstices d'un tissu et particulièrement du tissu conjonctif ou cellulaire. Traitement : donner issue au liquide au moyen du bistouri, des scarifications, des mouchetures; ou bien employer des topiques résolutifs sur la partie infiltrée. Voyez *Anasarque* et *Pousse*.

INFLAMMATION, PHLOGOSE ou **PHLEGMASIE**. Nom donné à la plus fréquente et la première de toutes les formes de l'*irritation*; état que l'on retrouve dans la plupart des maladies, pour ne pas dire dans toutes, soit comme essence même de ces maladies, soit comme effet, soit enfin comme complication. Son nom indique l'analogie qui se trouve entre les phénomènes qu'il exprime et ceux qui se passent pendant la combustion. En effet, quand, sous l'action de causes diverses, la peau devient rouge, brûlante, tuméfiée et douloureuse, on dit alors qu'elle s'*enflamme*. Aussi donne-t-on, en médecine, les quatre faits suivants comme caractères habituels de l'inflammation : la *rougeur*, la *douleur*, la *chaleur* et le *gonflement*.

La *rougeur* provient d'un abord plus considérable de sang dans la partie où se passe le phénomène dont nous nous occupons; la *douleur*, de la compression ou, pour mieux dire, d'une excitation des nerfs par les vaisseaux sanguins, plus remplis qu'ils ne le sont ordinairement ; la *chaleur*, de l'accélération du mouvement vital ; et le *gonflement*, de l'abord de tous les fluides en plus grande quantité que dans l'état normal. Quelques-uns de ces faits, pour être habituels, ne sont cependant que constants : c'est ainsi que la *rougeur* n'est pas toujours prononcée; d'ailleurs, elle n'est pas toujours bien appréciable chez tous les animaux, lorsqu'elle a son siège sur la peau, et que cette membrane n'est pas susceptible de prendre cette teinte.

De son côté, la *douleur* peut tenir à toute autre cause qu'à l'inflammation, et ici encore, la constatation est souvent difficile ; de même, la *chaleur* n'est, le plus ordinairement, point appréciable ; enfin le *gonflement* fait souvent défaut. Le rôle important, pour ne pas dire absolu, que joue l'inflammation dans la plupart des maladies, en a fait désigner un grand nombre par une terminaison ou une désinence indiquant cet état ; cette terminaison est *ite*, ajouté au nom grec ou latin de l'organe affecté : *hépatite*, inflammation du foie ; *néphrite*, inflammation des reins ; *entérite*, de l'intestin ; *gastrite*, de l'estomac ; *cystite*, de la vessie ; *pneumonie*, des poumons ; *otite*, des oreilles, etc. On trouvera les détails convenables aux articles particuliers à chaque maladie. Disons seulement ici, au point de vue général, que les moyens les plus ordinairement employés contre l'inflammation sont les *antiphlogistiques* (voyez ce mot) et surtout la diète. Voyez *Phlegmon*.

— *Inflammation des articulations des membres*. Voyez *Poulain*.

INFUSION. 1º Action d'*infuser*, c'est-à-dire de mettre, durant un certain temps, une drogue dans quelque liqueur pour que celle-ci en tire le suc ; 2º la chose infusée ; 3º opération chirurgicale au moyen de laquelle on injecte une liqueur dans une veine qu'on a ouverte.

INJECTIONS. Nom donné 1º à des liquides qu'on introduit, à l'aide d'une seringue ou autre instrument approprié, dans une cavité naturelle ou accidentelle du corps, dans le but de remplir une indication médicale ; 2º à cette action même. Dans les conduits de l'intestin rectum, les injections prennent le nom de *lavements* (voyez ce mot). — Il faut 1º pousser doucement l'injection qui s'adresse à un organe délicat ; 2º favoriser sa sortie, soit par une douce pression, soit par une position avantageuse ; 3º ne pas en prolonger l'emploi, quand on voit que les parties sont en bon état ; 4º se servir d'une seringue à grosse courbe si la cavité est considérable.

Injection émolliente et anodine. Faites bouillir une poignée d'espèces émollientes, 15 grammes de semences de lin, 15 grammes de têtes de pavot écrasées, pendant un quart d'heure, dans un litre d'eau commune, ajoutez-y 15 grammes de laudanum liquide et mêlez exactement le tout.

Injection astringente. Mêlez ensemble, pour employer de suite : 30 grammes d'eau de Rabel, 120 grammes de miel, avec

240 grammes d'eau distillée ; ou bien, mêlez pour plusieurs injections du même genre : 15 grammes d'extrait de saturne (acétate de plomb,) 240 grammes de vinaigre, avec un litre d'eau de roses.

Injection excitante détersive. Mêlez exactement 500 grammes de gros vin rouge, 500 grammes de forte infusion aromatique, avec 120 grammes de teinture d'aloès ; agitez le vase avant d'employer la liqueur.

INNÉES (*Maladies*) Voyez *Héréditaires* (*Maladies*).

INOCULATION. Insertion des matières claveleuses et péripneumoniques, que l'on pratique sous la queue des bêtes bovines et des bêtes à laine, afin de développer chez elles la *clavelée pneumopleurésie des bêtes bovines*. Voyez ces mots.

INSECTES. *(Piqûres des)* Voyez *Plaie* et *Œstre*.

INSOLATION. Exposition d'un animal faible ou malade à l'action des rayons du soleil, dans le but de ranimer ses forces. Une trop longue insolation manque le but qu'on se propose ; elle peut même développer des affections graves comme l'*épistaxis* ou écoulement du sang par les naseaux, et l'*apoplexie* ou *coup de sang*. Elle engendre aussi des coliques violentes et subites, qu'on traite par des bains et des applications d'eau froide.

INTERMITTENCE. 1º Intervalle inégal qui se trouve entre deux accès d'une maladie quelconque, et pendant lequel les animaux semblent jouir d'une bonne santé. Il en est ainsi dans les fièvres, dans les hémorrhagies *intermittentes*, c'est-à-dire dont les accès sont séparés par des intervalles inégaux, plus ou moins longs, plus ou moins éloignés, plus ou moins réguliers. 2º Temps donné pendant lequel une ou plusieurs pulsations d'une artère viennent à manquer.

INTERNES (*Médicaments*). Voyez *Médicaments*.

INTUMESCENCE. Tumeur d'une étendue considérable.

INVAGINATION. Voyez *Volvulus*.

IRRÉDUCTIBLE. Se dit d'une *fracture,* d'une *luxation,,* d'une *hernie*, qui ne peut être *réduite*, c'est-à-dire remise en place.

IRRITATION MORBIDE. Augmentation de l'action organique d'un tissu, au-delà des limites compatibles avec ses fonctions ; cause première des maladies. L'irritation morbide est d'abord locale. Elle trouble, dérange, affaiblit plus ou moins profondément la fonction du tissu qu'elle occupe, selon son intensité, en ceci contraire à l'*irritation nutritive*, qui augmente toujours l'énergie de la fonction. L'irritation morbide, premier degré de l'exaltation des propriétés vitales d'une partie quelconque du corps, a pour forme primitive l'*inflammation* (voyez ce mot) ; elle peut se développer sous l'influence de presque tous les agents de la nature ; ainsi un grain de sable entre dans l'œil, il l'irrite, l'œil pleure, rougit, ce qui prouve que l'action vitale est augmentée dans cette partie ; de même un vomitif irrite l'estomac, un purgatif irrite les intestins, des vapeurs âcres irritent les poumons et produisent la toux, etc. La première chose à faire dans l'irritation, est donc de combattre la cause qui l'a produite, et la cause cessant, presque toujours le mal cessera. Si cependant on s'y était pris trop tard et que l'irritation ait persisté, et même fait des progrès, il y aurait *inflammation*, comme nous l'avons dit, et il faudrait agir en conséquence. Voyez *Névrose* et *Aiguës (Maladies)*.

ISCHURIE. Voyez *Rétention d'urine*.

ISOLEMENT. Action d'isoler ou de séquestrer les animaux atteints de *maladies contagieuses*.

IXODE. Voyez *Tique*.

J

JAMBE ARQUÉE. Voyez *Arqué (Cheval)*.

JAMBE BOULETÉE. Voyez *Bouleté*.

JARDE ou **JARDON**. Tumeur plus ou moins volumineuse, qui se développe sur le côté externe inférieur et un peu postérieur du jarret du cheval, et qui résulte du gonflement de la tête du péroné externe du canon. Ce genre d'exostose, souvent très-grave dans ses suites, se traite par le *feu*.

JARRET CERCLÉ. Celui qui est entouré de tumeurs dures. Pour le traitement, voyez le mot *Ankylose*.

JARS. Voyez *Oie*.

JAUNISSE. Voyez *Ictère* et *Pourriture*.

JAVART. L'une des plus graves maladies du pied du cheval, surtout pour celui qui est destiné à une vive allure et pour celui qui habite les grandes villes. Cette affection exige un long traitement, et souvent une opération grave, à la suite de laquelle l'animal peut rarement travailler.

Le *javart cartilagineux* est la carie partielle du fibro-cartilage de l'os du pied des animaux solipèdes. Il a pour causes des violences, le plus souvent extérieures, des contusions, un clou qui a pénétré dans la sole du talon, et a atteint la partie postérieure du cartilage. La carie s'annonce par une tumeur dure, chaude, douloureuse, qui survient à la couronne, sur le côté correspondant à l'affection; une ou plusieurs fistules s'ouvrent parfois et jettent une humeur puriforme, claire, visqueuse, glaireuse; la boiterie augmente de plus en plus. Au début de la maladie, on aura recours aux cataplasmes émollients ; on pourra tenter l'extirpation du point altéré avec l'instrument tranchant, si la carie est très-circonscrite. Dans le cas contraire, ou bien encore, si ce moyen échoue, il faut employer le *feu*, les *caustiques*, ou extirper complétement le fibro-cartilage, opération extrémement délicate, après laquelle on laissera la plaie saigner quelque temps, pour la panser ensuite avec des plumasseaux légèrement mouillés avec de l'eau-de-vie, du vin, etc.

Traitement antiphlogistique actif après l'opération. Le cheval opéré sera un mois ou deux sans travailler, jusqu'à ce que la claudication ait disparu, et que la corne régénérée ait repris de la consistance pour le genre de ferrure convenable. Voyez *Ferrure*.

Le *javart cutané*, petite tumeur conique qui s'élève en pointe, dans le corps de la peau du paturon, s'abcède et laisse sortir un *bourbillon*, ou petite masse mortifiée, reconnaît pour causes les piqûres et la malpropreté. Elle cède ordinairement aux cataplasmes émollients, au repos, et, si besoin est, à une incision pour hâter la sortie du bourbillon. On a vu cependant certains de ces javarts se gangréner ; alors on aura recours au traitement que nous avons indiqué à l'article *Gangrène*.

Le *javart incorné* a son siége sous la corne, ordinairement à l'un des quartiers. Il a pour causes les *piqûres*, chocs extérieurs, *clous de rue*, etc. ; il est accompagné de fièvre, de boiterie, et s'annonce par un gonflement inflammatoire et par la matière qui fuse sous le biseau. Traitement : Enlever toutes les portions de corne soulevées par le pus. Quelquefois on est obligé de faire l'opération de la *Dessolure*. Voyez ce mot.

Le *javart tendineux* ou *nerveux*, tumeur qui se forme soit sous un des nerfs du paturon, soit sur un de ces nerfs, soit enfin plus haut que le boulet, à côté du gros nerf des jambes de derrière, se traite par les irrigations froides continues, dont l'action sédative est souveraine. Il faut inciser les phlegmons métatarsiens lorsque la maladie s'annonce par de grandes douleurs et par une fièvre de réaction. En débridant, on produit la détente des tissus enflammés, et l'on fait disparaître la douleur et la fièvre. Le *javart tendineux* est plus commun chez les chevaux de trait, surtout chez ceux qui marchent dans la boue, ou qui habitent des écuries humides, et où ils ont constamment les pieds dans le fumier..

JETAGE. Écoulement de mucus par les naseaux. Voyez *Coryza, Gourme, Morve* et *Aiguës (Maladies)*.

JUMENT. Femelle du cheval. Voyez *Cheval, Races, Allaitement, Parturition*, etc.

JURISPRUDENCE *relative au commerce des animaux.* Voyez *Garantie.*

K

KÉRAPHYLLOCÈLE. Tumeur cornée qui résulte d'une irritation secrétoire du tissu podophylleux, de forme arrondie, cylindrique, conique ou pyramidale, tantôt fistuleuse ou perforée, tantôt pleine, qui se développe à la face interne de la muraille du pied du cheval, le plus souvent du pied antérieur. La claudication augmente avec le volume de la tumeur cornée. On reconnaît cette affection quand elle s'est propagée jusqu'au bord plantaire de la paroi (après avoir paré le pied à fond), à un épaississement de quelques feuillets formant une espèce de colonne dont la partie inférieure présente une surface blanchâtre très-dure, ou à une petite tâche ou cavité noire en dessous de la ligne blanche qui sépare la sole de la muraille, souvent accompagnée de fistule interne. On la traite par l'ablation de la portion de muraille qui correspond au kéraphyllocèle. Après l'opération, le pansement a lieu comme celui qui suit l'opération du javart cartilagineux. Voyez *Javart.*

KYSTE. Sacs ou cavités membraneuses sans ouverture, qui affectent accidentellement l'intérieur des tissus et renferment, soit liquide, tantôt limpide, séreuse, blanchâtre, jaunâtre, rougeâtre ; tantôt huileuse, gélatineuse, graisseuse, caseuse, soit des plaques cartilagineuses, osseuses, des corps étrangers, des vers hydatiques, des poils, etc. Les kystes se montrent dans toutes les parties du corps des animaux, excepté les os et les cartilages. Quand les kystes ne peuvent être extirpés, à cause de la place qu'ils occupent, on procède à leur incision ; on ouvre la poche, on évacue son contenu, et on le remplace par une injection iodée, ou bien en détruit les parois de la tumeur par le *feu* ou de légers escharrotiques. Voyez *Loupe*.

L

LACRYMALE *(Fistule)*. Voyez *Fistule*.

LACTATION. Voyez *Allaitement*.

LADRERIE, NOSCLÉRIE ou **POURRITURE DE SAINT-JACQUES**. Maladie qui attaque le cochon, et dont les causes sont tout à fait hypothétiques. Elle attaque principalement les cochons de deux à trois ans. Elle est caractérisée par le développement dans le tissu cellulaire de nombreuses *hydatides* ou vers renfermés dans des kystes où ils vivent solitaires et plongés dans un liquide analogue à celui qui remplit la vessie caudale.

Cette affection commence par la langueur et la faiblesse générale ; quelquefois, mais pas toujours comme on l'a cru longtemps, les vésicules ladriques se montrent sous la langue ; l'animal est boursouflé, jamais il ne peut engraisser. La chair du cochon ladre doit être rejetée de la consommation ; entre autres maladies, elle donne le *tœnia solum* ou *vers solitaire*.

La ladrerie est incurable.

LAIT. Le bon lait n'est ni trop clair ni trop épais ; il est d'un blanc mat et d'une saveur douce et agréable. Si la femelle est trop jeune, elle donne un lait séreux ; si elle est trop vieille, un liquide imparfait. Le lait d'une femelle en chaleur, ou qui approche du vêlage, ou qui a mis bas récemment, est d'une qualité très-inférieure. La traite du lait doit se faire avec une grande propreté. Les personnes chargées de ce soin doivent se laver les mains avant ce travail, et laver aussi les mamelles de l'animal. Les bêtes donnent d'autant plus de lait qu'elles sont bien nourries, et bien soignées.

LAMPAS. Voyez *Fève*.

LAPIN. Genre de mammifères de la famille des rongeurs. Les *lapins domestiques* ou *clapiers*, deviennent beaucoup plus gros que les *lapins sauvages* ou de *garenne*. Les premiers s'élèvent au *clapier* (voyez ce mot). Il ne faut faire couvrir les lapines qu'à l'âge de 6 mois ; elles portent trente jours environ, et chaque portée varie de 2 à 10 petits. A un mois, les lapereaux mangent seuls ; à deux mois, on peut les lâcher dans le clapier avec les autres. Auparavant il faut châtrer les mâles.

On ne doit pas donner trop d'herbes succulentes aux lapins, parce que cela leur donne des indigestions, et une *ascite*, dite *dase* ou *gros-ventre* (voyez *Dase*). L'humidité, qui est le plus grand ennemi des lapins, les fait tomber quelquefois dans un état de maigreur, d'étisie, dans laquelle ils sont atteints d'une gale contagieuse et qu'on peut arrêter par le même traitement que celui indiqué au mot *Dase*.

LAPINIÈRE. Voyez *Clapier*.

LARMOIEMENT ou **EPIPHORA**. Maladie des yeux, caractérisée par des larmes qui s'en échappent involontairement et continuellement. Il accompagne généralement d'autres maladies et cessent quand elles sont guéries. Quand il est le résultat de l'obstruction des points lacrymaux, on a recours aux injections détersives, et à l'introduction d'une sonde très-flexible et mousse. Voyez *Fistule lacrymale*.

LARYNGITE. Inflammation du larynx. Voyez *Angine*.

LARYNGO-PHARYNGITE. Inflammation du larynx et de l'arrière-bouche. Voyez *Angine*.

LARYNGOTOMIE. Opération par laquelle on pratique une ouverture dans le larynx, pour donner passage à l'air, lorqu'un obstacle dans les cavités nasales s'oppose à la respiration. Voyez *Trachéotomie*.

LAVEMENTS. Nom donné à des médicaments liquides dont l'emploi est fréquent dans la médecine vétérinaire et qu'on introduit par le rectum dans les gros intestins, à l'aide d'une seringue. On les prépare avec telle ou telle substance, selon qu'il importe qu'ils soient *toniques*, *émollients*, *adoucissants*, *calmants*, *narcotiques*, *stimulants*, *résolutifs*, *astringents*, *vermifuges*, *purgatifs*, *alimentaires* ou *nutritifs*, etc.

Ces sortes d'injections se préparent comme les breuvages et les boissons ; si l'on y fait entrer du camphre, on a soin de le dissoudre auparavant dans l'alcool ou dans un jaune d'œuf.

On prescrit les lavements, tantôt froids, tantôt chauds. On ne les donnera ni trop tôt avant que les animaux aient mangé, ni trop tard après qu'ils ont pris leur nourriture. Avant de donner un lavement médicamenteux à un animal, il est bon de lui en donner un simple, après lui avoir vidé le rectum avec la main.

Lavement simple. Faites une décoction d'une poignée de mauve ou de guimauve et une poignée de graines de lin dans 2 litres d'eau commune, et administrez tiède en une seule fois. On en peut donner plusieurs semblables en un jour.

Lavement simple miellé. (Plus relâchant que le précédent). Faites une décoction de 160 grammes de graines de lin dans 2 litres d'eau, coulez, ajoutez à la colature 180 grammes de miel commun et 120 grammes d'huile douce de pavot ; agitez le mélange et donnez en une seule fois.

Lavement émollient. Faites une décoction avec 5 têtes de pavot et 1 litre et demi de son de froment dans 2 litres d'eau.

Lavement adoucissant. Faites bouillir 60 grammes de racines de guimauve, 60 grammes de graines de lin, dans 2 litres d'eau et ajoutez 120 grammes d'huile d'olive.

Lavement adoucissant calmant. Faites bouillir pendant un

quart d'heure 60 grammes de têtes de pavots concassés, dans
2 litres d'eau ; ajoutez 60 grammes de graines de lin, et continuez l'ébullition pendant un autre quart d'heure ; passez au tamis de crin ; ajoutez une quantité suffisante de beurre frais ou
d'huile d'olive ; laissez refroidir au degré convenable et administrez.

Lavement émollient calmant. Faites bouillir trois poignées d'espèces émollientes et six poignées de têtes de pavots blancs concassés dans 2 litres d'eau ; passez dans un tamis de crin, et au
moment d'administrer, ajoutez 120 grammes de baume tranquille ou d'huile d'olive.

Lavement stimulant. Faites dissoudre 30 grammes de sel
ammoniac dans 1 litre 50 d'infusion d'absinthe, et administrez
en une seule fois ; ou encore, faites fondre, pour un seul lavement, 30 grammes de savon noir et 30 grammes de sel de cuisine dans 2 litres d'eau.

Lavement purgatif. Faites infuser pendant 5 ou 6 heures dans
3 litres d'eau 60 grammes de feuilles de séné, et faites-y dissoudre 30 grammes de sulfate de magnésie (sel d'Epsom) ; ou si
vous voulez faire un lavement purgatif plus irritant que celui-là,
faites bouillir pendant un demi quart d'heure 60 grammes de
feuilles de tabac et 60 grammes de feuilles de séné dans 3 litres
d'eau, passez et faites dissoudre dans la colature 30 grammes de
sel marin et 4 grammes d'émétique ; administrez en deux doses.

Lavement nutritif. Faites chauffer 2 litres 50 de lait de vache ;
lorsqu'il sera prêt à bouillir, ajoutez 30 grammes de fécule de
pommes de terre auparavant délayée dans un verre d'eau ou de
lait froid ; faites bouillir un instant, pendant lequel vous remue-
rez le liquide ; retirez du feu, et lorsque le lait sera refroidi convenablement, vous délaierez six jaunes d'œufs.

Lavement nutritif avec des bouillons de viande. Faites chauffer
3 litres de bouillon de basse viande ou de tripes ; délayez-y
120 grammes de farine et donnez en une seule fois.

Lavement vermifuge. Faites une décoction de 120 grammes
d'espèces vermifuges dans 1 litre d'eau ; passez-la, mêlez
60 grammes de savon vert et 60 grammes d'huile empyreumatique que vous aurez d'abord combinés ensemble ; administrez

en une seule fois, après avoir eu soin de donner auparavant à l'animal un lavement simple miellé.

Lavement vermifuge, avec la suie. Broyez 120 grammes de suie de cheminée dans 250 grammes d'alcool, et dissolvez ensuite cette espèce de teinture dans 60 grammes d'infusion d'absinthe, pour administrer en une seule fois.

Lavement propre à favoriser la mise bas. Faites infuser une poignée de sommités de rue dans 2 litres d'eau, et dissolvez dans la colature 60 grammes de sel de cuisine, ou encore remplacez la rue par 60 grammes de sabine, et le sel de cuisine par 15 grammes de sel ammoniac.

LAXATIFS. Nom donné à des médicaments qui purgent doucement sans produire de secousse ni d'irritation dans le canal intestinal comme le font la plupart des purgatifs. Les laxatifs, employés généralement comme évacuants, se donnent en *breuvages*, en *lavements*, à des doses au moins quadruples de celles des véritables purgatifs. Ils conviennent dans beaucoup de maladies, entre autres dans les affections inflammatoires des intestins. Parmi les laxatifs, nous citerons le miel, les huiles grasses, la casse, la crème de tartre, le sulfate de magnésie (sel d'Epsom).

LÉNITIFS. Voyez *Adoucissants*.

LEUCOMA. Voyez *Albugo*.

LIGATURE. Compression circulaire au moyen de laquelle on entoure une artère ouverte, d'un fil ciré ou d'une espèce de petit ruban composé de plusieurs fils placés les uns à côté des autres, et d'autant plus large que le vaisseau est plus volumineux. Puis on *étrangle* cette artère pour en effacer le calibre, et par là, arrêter l'effusion du sang. La ligature ne doit embrasser que la tunique du vaisseau et le tissu cellulaire élastique au milieu duquel il est plongé. Les ligatures se détachent entre le 8e et le 30e jour. Lorsque ce détachement se fait attendre trop longtemps, on l'accélère en tordant la ligature à chaque pansement.

LIMACE. Maladie ulcéreuse particulière au pied des animaux didactyles, qui se développe volontiers chez les bœufs et les vaches employés aux travaux agricoles, surtout dans les contrées montagneuses et pierreuses. Elle débute par une légère inflammation de la peau située entre les deux ongles, s'étend en largeur et en profondeur, parfois jusqu'au ligament interdigité, dont elle produit la mortification ; il s'y forme des crevasses ulcéreuses ; la plaie laisse écouler un liquide scoreux.

Cette maladie, qui devient parfois épizootique, a pour causes la malpropreté, les graviers, les fumiers, les boues âcres, les piqûres, etc. Au début, la maladie peut disparaître au moyen des soins de propreté, des cataplasmes, des bains locaux émollients, d'une ou deux saignées de la sous-cutanée du membre malade, de l'onguent populéum si la peau n'est pas entamée. S'il y a plaie, lotions d'eau végéto-minérale ou d'une solution de sulfate de cuivre. Si la limace est ancienne et si elle est passée à l'état ulcéreux, il faut employer les caustiques, tel que l'onguent ægyptial, amputer toutes les chairs de mauvaise nature, et cicatriser avec un *cautère* à pointe arrondie. Quand il n'y a plus qu'une plaie simple, on la panse avec de l'eau-de-vie, après quoi, si la chaleur et la douleur n'existent plus, on a recours aux poudres dessicatives.

LINIMENTS. Nom donné aux médicaments externes avec lesquels on fait des *frictions*. Voyez ce mot.

LINIMENTS ADOUCISSANTS.

Liniment avec la guimauve. Faites bouillir 60 grammes de racine de guimauve dans 5 décilitres d'eau commune jusqu'à réduction du tiers ; passez la décoction ; ajoutez-y 120 grammes d'huile d'olive douce ; agitez le mélange et employez-le de suite.

Liniment adoucissant calmant. Mêlez exactement dans un mortier 2 parties d'onguent populéum, 1 partie d'onguent d'althœa, 2 parties de baume tranquille et une partie de laudanum liquide.

LINIMENTS NARCOTIQUES.

Liniment narcotique simple. (Pour calmer les douleurs aiguës.

surtout celles qui accompagnent l'engorgement des organes glanduleux et des ganglions lymphatiques.) Agitez ensemble 120 grammes d'huile d'olive fine et 60 grammes de laudanum liquide.

Liniment savonneux opiacé. Faites dissoudre 15 grammes de savon blanc dans 60 grammes de teinture alcoolique d'opium ; ajoutez-y 120 grammes d'huile d'olive et opérez le mélange dans un mortier en triturant.

LINIMENTS EXCITANTS.

Liniment excitant résolutif. (Contre les tumeurs indolentes des extrémités). Faites dissoudre 60 grammes de savon blanc et ensuite 15 grammes de sel ammoniac, dans 250 grammes d'alcool à 22°, et conservez pour l'usage ; ou encore, faites dissoudre 40 grammes de camphre dans 40 grammes d'essence de lavande et 17 grammes d'essence de térébenthine, et ajoutez-y 60 grammes de baume tranquille.

Liniment volatil ou ammoniac simple. Mettez 120 grammes d'huile d'olive dans une fiole, puis ajoutez 30 grammes d'ammoniaque liquide, agitez ensuite fortement dans une bouteille, que vous conservez bien bouchée à l'abri du contact de l'air. On peut augmenter l'activité de ce liniment, qui convient dans les engorgements lymphathiques, les rhumatismes et les maux de garrot, en substituant l'essence de térébenthine à l'huile d'olive.

Liniment savonneux camphré. Dissolvez 3 parties de savon blanc et 1 partie de camphre, dans 10 parties d'alcool distillé de romarin.

Liniment mercuriel. (Résolutif pour les engorgements froids et indolents.) Mêlez 60 grammes d'huile d'olive, 10 grammes d'onguent mercuriel double et dix grammes d'onguent ammoniaque.

Liniment dessiccatif. (Pour les crevasses des extrémités, etc.) Battez ensemble une partie d'huile de lin et une partie d'alcool, et employez de suite.

Liniment de cantharides camphré. (Résolutif pour les paraly-

sies.) Faites dissoudre 4 grammes de camphre dans 120 grammes d'huile d'olive et 30 grammes de savon ; ajoutez 25 grammes de teinture de cantharides, mélangez exactement le tout, et
conservez pour l'usage ; ou encore mêlez 3 parties d'huile d'o-
live, 2 parties de teinture de cantharides et 2 parties d'essence
de térébenthine ; faites-y dissoudre 1 partie de camphre, et
conservez le liniment dans une bouteille bien bouchée.

*Liniment contre les brûlures et autres inflammations vives et
récentes des téguments.* Mêlez et agitez dans une bouteille
250 grammes d'eau de chaux et 30 grammes d'huile d'olive.

Liniment contre les brûlures, avec alcali volatil. Mêlez et agitez fortement dans une bouteille 10 parties d'eau de chaux,
4 parties d'huile d'olives, 1 partie d'ammoniaque liquide.

Liniment contre la gale des chiens. Mêlez exactement dans un
mortier, 12 parties de savon vert, et 3 parties de sulfure de potasse en poudre.

Autres liniments antipsoriques. Faites fondre et mélangez
exactement 4 parties d'huile de lin et 1 partie d'onguent citrin ;
ou encore mêlez exactement, en parties égales, du savon vert et
du goudron.

Liniment dessicatif, (dans le cas d'eaux-aux-jambes.) Mêlez
exactement 60 grammes de sous-acétate de cuivre, 120 grammes de goudron et 60 grammes de savon vert ; et employez sous
forme d'embrocation, c'est-à-dire étendus en couches épaisses
sur les parties où on les laisse séjourner aussi longtemps que
possible.

LOMBRIC. Voyez *Vers.*

LIPOME. Tumeur plus ou moins considérable formée sous la
peau par un amas de graisse et qui se développe entre autres
sur le chien. Elle se distingue de la *loupe* par l'inégalité de sa
surface, qui présente diverses éminences. Quelquefois, il arrive
que le lipôme s'enflamme, devient douloureux, s'abcède, ou devient cancéreux. Traitement de la *loupe* voyez ce mot.

LOTHOTOMIE. Voyez *Cystotomie.*

LOTIONS. Nom donné à des lavages répétés que l'on exécute sur quelque partie du corps, avec un linge ou une éponge imbibée d'un liquide chaud ou froid, émollient, relâchant, excitant, calmant, narcotique, astringent, etc., selon les cas.

Lotion simple. Faites une décoction de 30 grammes de graines de lin et d'une poignée de feuilles de mauve dans 4 litres d'eau ; employez tiède.

Lotion émolliente et anodine. Faites bouillir 60 grammes de racine de guimauve dans trois litres d'eau, coulez et ajoutez 60 grammes de laudanum liquide.

Autre lotion émolliente et anodine. Faites une décoction de 6 onces (180 grammes) de racine de guimauve et 4 têtes de pavot, dans 3 litres d'eau bouillante et employez tiède.

Lotion calmante. Faites une décoction dans deux litres d'eau commune, de 2 poignées de feuilles de belladone et 4 têtes de pavot pour employer tiède.

Lotion astringente. Faites une décoction de 8 parties d'écorce de chêne, 4 parties de feuilles de noyer dans trois litres d'eau, et employez presque froid. Si vous la voulez plus active, dissolvez 60 grammes de vitriol vert (sulfate de fer) et 60 grammes d'alun (sulfate d'alumine et de potasse) dans 2 litres d'eau commune, et ajoutez-y 250 grammes de vinaigre.

Lotion excitante. Dissolvez 30 grammes de sel ammoniaque (chlorhydrate d'ammoniaque) dans 1 litre d'eau commune, ajoutez 180 grammes d'alcool et employez de suite ; ou encore, faites infuser trois poignées de sauge officinale dans 2 litres d'eau commune, ajoutez 1 litre de vin rouge, coulez et employez tiède ; ou encore, faites infuser pendant quelques heures deux poignées de menthe poivrée dans 1 litre de gros vin rouge, coulez, et ajoutez ensuite 60 grammes d'eau-de-vie camphrée ; ou encore, faites infuser une poignée de fleurs de sureau dans 2 litres d'eau commune, et ajoutez 60 grammes de sel ammoniac.

Lotion narcotique et calmante. Faites une décoction de deux poignées de feuilles de Belladone, 6 têtes de pavots, 3 litres d'eau commune, et employez tiède.

Lotion savonneuse. Faites dissoudre 125 grammes de savon vert ou blanc dans 2 litres d'eau commune, et ajoutez 8 décilitres d'alcool simple ou vulnéraire.

Lotion antipsorique (contre la gale et les dartres des chevaux et des chiens.) Faites dissoudre 60 grammes de sulfure de potasse dans un litre d'eau commune, et ajoutez 5 grammes d'acide sulfurique ; ou encore, faites une décoction de 2 parties de feuilles de tabac dans 32 parties d'eau commune, dissolvez-y 3 parties de sel de cuisine et 2 parties de savon, passez et employez tiède.

Lotion antipsorique savonneuse. Faites dissoudre 125 grammes de sulfure de potasse et 500 grammes de savon vert dans 8 litres d'eau commune.

LOUPE ou **STÉATOME**. Tumeur plus ou moins circonscrite, indolente, ferme, qui ne se développe guère que dans le tissu cellulaire placé au dessus de la peau qu'elle soulève par sa saillie. Les loupes viennent ordinairement au pourtour des épaules et au poitrail des animaux. Elles offrent des formes très-variées ; le plus souvent cependant elles sont arrondies, avec ou sans collet, c'est-à-dire à base étroite, pour ainsi dire montées sur un pédoncule ou à base large et diffuse. Quand on les ouvre, il en sort ordinairement une matière grumeleuse, d'une odeur aigre, qui ressemble à du miel, quelquefois même à du suif, et qui se trouve renfermée dans une espèce de poche particulière nommée *kyste*. Lorsqu'elles ont acquis un certain volume, la peau qui les couvre peut s'enflammer naturellement ou par une cause accidentelle, et une ulcération s'établir pour laisser échapper la matière contenue. Quand la loupe consiste en une simple accumulation locale de graisse, on l'appelle *lipôme* ; quand le liquide qu'elle contient ressemble au miel, on appelle la loupe *méliceris* ; *athérôme*, quand elle ressemble à une bouillie blanchâtre ; *stéatôme*, quand elle a quelque analogie avec le suif.

La cause de ces tumeurs est inconnue dans son essence même. Les moyens de guérison consistent : 1° à les faire fondre ; 2° à les vider par la ponction faite, soit par le bistouri, soit par la pierre infernale ; 3° à les extirper complétement. Lorsque la tumeur ne contient qu'une substance assez fluide pour que l'on puisse la reconnaître à sa fluctuation il convient de la traiter comme un simple *abcès* (Voyez ce mot). Lorsqu'elle est considérable, on pratique une ouverture de façon à ce que l'air n'y pénètre point, et l'on y fait passer un *séton*, qu'on laisse plus ou moins longtemps suivant l'épaisseur plus ou moins considérable du kyste. Lorsqu'elle est pédiculée, lorsque son pédicule est mince et recouvert de téguments lâches, on a recours à la *ligature*. Lorsque la loupe enkystée est très-adhérente à des parties voisines des nerfs, des tendons, des vaisseaux, il ne faut point la disséquer, mais l'ouvrir dans toute son étendue avec le bistouri, et rattacher la portion du kyste qui pourrait se détacher facilement, après quoi l'on maintient la plaie ouverte jusqu'à ce qu'elle se soit remplie par le fond ; on peut encore en rapprocher les bords. Quand il sera nécessaire d'extirper tout-à-fait le kyste, on commencera par l'ouvrir et par le vider ; puis on rapprochera les bords de la plaie et on les maintiendra au moyen de bandelettes agglutinatives.

LOUPE ou **COUDE**. Voyez *Éponge*.

LOUPET ou **LOUVET**. Variété de charbon des bêtes à laine. Voyez *Charbon*.

LOURDERIE. Voyez *Tournis*.

LUMBAGO. Maladie des lombes, qui atteint surtout les chevaux et les vaches. La région lombaire est alors douloureuse, sensible à la pression, plus chaude qu'à l'ordinaire et parfois fort tendue ; les mouvements sont gênés, la soif ardente, le pouls fréquent. On attribue cette affection aux travaux rudes et excessifs, à l'impression du froid humide, aux vicissitudes atmosphériques. Traitement : applications sur les reins de fomentations émollientes et de liniments calmants ; boissons rafraîchissantes ; repos. A l'état *chronique*, on emploiera les vésicatoires sur la région lombaire, puis la cautérisation transcurrente.

LUNATIQUE. *(Cheval)*. Voyez *Ophthalmie intermittente*.

LUTE. Voyez *Accouplement*.

LUXATION. Déplacement permanent, complet ou incomplet, dans les surfaces par lesquelles deux os, en se touchant, forment une articulation. Ce déplacement est opéré par une violence extérieure, comme un coup, une chute, soit par une action musculaire, c'est-à-dire un mouvement brusque et violent, ou par ces deux causes à la fois. La luxation est ce qu'on appelle vulgairement un *membre démis*.

Les luxations accidentelles sont dites *complètes*, lorsqu'elles attaquent une articulation orbiculaire, et *incomplètes* lorsque les surfaces articulaires ne cessent qu'incomplétement de se correspondre.

La partie luxée est dans l'impossibilité complète d'exécuter aucun mouvement volontaire, et on ne peut lui communiquer le mouvement qu'en faisant éprouver de vives douleurs à l'animal malade. Quelquefois, la luxation se complique d'une contusion avec épanchement de sang, de plaie et de la fracture d'un os qui sont rarement une contre-indication à la réduction, et doivent se traiter suivant les règles que nous avons établies ailleurs.

Pour rétablir les os *démis* on emploie le même moyen que pour les fractures, c'est-à-dire la réduction. Voyez *Fracture*.

On reconnaît que la réduction est opérée à un mouvement brusque ordinairement accompagné d'un bruit très-sensible par lequel les extrémités articulaires séparées par l'accident sont reportées l'une vers l'autre ; à la disparition subite de la difformité ; enfin, à ce que les parties, une fois réduites, ne tendent plus, étant abandonnées à elles-mêmes, à se déplacer. Il faut souvent s'y prendre à plusieurs reprises pour réduire une luxation. Quand on a réussi, pour éviter qu'elle ne se renouvelle, on couvre la partie de compresses trempées dans des liqueurs astringentes, et on applique des bandages, comme dans les cas de fracture. Lorsque l'endroit ne le permet pas, on les remplace par des vésicatoires, des frictions irritantes, etc., qui font naître une inflammation qui tient lieu de bandage. Il faut de 40 à 60 jours pour que la guérison soit complète ; au bout de quelques jours, de légers mouvements sont nécessaires pour prévenir l'*Ankylose*. Voyez ce mot.

En général, plus tôt on essaye de réduire une luxation, plus les résultats doivent être prompts et heureux. Cependant, dans le cas où il y aurait un gonflement inflammatoire très-violent, il faudrait retarder, et traiter ce dernier état avant tout. Quelquefois la résistance des muscles est telle qu'elle s'oppose à la réduction, il faut alors avoir recours aux saignées, à la diète, aux embrocations émollientes, etc.

LUXATION DE LA ROTULE. Voyez *Poulain.*

M

MAGISTRAUX (*Médicaments.*) Voyez *Médicaments.*

MAIGREUR. Voyez *Amaigrissement.*

MAL. Nom donné à tout état opposé à l'état de santé.

MAL D'ANE. Nom donné aux crevasses qui entourent parfois la couronne du cheval, de l'âne et du mulet. Voyez *Crevasses, Crapaudine,* et *Eaux aux jambes.*

MAL DES ARDENTS. Voyez *Erysipèle.*

MAL DE BOUCHE. Voyez *Aphtes.*

MAL DE BOIS ou **MAL DE BROU.** Voyez *Maladie des bois.*

MAL CADUC. Voyez *Épilepsie.*

MAL DE CERF. Voyez *Tétanos.*

MAL D'ENCOLURE. Voyez *Mal de garrot.*

MAL DE FEU ou **MAL D'ESPAGNE.** Voyez *Vertige.*

MAL DE GAROT. Nom donné aux meurtrissures, plaies, blessures plus ou moins graves qui affectent parfois le garrot du cheval et souvent même la partie postérieure de l'encolure.

Les causes de ces affections sont les pressions, les pincements, et particulièrement les frottements exercés sur le garrot ou sur l'encolure par la selle, un collier grossier, trop étroit, mal rembourré ; les coups de dents des autres chevaux ; l'habitude de desseller les chevaux immédiatement après leur rentrée à l'écurie, etc.

Lorsqu'il y a tuméfaction à la suite de contusions sans plaie, et récente, on se trouve bien d'appliquer sur la tumeur un gazon frais, et de bien sangler la selle par dessus ; de la neige, de la glace , des compresses imbibées de la solution de pierre de Knopp. Si l'inflammation survient, on aura recours aux vésicatoires.

Lorsqu'il y a tumeur indolente et fluctuante, on emploiera les frictions d'alcool, et quand le liquide que contient la tumeur a disparu, on appliquera un vésicatoire. Ces moyens reconnus impuissants, on fera une ou deux incisions de chaque côté de la tumeur, afin de donner issue au liquide ; on détergera avec de l'eau commune mêlée à quelques gouttes d'eau de-vie ; on appliquera un appareil pour comprimer ; enfin l'on pansera comme une plaie simple. Lorsqu'il y a abcès, on le ponctionnera, à la partie la plus déclive, quand la fluctuation sera bien manifeste, on introduira de l'onguent vésicatoire dans la cavité de l'abcès.

Les sétons et les mèches sont à recommander quand le mal a acquis un volume énorme, qu'il est profond ou qu'il y a plusieurs foyers purulents.

Lorsqu'il y a carie, on hâte la mortification des parties malades, par la cautérisation, au moyen de cette mixture : Dissolvez dans 1 litre de vinaigre 60 grammes de sulfate de zinc cristallisé et 60 grammes de sulfate de cuivre cristallisé ; ajoutez-y peu à peu 120 grammes de sous-acétate de plomb liquide ; agitez ce mélange, et détergez les plaies avec ce liquide ; vous en injecterez dans les trajets fistuleux, et continuerez tous les jours jusqu'à ce que le pus soit de bonne qualité et que la plaie ait changé d'aspect. Dans certains cas, la cautérisation a lieu avec le fer rouge. Enfin, quand cela est possible, on remplace l'emploi du feu par l'ablation de la partie cariée, au moyen d'une petite scie ou d'une feuille de sauge. Après quoi on panse la plaie avec une étoupade imbibée d'eau alcoolisée, que l'on maintient à l'aide d'une suture à bourdonnets. Voyez *Mal de taupe*.

MAL DE GORGE. Voyez *Angine*.

MAL DE LANGUE. Voyez *Glossanthrax*.

MAL DE PIED. Voyez *Piétain*.

MAL DE PIS. Voyez *Araignée* et *Mammite*.

MAL DE ROGNON. Mal aux reins qui a les mêmes causes, les mêmes symptômes et le même traitement que le *mal de garrot*.

MAL DES ANTENNES. Maladie des abeilles, caractérisée par la perte de la vivacité, la langueur, et l'enflure de l'extrémité des antennes qui prend une teinte jaune. On guérit cette maladie en plaçant dans la ruche une assiette ou une soucoupe dans laquelle on a mis du vin d'Espagne, ou du sirop fait de bon vin, de sucre et de miel.

MAL SACRÉ. Voyez *Épilepsie*.

MAL DE SAIGNÉE. Voyez *Saignée*.

MAL DE TAUPE, TALPA ou **TESTUDE**. Nom donné à la même affection que celle appelée *mal de garrot*, quand elle survient à la partie supérieure et antérieure de l'encolure, en arrière du toupet et des oreilles. Pour le traitement, voyez *Mal de garrot*.

MAL DE TÊTE DE CONTAGION. Voyez *Anasarque*.

MALADIE ou **AFFECTION**. Nom donné à toute altération notable, soit dans la position ou la structure des parties, soit dans l'exercice d'une ou de plusieurs fonctions.

Les maladies sont dues à une infinité de causes diverses ; surtout au mépris des lois de l'*Hygiène*. Voyez ce mot.

Les causes les plus ordinaires des maladies des animaux domestiques sont : 1º Les mauvais traitements ; 2º la malpropreté des étables, écuries, etc. ; 3º l'excès de travail ; 4º le manque de soins, tel que *pansement*, etc. ; 5º l'action d'un air froid sur l'animal en sueur ; 6º l'exposition trop prolongée à un air humide et trop chaud, ou à un air froid et humide ; 7º l'infection par un virus.

Les animaux malades ont les yeux mornes et tristes ; ils refusent les aliments ou mangent peu. On doit s'empresser alors d'examiner leur bouche, leur ventre, leur poitrine, leurs excréments, leurs urines. Si l'on a lieu de penser que le dégoût et la langueur viennent d'un excès de travail ou d'*un chaud et froid*, on a recours au repos, à la diète et aux boissons délayantes.

Le siége des maladies varie beaucoup ; les unes sont *extérieures*, les autres *intérieures* ; on les divise aussi en *aiguës, chroniques, héréditaires, contagieuses, épizootiques, sporadiques, congéniales* ou *innées, enzootiques*, etc. (Voyez ces mots).

Le cours des maladies est partagé en 3 *périodes*, ou phases qu'elles doivent parcourir, qui sont : l'*accroissement*, l'*état* et le *déclin*. Elles sont précédées par le *début* ou l'*invasion*, qui n'a pour ainsi dire pas de durée, et qui est le moment où l'affection commence. L'*accroissement*, dit aussi *crudité, irritation, progrès* ou *augment*, se distingue par de la chaleur, du malaise, des troubles ; l'*état* ou *coction* par la plus grande intensité des symptômes ; enfin le *déclin*, dit *crise* ou *terminaison* commence lorsque l'intensité des symptômes diminue ou lorsque la maladie marche vers une terminaison funeste. Les maladies se terminent encore par une autre maladie, ce qui s'appelle *métastase*, par la mort ou par la *Guérison*. Voyez ce mot et les mots *Convalescence, Rechute, Médicaments, Méditation, Aiguës*, etc.

MALADIE DES BOIS, MAL DE BOIS ou **MAL DE BROU**. Inflammation aiguë de la membrane muqueuse intestinale accompagnée de pissement de sang ou *Hématurie*. (Voyez ce mot.) Comme souvent cette dernière affection, la maladie des bois est due à ce qu'on laisse paître au printemps les herbivores dans les bois où ils mangent les jeunes bourgeons, surtout ceux du chêne, du frêne et de charme.

Traitement : toniques et antiputrides en lavements et en breuvages.

MALADIE DES CHIENS, MALADIE *(la)*, **MORVE** *(la)*, **CATARRHE, RHUME, CORYZA** ou **GASTRO-BRONCHITE DES CHIENS.** Affection particulière, qui attaque généralement les jeunes chiens. On en ignore la nature et les causes. Elle passe généralement pour une espèce de *gourme*. Symptômes : Tristesse, lassitude, diminution et dépravation de l'appétit; puis : abattement, faiblesse; l'animal se couche sur le côté et refuse d'obéir; ses yeux sont chassieux, sa tête pesante, sa gueule brûlante, la pituitaire enflammée et sèche; toux, qui augmente à la seconde période; les narines et quelquefois la gueule laissent échapper une abondante mucosité, d'abord limpide et claire, ensuite épaisse, jaune, verte; en même temps le chien vomit et sa faiblesse augmente; si la troisième période doit aboutir à la mort, les symptômes s'aggravent; ses yeux se vitrent, pleurent, s'éteignent; il fuit les aliments avec dégoût; ses urines sont fétides; de sa bouche s'écoule une bave gluante et écumeuse, comme dans la rage; il a des convulsions. Si, au contraire, il y a mieux, l'animal guérit 25 ou 30 jours après.

Cette maladie est souvent compliquée d'*ophthalmie*, de *catarrhe de la vessie* ou *cystite*, d'*épilepsie*, de *chorée*, de *pneumonie*, de *coma*, etc.

Traitement : si la maladie paraît susceptible de parcourir régulièrement ses périodes, le mieux est de laisser agir la nature, en se contentant, dès le début, d'administrer du vin de quinquina, pour combattre la tendance à l'atonie. La plupart des complications qui surviennent dans cette affection sont dues aux médicaments qu'on donne aux animaux.

On traitera chaque maladie qui compliquerait l'affection qui nous occupe, comme nous l'avons indiqué dans le cours de cet ouvrage; quant à la *maladie des chiens* en particulier, le quinquina est ce qui réussit le mieux, avec du repos et le temps.

MALADIE D'ÉTÉ ou **MALADIE ROUGE.** Voyez *Maladie de Sologne*.

MALADIE DE SANG, SANG DE RATE, le **SANG**, la **CHALEUR** ou le **MOUROIS ROUGE**. Maladie qui atteint plus particulièrement les bêtes à laine et quelquefois les bêtes à cornes ; elle est rapide et constamment mortelle. Elle a pour causes une nourriture trop substantielle et trop abondante, la sécheresse et l'extrême chaleur. L'animal qui en est attaqué cesse de manger, s'arrête, chancelle, bat les flancs ; ses lèvres sont agitées de mouvements convulsifs, sa queue frémit ; la colonne dorsale fléchit en avant ; la tête est basse ; de sa bouche sort une bave visqueuse ; il rend un sang noir et épais par la bouche et par les narines, et périt dans les convulsions.

Pour préserver les autres animaux, on leur fera boire 3 onces d'huile de vitriol (acide sulfurique) pour 8 seaux d'eau ; on saignera tous ceux qui trahissent un état pléthore, par leur force ou par la couleur vermeille des yeux, de la bouche et des lèvres ; on aspergera leurs fourrages de vitriol vert ; on les purgera ; on ne les tiendra pas trop chaudement ; on acidulera leur boisson avec de l'huile de vitriol (acide sulfurique) ou avec du vinaigre. On ne les laissera pas trop manger ; on leur donnera en hiver de l'orge mêlée avec des racines aqueuses, telles que betteraves, choux, topinambours, carottes, pommes de terre, etc.

MALADIE NAVICULAIRE. Voyez *Naviculaire (Maladie)*.

MALADIE DE SOLOGNE, MALADIE D'ÉTÉ, MALADIE ROUGE, ou **MAL ROUGE**. Maladie des bêtes à laine, épizootique en Sologne, où elle paraît au mois de mai et disparaît vers la fin de juillet. Ses principaux symptômes sont : dégoût, tristesse, lenteur dans la marche ; œil larmoyant et terne ; langue, gencives et lèvres blanchâtres ou livides ; urines rares ; naseaux bouchés ; gonflement de la tête et des jambes de devant. La faiblesse augmente ; les bêtes n'ont pas la force de chasser les mouches qui se jettent sur elles en grand nombre. Jusqu'à cette période, les animaux attaqués peuvent guérir ; mais dès que, dans les derniers temps de la maladie, qui dure en tout de 8 à 15 jours, ils boivent abondamment, rendent du sang par le nez ou avec leurs excréments, et qu'une bave écumeuse sort de leur bouche, ils sont perdus. Les causes de cette maladie sont l'humidité, une mauvaise et insuffisante alimentation. On en préserve les bêtes en ne les laissant pas sortir par le mauvais temps et par l'humidité ; en suspendant à leur portée des sachets de sel ; en rendant les bergeries sèches ; en ne parquant point sur un sol frais ; en donnant de temps en temps des provendes toniques avec le sulfate de fer et le bi-carbonate de soude en poudre, à la dose de 5 grammes par chaque bête. Le traitement à tenter, quand la maladie n'est pas avancée, le voici : régime d'herbes sèches et surtout de genêt ; pendant quelques jours, plusieurs verres d'une décoction de baies d'alkékenge ou d'écorce moyenne de sureau, de sauge, d'hysope, de pouliot, ou autre plante aromatique ; 5 à 10 grammes de sel de nitre par chaque litre d'eau donnée en boisson.

MALADIE PÉDICULAIRE. Voyez *Phthiriasis*.

MALADIE VÉNÉRIENNE. Voyez *Syphilis*.

MALANDRES ou **RAPES**. Crevasses ulcéreuses du pli du genou de certains chevaux. Pour le traitement, voyez *Crevasses*.

MAMELLES *(Inflammation des)*. Voyez *Mammite*.

MAMMITE. Inflammation des mamelles. Les vaches surtout y sont sujettes. Elle est susceptible de *résolution*, de *suppuration*, d'*induration* ou de *gangrène*. Sous la première de ces formes, qui est la plus heureuse, l'affection cède ordinairement aux soins hygiéniques : nourriture douce, demi-diète, lotions émollientes ; extraire le lait souvent et doucement ; frictions sèches sur la surface du corps ; mettre un suspensoir matelassé à l'animal. Si la suppuration s'établit, il faut avoir recours aux antiphlogistiques : saignées sous-cutanées abdominales ; bains de vapeur et lotions répétées sur l'organe malade ; cataplasmes de farine de lin et de têtes de pavots ; pansement avec une décoction de racine de guimauve ou d'orge miellée ; et si l'irritation diminue, résolutifs légers, tels que vin rouge chaud ; extraire le pus doucement ; si l'induration s'annonce, on aura recours au liniment ammoniacal camphré, à la pommade d'iodure de potassium. S'il y a *gangrène*, on nettoiera la plaie avec du vin chaud, de la teinture d'aloès étendue d'eau, la solution de chlorure de chaux (une partie sur 20 d'eau commune). Quelques jours après, on extraira la glande phalacée, en évitant d'intéresser les vaisseaux artériels vivants ; on fera ensuite la ligature après ces vaisseaux, et l'on mettra un nœud supérieur d'attente. On cautérisera le vaisseau avec le cautère à olive, chauffé à blanc ; après quoi la plaie sera pansée comme une plaie simple.

Le squirrhe termine souvent les mammites des chiennes. Voyez *Squirrhe*.

Pour la mammite des brebis. Voyez *Araignée*.

MARASME. Maigreur extrême du corps ou de quelques-unes de ses parties. Ce dessèchement a pour causes un grand nombre de maladies, dont il est souvent la suite, particulièrement la dyssenterie chronique, les affections des organes digestifs ; le farcin ; la gale ; la morve ; la phthisie pulmonaire chez les vaches ; la *maladie* chez les chiens ; les affections vermineuses ; les longues et abondantes suppurations ; les évacuations excessives, telles que les sueurs et les hémorrhagies ; le défaut de soins ; la mauvaise nourriture ou son insuffisance ; les mauvais traitements et des exercices violents longtemps continués, etc. Quand le marasme succède à de longues maladies, on le traitera par le régime indiqué au mot *Convalescence* ; s'il survient autrement, on en fera cesser les causes, et on mettra l'animal au régime des *analeptiques*. Voyez ce mot.

MARÉCHALERIE. Voyez *Ferrure*.

MASTIGADOURS. Nom des médicaments que l'on place dans la bouche des chevaux, soit pour les faire saliver, soit pour calmer une grande irritation de la membrane buccale. On les pulvérise et on les renferme dans une enveloppe en toile, que l'on fixe dans la bouche de l'animal à l'aide d'une ligature dont les bouts viennent s'attacher sur la tête de l'animal.

Mastigadour adoucissant. Mêlez dans 30 grammes de miel 30 grammes de chacune de ces poudres : guimauve, réglisse, gomme arabique.

Mastigadour tempérant. Mêlez ensemble 30 grammes de poudre de guimauve, 30 grammes de poudre de réglisse et 100 gr. de crème de tartre (tartrate acidulé de potasse).

Mastigadour excitant. — Mélangez ensemble 30 gr. de pyrèthre en poudre, 15 gr. de farine de moutarde, et 10 gr. de sel ammoniac ; ou encore : 15 gr. d'angélique en poudre, 30 gr. d'assa-fœtida, 10 gr. de vinaigre. Enfin, pour un mastigadour plus excitant, mêlez, avec une quantité suffisante d'oxymel, 30 gr. de poivre noir en poudre et 30 gr. d'assa-fœtida en poudre.

MATIÈRE. 1° *Pus* qui sort d'une plaie ; 2° excréments du corps des animaux.

MATIÈRE MÉDICALE. Partie de la médecine vétérinaire qui s'occupe des *Médicaments.* Voyez ce mot.

MATIÈRE MORBIFIQUE. Substance qui cause la maladie. Voyez *Aiguës (Maladies).*

MATRICE ou **DE L'UTÉRUS** (*Inflammation de la*). Voyez *Métrite.*

MATRICE ou **DE L'UTÉRUS** (*Chute de la*). Voyez *Chute.*

MÉDECINE VÉTÉRINAIRE Voyez *Vétérinaire (Médecine).*

MÉDECINE LÉGALE VÉTÉRINAIRE. Voyez *Vétérinaire (Médecine légale).*

MÉDICAMENTS. Nom donné aux substances que l'on administre, intérieurement ou extérieurement, pour concourir à la guérison des maladies des animaux.

Les médicaments *simples* ne sont formés que d'une seule substance ; les médicaments *composés*, de plusieurs médicaments *simples*, comme les *électuaires*, les *charges*, les *breuvages*, les *onguents*, les poudres composées ; les médicaments *officinaux* sont ceux qui se confectionnent d'avance dans les laboratoires et dont les formules sont constantes et les principes invariables ; les médicaments *magistraux* sont ceux qui se préparent sur la prescription du vétérinaire, au moment de les employer. Voyez *Formule.*

Les médicaments *externes* sont ceux que l'on applique sur les surfaces apparentes, tels que les *liniments*, les *charges*, les *cataplasmes*, les *onguents*, etc. ; les médicaments *internes* sont ceux que l'on introduit dans le corps de animaux par le canal alimentaire, le rectum, etc., tels que les *breuvages*, les *électuaires*, les *lavements*, etc.

Dans la classification générale des médicaments, on trouve : 1º les *médicaments débilitants* ; 2º les *médicaments excitants*, divisés en *excitants généraux* et en *excitants spéciaux*.

Médicaments débilitants, qui tendent à ramollir et à relâcher le tissu des organes ; *émollients*, *relâchants*, qui tendent à modérer le cours du sang, la trop grande activité des organes et la production de la chaleur animale : *Tempérants*, *réfrigérants*.

Médicaments excitants généraux, qui tendent à accélérer le cours du sang, à donner une nouvelle activité aux organes et plus de développement à la chaleur animale : *Excitants proprement dits*, *stimulants* et *diffusibles* ; — qui tendent à augmenter la contractilité fibrilaire et à fortifier le tissu des organes, sans toutefois produire sur eux des phénomènes marqués d'astriction : *Toniques*, *fortifiants* ; — qui tendent à augmenter la contractilité fibrilaire et à resserrer le tissu des organes : *Astringents*, *styptiques*.

Médicaments excitants spéciaux, qui agissent plus particulièrement sur le tube digestif, tendant à provoquer ses mouvements péristaltiques et des déjections alvines : *Purgatifs* et *laxatifs* ; — qui agissent plus particulièrement sur l'estomac, tendant à provoquer ses mouvements antipéristaltiques et le rejet des matières qu'il contient : *Vomitifs*, *émétiques* ; — qui agissent plus particulièrement sur les reins, et tendent à augmenter la sécrétion des urines : *Diurétiques* ; — qui agissent plus particulièrement sur le système nerveux, et tendent à modifier son action : *Narcotiques*, *sédatifs*, *antispasmodiques* ; — qui agissent plus particulièrement sur l'utérus, et tendent à provoquer ses contractions et par suite la sortie des produits de la conception ; très-improprement : *Emménagogues* ; — qui semblent agir plus particulièrement sur le système capillaire général, et tendent à augmenter l'absorption interstitielle : improprement, *Altérants, fondants ;* — qui semblent agir plus particulièrement sur la peau, et tendent à modifier ses fonctions : *Molorifiques, diaphorétiques ;* — que l'on applique plus particulièrement sur la peau et sur les parties sous-jacentes, pour en opérer la rubéfaction, la vésication et la cautérisation : *Rubéfiants, épispastiques et caustiques ;* — qui agissent plus particulièrement en faisant périr les vers intestinaux et en favorisant leur expulsion : *Vermifuges, anthelmintiques.* Voyez les articles particuliers consacrés à chaque espèce de médicament et à chaque maladie.

On distingue encore les médicaments en *antiphlogistiques, révulsifs, empiriques* et en *spécifiques.* Voyez ces mots.

MÉDICATION. Ensemble des phénomènes physiologiques produits par un agent ou une série d'agents thérapeutiques du même ordre. On distingue quatre sortes de médications vétérinaires : *médication antiphlogistique* directe ; *médication révulsive ; médications empirique ; médications spéciales.* Voyez *Médicaments* et *Vétérinaire.*

MÉLANOSE. Production accidentelle que l'on observe plus souvent chez le cheval, surtout le cheval blanc ou gris, que chez les autres animaux domestiques. La mélanose envahit surtout les ganglions lymphatiques ; elle est caractérisée par une couleur noire plus ou moins foncée, et se produit soit sous forme liquide, soit comme couche plus ou moins épaisse, soit comme masses enkystées ou non enkystées, qui est quelquefois comme la matière tuberculeuse à l'état d'infiltration dans différents tissus.

Cette affection est héréditaire, lorsque les produits ont le même poil que leur père et leur mère ; elle est, de plus, incurable. On a essayé l'ablation des tumeurs mélaniques ; mais le plus souvent les plaies ne se cicatrisent pas.

MÉLICERIS. Voyez *Loupe.*

MÉMACHURE. Effort de boulet ; entorse. Voyez *Effort.*

MEMBRE DÉMIS. Voyez *Luxation.*

MÉNINGITE. Voyez *Vertige.*

MÉTASTASE. Nom donné au déplacement morbide qui a quelquefois lieu dans le siége ou dans la forme d'une maladie, et se manifeste soit de dedans en dehors, soit de dehors en dedans. Quand le siége nouvellement affecté est plus important que celui qui l'était auparavant, il faut s'efforcer de rappeler le mal sur ce dernier. Il est souvent utile de provoquer et de favoriser les métastases qui se font au dehors. Voyez *Répercussifs*.

MÉTÉORISATION ou **INDIGESTION GAZEUSE**. Voyez *Tympanite*.

MÉTRITE. Inflammation muqueuse de la matrice ou de l'utérus. Causes : Parturition laborieuse; présence trop longtemps prolongée du *délivre* dans la matrice; action du froid ou de la pluie après la mise bas; coups sur la région hypogastrique. Symptômes : sensibilité de l'abdomen; efforts simulant ceux de la parturition; rougeur enflammée de la muqueuse vaginale; diminution ou suppression de la sécrétion du lait; écoulement, par la vulve, d'un liquide muqueux, grisâtre; pouls très-fort et très-vif; fréquentes envies d'uriner.

Traitement : diète; fomentations émollientes sous l'abdomen; injections émollientes dans le vagin; lavements émollients. Si la maladie est intense, on aura recours aux saignées.

METTRE BAS. Voyez *Parturition*.

MEURTRISSURE. Blessure produite par un instrument contondant sans division ou entamure de la peau. Voyez *Contusion*.

MIASMES. Voyez *Putréfaction*.

MISE BAS. Voyez *Parturition*.

MOELLE ÉPINIÈRE (*Maladies de la*). Le *ramollissement* de la moelle épinière est fréquent chez les animaux domestiques; il se remarque parfois dans la *rage*, le *vertige abdominal*, la *paralysie*, etc.

La *paraphlégie* ou paralysie du train de derrière est également une affection de la moelle épinière; il en est de même des *congestions sanguines rachidiennes*, de la *myélite* ou inflammation de la moelle épinière.

Ces affections sont toujours graves, souvent mortelles, et les chevaux y sont plus sujets que les autres animaux domestiques, particulièrement ceux qui sont jeunes et vigoureux et sont employés à des travaux pénibles, comme les limoniers. Ceux qui en sont atteints boitent tout à coup sans cause apparente, ils ne peuvent conserver un seul instant la même position ; ils fléchissent les membres postérieurs et se portent en avant, marchent sur leurs boulets, s'accroupissent et tombent ; ils sont couverts de sueur ; leurs évacuations sont rares et coiffées. Tel est le symptôme de la *paraplégie spontanée*.

Traitement antiphlogistique énergique : saignées aux jugulaires, aux saphènes, à la queue, répétées plus ou moins, selon la force du sujet, l'intensité du mal et l'état du pouls ; lavements émollients ; cataplasmes émollients sur les reins ; boissons mucilagineuses fortement miellées ; révulsifs appliqués aux fesses ; si les évacuations sont rares et le ventre tendu, un purgatif (500 grammes de sel d'Epsom). Pour la convalescence, des frictions sèches et fortifiantes ; charges fortifiantes, travail au pas, sur la terre ; exercice en liberté.

MOLLETTE ARTICULAIRE. Voyez *Hydarthrose*.

MONTE. Voyez *Accouplement*.

MORBIFIQUE (*Matière*). Voyez *Matière morbifique*.

MORFONDURE. Catarrhe nasal. Voyez *Coryza*.

MORSURE. Voyez *Plaie*.

MORVE. Phthisie pulmonaire. Cette maladie du poumon est contagieuse, non-seulement au cheval, mais encore à l'homme. Elle est caractérisée par un *coryza* accompagné d'un flux nasal, purulent et sanguinolent, adhérent aux ailes du nez, et d'ulcères sur la membrane qui revêt la cloison médiane des narines ou les cornets ; boiterie ; engorgement des testicules ; chassie aux paupières ; boursouflement des os. Quand l'animal est bien déclaré *morveux*, on doit l'abattre ; c'est la loi.

La morve confirmée n'est pas curable. Doit être regardé

comme suspect et soigné avec les précautions d'isolement, tout cheval *jeteur*, c'est à dire qui rend un flux par une ou par les deux narines. S'il n'est pas morveux, il peut le devenir ; en tous cas, il peut être atteint d'une autre maladie grave dont les symptômes ne tarderont pas à se développer. Ces précautions sont indispensables dès qu'il est permis de craindre l'invasion ou l'existence d'une aussi terrible maladie, éminemment contagieuse, et non moins mortelle aux hommes qu'aux animaux. Les chevaux isolés seront soignés avec toutes les précautions que tout jetage réclame impérieusement. Voyez *Poches gutturales (Inflammation des)*.

On a quelquefois recours, dans la morve, à la *trépanation* (voyez ce mot), c'est lorsqu'on veut faire des injections médicamenteuses dans les sinus frontaux du cheval atteint de cette maladie.

MOUCHE. Voyez *OEstre* et *Insectes (Piqûres des)*.

MOUCHETURES. Voyez *Scarifications*.

MOUROIS ROUGE. Voyez *Maladie de sang*.

MOUTON. Bête à laine, mâle, qui a été châtrée. Voyez *Bêtes ovines*.

MOXA. Nom donné à une eschare légère produite sur la peau par la combustion d'une substance inflammable, comme le coton cardé. Pour appliquer les moxas, on rase d'abord la partie sur laquelle on veut faire l'application. Si l'animal est grand, il faut l'assujettir avant l'opération. Les moxas agissent à la manière du *feu* et des *sétons*. Voyez *Cautérisation* et *Séton*.

MUCILAGINEUX. Nom donné aux médicaments qui sont préparés avec des substances contenant du *mucilage*, matière épaisse et visqueuse, gluante, tenace. Voyez *Onguents* et *Médicaments*.

MUGUET DES AGNEAUX. Voyez *Aphtes*.

MULES TRAVERSINES. Voyez *Crevasses*.

MULET. Animal qui naît de l'accouplement de l'âne avec la jument, ou de celui du cheval avec l'ânesse ; dans ce dernier cas, le mulet est dit *bardot* ou *bardeau*.

Les mulets ont la taille moins élevée que celle du cheval ; leur tête est plus grosse et plus courte ; leurs oreilles plus longues ; leur encolure plus courte ; leur poitrail plus étroit ; leur garrot plus bas ; leur dos plus arqué ; leur épine dorsale plus saillante ; leur crinière moins chargée ; leurs jambes plus longues. Les vrais mulets sont mieux faits que les bardots.

Le mulet est aussi sobre que le chameau et n'est presque jamais malade. — La mule est féconde dans les pays chauds.

Le mulet exige les mêmes soins que le cheval.

MUSARAIGNE ou **MUSETTE**. Tumeur charbonneuse de la partie supérieure et interne de la cuisse et qui fait boiter le cheval. Pour le traitement, voyez *Charbon*.

MUSCARDINE. Voyez *Vers à soie*.

MYÉLITE. Inflammation de la moelle épinière. Voyez *Moelle épinière*.

MYOLOGIE. Voyez *Hippotomie*.

N

NARCOTIQUES. Nom donné à des médicaments qui, appartenant au règne végétal, ont la propriété d'agir sur le cerveau et sur le système nerveux, de provoquer le sommeil et d'affaiblir les propriétés vitales dans tous les tissus.

On les appelle *stupéfiants*, *calmants*, *adoucissants*, *anodins*, *sédatifs* suivant le but qu'on leur destine et la dose de la *Formule*. Voyez ce mot.

On emploie les narcotiques dans les dyssenteries, les coliques nerveuses, les convulsions, le tétanos, les inflammations des bronches, de la trachée de l'estomac, les douleurs très-violentes, etc.

Les principaux narcotiques sont *l'opium*, la *grande ciguë*, la *belladone*, le *tabac*, les *têtes de pavot*, etc.

Pris en grande quantité, les narcotiques ou les plantes dont on extrait ces médicaments engendrent un empoisonnement connu sous le nom de *narcotisme*, que l'on traite par les vomitifs chez les carnivores et les purgatifs chez les herbivores ; et par une forte infusion de café.

NARCOTISME. Voyez *Narcotiques*.

NAUSÉE. Envie de vomir, symptôme du vomissement ; caractérisé par un malaise général et un dégoût pour les aliments. Voyez *Vomissement*.

NAVICULAIRE (*Maladie*). Maladie du pied du cheval ; inflammation et ulcération de l'articulation naviculaire, formée par la face antérieure du tendon fléchisseur du pied, par la face postérieure diarthrodiale de l'os naviculaire et par la membrane synoviale qui les revêt et facilite leur glissement.

Cette affection reconnaît entre autres causes, et ce sont les deux principales et les plus fréquentes, un trop long repos à l'écurie, et une ferrure mal faite, gênante, faite sans art et sans intelligence. Symptômes : Le cheval porte en avant, étant au repos, le pied ou les pieds affectés ; la sole en est sèche et très-dure, la paroi droite, la fourchette petite et profonde. L'animal, soumis à un exercice rapide, ne marche pas franchement et finit par boiter. Cette maladie est incurable. On ne peut qu'avoir recours, comme palliatif, à la *Névrotomie plantaire*. Voyez ce mot.

Pour prévenir la maladie naviculaire, il faut, avant que la claudication ne soit déclarée (car après il serait trop tard), et dès qu'on reconnaît la contraction partielle ou générale du pied, lâcher le cheval dans un vaste enclos pendant tout le temps

qu'il n'est pas employé au travail ; parer le pied à fond toutes
les trois semaines à peu près, en amincissant surtout les talons
qui doivent être flexibles ; ferrer à *lunettes* avec des clous à
lance délicate et tenir le pied gras.

NÉBLADURE. Voyez *Pourriture*.

NÉCROSE. Maladie d'un os dans laquelle une portion plus ou
moins considérable de son étendue, ne recevant plus les influences de la vie, se dessèche, s'isole du reste et forme ce qu'on
appelle un *séquestre* au milieu des parties vivantes qui l'entourent.

La nécrose est *simple* quand elle se forme à un seul os et que
l'animal se porte bien ailleurs ; elle est *compliquée* dans le cas
contraire ; dans les os longs, elle s'arrête constamment au corps
de l'os ; dans les os plats, elle pénètre plus ou moins dans le
corps de l'organe et peut se borner à l'une ou à l'autre de leurs
surfaces. La nécrose est aux os ce que les eschares sont aux
parties molles. Les causes de la nécrose sont généralement celles
de la *gangrène*. Voyez ce mot.

Les plaies, et surtout celles d'armes à feu, les contusions,
compressions, écrasements, fractures communicatives, l'impression extrême de la chaleur et du froid, telles sont les causes les
plus générales de cette mortification, qui est accompagnée de
tumeurs, de fistules.

Dans l'inflammation de la nécrose, la peau finit par devenir
rougeâtre et livide ; les ulcères au-dessous desquels se trouve
placée une nécrose rendent un pus abondant et leurs bords se
courbent en dedans ; les bourgeons charnus qui s'en élèvent
sont jaunes, rouges ou blafards, inégaux, saignants au toucher.
La nécrose *interne* est plus grave que la nécrose *externe*.

Dans la première période de cette affection, il n'y a pas évacuation de pus ; dans la seconde, l'inflammation diminue, la
tumeur s'affaiblit et le pus s'écoule. Dans la troisième, on sent
avec le doigt ou le stylet que la portion nécrosée est mobile.

On traite la nécrose *externe* et peu profonde, simple et de
peu d'étendue, située dans un os qui n'est pas destiné à des

usages importants, par l'ouverture de l'abcès, par la sortie de la pièce osseuse, par les antiphlogistiques, si l'inflammation a beaucoup d'intensité. Dans le cas contraire, il faut, pour extraire le séquestre, dénuder l'os et, parfois, avoir recours à l'amputation, si l'on tient à conserver l'animal.

Pour donner issue à un *séquestre* renfermé dans la cavité médullaire d'un os, on a parfois recours à la *trépanation*. Voyez ce mot.

NÉPHÉLION. Voyez *Albugo*.

NÉPHRITE, COLIQUE ou **FIÈVRE NÉPHRÉTIQUE**. Inflammation des reins. Elle est souvent produite par l'inflammation de la vessie (voyez *cystite*) et aussi par les plaies des reins; les secousses violentes imprimées à ces organes par les efforts de l'animal pour entraîner une voiture sur un chemin raboteux; les coups sur la région lombaire; la présence de *calculs* dans les reins (voyez *calculs*); l'usage des aliments âcres, comme les pousses de frêne et d'arbres résineux, et les pousses de genêt; la brusque suppression de la transpiration cutanée. Symptômes: urine coulant goutte à goutte, rouge, sanguinolente; fréquentes envies d'uriner; chaleur et douleur de la partie lombaire; engourdissement des cuisses; soif vive; pouls dur; peau chaude et couverte de sueurs urineuses; ballonnement du ventre; sécheresse de la langue; rétractation des testicules.

La néphrite a une marche de 8 à 20 jours environ; elle se termine par résolution ou par suppuration, qui se fait jour dans l'urétère et se trouve ensuite évacuée avec l'urine; dans le cas contraire, le pus désorganise le rein et entraîne la *gangrène* et la mort. Mais ce cas est rare.

Traitement: saignées locales abondantes, pour faire avorter l'inflammation; peu de boisson, et seulement froide et acidulée; diète; écurie chaude et sèche; lavements mucilagineux; sur les reins, sachet émollient souvent arrosé d'une décoction mucilagineuse tiède. Couvrir l'animal de couvertures.

NÉVROLOGIE. Voyez *Hippotomie*.

NÉVROSE. Nom donné aux maladies qui, inconnues dans leur nature organique, se signalent par des manifestations qui doivent les faire rapporter à un dérangement du système nerveux ou d'une partie de ce système ; telles sont : *la rage, l'épilepsie, la chorée, le tétanos, l'immobilité, la nymphomanie,* (voyez ces mots). La névrose est une *irritation* (voyez ce mot) du système nerveux ; l'accumulation du fluide nerveux sur la partie qui est le siége de la névrose.

Les causes de la névrose sont aussi variées que celles de *l'inflammation* (voyez ce mot), mais elle se développe sur des animaux prédisposés. Elle s'annonce brusquement, par une douleur plus ou moins vive, un désordre considérable dans une ou plusieurs fonctions, une absence complète de fréquence dans le pouls. Quelquefois la maladie cesse d'elle-même et réapparaît à des époques plus ou moins éloignées, sans que la santé de l'animal paraisse dérangée entre les crises.

NÉVROTOMIE PLANTAIRE. Opération qui a pour but d'enlever toute sensibilité au pied ; elle consiste à couper les nerfs plantaires. On la pratique pour faire cesser les boiteries qui proviennent des lésions organiques de cette partie dans la *maladie naviculaire*, dans la *forme*, etc. Voyez *Forme* et *Naviculaire (Maladie)*.

NOIR-MUSEAU ou **VIVROGNE**. Espèce de dartre qui se développe sur le museau des bêtes à laine et qui a pour causes la malpropreté et la chaleur des bergeries, la gale, les poux, les blessures que les bêtes se font au museau en passant parmi les chaumes, les ronces, les épines, les pierres. Quand le pis des brebismères est sale, les agneaux sont attaqués de cette affection, qui se traite comme les *dartres*. Voyez ce mot.

NOSCLERIE. Voyez *Ladrerie*.

NOSOLOGIE. 1° Traité de Pathologie ; 2° Partie de la médecine vétérinaire qui a pour objet la description et la classification méthodique des maladies des animaux, ainsi que les différences qui existent entre elles.

NOURRITURE DES ANIMAUX DOMESTIQUES. Voyez les articles consacrés à chacun d'eux, ainsi que les articles *Allaitement*, *Hygiène*, *Bestiaux*, etc.

NUAGE DE LA CORNÉE. Voyez *Albugo*.

NYMPHOMANIE ou **FUREUR UTÉRINE.** Affection caractérisée par des chaleurs permanentes chez certaines femelles. Cette névrose les rend chatouilleuses, irascibles, souvent même très-méchantes. Le remède consiste dans les calmants et les rafraîchissants, et, à leur insuffisance, dans la *castration* ou suppression des ovaires. Voyez *Castration*.

O

OBÉSITÉ. Embonpoint excessif occasionné par l'accumulation de la graisse dans le tissu cellulaire. Cette infirmité atteint plus volontiers les jeunes animaux que les vieux, surtout ceux qui sont lymphatiques et sanguins ; ceux qui ont une nourriture succulente et très-abondante, et sont privés d'exercice. Un sommeil prolongé, la castration, une température constamment froide y prédisposent également. L'embonpoint excessif est à craindre ; d'abord parce qu'il est inséparable d'incommodités, telles que la peine de se mouvoir, l'oppression au moindre exercice : la graisse qui, dans cette circonstance, s'accumule dans le bas-ventre et aux environs du cœur qui y est comme enseveli, ne peut que nuire aux fonctions vitales et naturelles, et gêner la circulation. Ensuite les animaux obèses, le cochon surtout, sont menacés d'accidents graves. Ils sont sujets à l'*hydropisie,* à l'*apoplexie,* à l'*œdème ;* chez les vaches, l'obésité peut produire la *phthisie pulmonaire ;* chez les chevaux, la *pousse,* la *fourbure,* le *frayement des ars,* la *gale* dite *Roux-Vieux ;* chez les lapins, cette ascite qu'on appelle *Dase.*

Pour prévenir l'obésité, il faut régler les repas des animaux d'après leurs forces, leur âge, les travaux qu'on en exige. Pour combattre l'embonpoint excessif, on diminuera les rations ; on donnera à l'animal une nourriture moins savoureuse et moins excitante que de coutume, en y ajoutant un peu de gayac en poudre ; on arrosera son fourrage d'eau salée ; on acidulera sa boisson avec un peu de vinaigre ; on lui fera faire un exercice raisonnable.

OBLITÉRATION. Rétrécissement, obturation d'un organe qui, dans son état normal, doit être ouvert et libre. On dit *oblitération des vaisseaux*, des *artères*, des *conduits excréteurs*, des *glandes*, du *canal de l'urètre*, etc.

Il ne faut pas confondre ce mot avec *imperforation* (du *vagin*, de l'*urètre*, etc.), qui désigne le défaut congénial d'ouverture dans un organe qui doit être ouvert dans son état de nature.

ŒDÉMATEUX. Qui est de la nature de l'œdème, ou qui est attaqué de cette maladie. Voyez *Œdème*.

ŒDÈME. Tumeur molle, sans douleur, ni changement de couleur à la peau, qui, dans les premiers temps, n'est que passagère ; elle disparaît le soir avec le repos et reparaît le lendemain.

Cette espèce d'hydropisie est causée par l'infiltration d'un fluide séreux dans les interstices du tissu cellulaire. Les parties affectées de cet anasarque partiel, sont froides, empâtées, sans élasticité, et conservent longtemps l'empreinte du doigt qui les a comprimées. L'œdème arrive souvent à la suite d'autres maladies, souvent aussi précède la parturition ; d'autrefois il est occasionné par un coup, une contusion, une compression violente, une piqûre, une foulure, une plaie, un exercice immodéré, un travail ou un repos trop prolongé, une trop grande fatigue ; le séjour dans des écuries malpropres, humides, malsaines, où l'air n'est pas renouvelé ; une nourriture insuffisante ou de mauvaise qualité.

Quand l'œdème n'est que le symptôme secondaire d'une autre maladie, il n'exige pas de traitement particulier ; dans le cas

contraire, celui de l'anasarque lui convient. (Voyez *Anasarque*.)
S'il a accompagné une autre affection et qu'il persiste, après la
guérison de celle-ci, on aura recours aux frictions spiritueuses
sur l'endroit œdématisé, aux fomentations toniques, résolutives,
avec la décoction de quinquina, l'eau de chaux, l'eau blanche
(eau commune étendue d'extrait de saturne ou eau de Goulard),
aux douches salées et vinaigrées ; aux fréquents pansements
de la main ; aux bons aliments donnés en petite quantité à la
fois; à un exercice et à un travail modéré; enfin, si ces moyens
sont impuissants, aux scarifications, aux mouchetures et aux
sétons.

ŒSOPHAGITE. Inflammation de la membrane muqueuse du canal œsophagien (estomac). On a très-peu de données sur cette
affection, qui est extrêmement rare.

ŒSOPHAGOTOMIE. Opération qui consiste à ouvrir les parois de
l'œsophage (estomac). Elle se pratique plus souvent sur les ruminants : 1º Pour les débarrasser de racines, pommes, poires ou
corps non alimentaires qu'ils ont avalés sans les broyer ; 2º dans
le tétanos et autres affections, lorsqu'on ne peut administrer par
la bouche ni médicaments, ni breuvages nourrissants.

ŒSTRE. Insecte qui ressemble à une mouche, sans suçoirs,
sans trompe, dont la bouche est remplacée par trois points enfoncés, et qui dépose ses œufs sur le corps des grands herbivores. C'est ainsi que les bœufs ont souvent sur le dos des tumeurs dans lesquelles se trouvent ces sortes de vers appelés
taons et qui doivent se changer eux-mêmes plus tard en mouches.

Il y a deux espèces d'œstres : ceux dont les larves habitent
sous la peau des animaux, à l'endroit même où les œufs ont
été déposés ; et ceux dont les larves se sont transportées, après
être écloses, dans les cavités naturelles des animaux et se nourrissent du fluide sécrété par les membranes qui tapissent ces
cavités et après lesquelles ils sont accrochés par leur rudiment
de bouche.

La *mouche-œstre du bœuf* se combat par l'ouverture des tumeurs, pour en faire sortir la larve ; on maintient ensuite la plaie dans un état convenable de propreté.

La *mouche-œstre du cheval* dépose ses œufs sur la partie interne de l'épaule ; plus tard le cheval, en léchant cette partie, entraînera les œufs dans son estomac ; c'est là que les larves vont habiter, pour en sortir par l'anus et se changer en chrysalides. Quand ces larves ne sont qu'au nombre d'une centaine, le cheval n'en souffre pas ; mais si elles sont en très-grande quantité, il en est fort incommodé et peut même en mourir. Il est triste ; il maigrit ; son appétit est déréglé ; son poil hérissé ; ses mâchoires ouvertes et en contraction, son pouls accéléré ; il lève souvent la tête, allonge l'encolure, trépigne, regarde fixement son flanc gauche, se couche de préférence sur le côté ; sa queue, presque toujours soulevée, est dirigée à gauche ; il piétine, se roule. Cet état est accompagné d'une petite toux stomachale. Traitement : eau blanche ; régime ; breuvages et lavements mucilagineux ; et *si l'animal n'a ni coliques ni douleurs,* pour le cheval, de 45 à 60 grammes d'huile empyreumatique de Chabert, dans une infusion de plantes amères, avec une certaine quantité d'éther sulfurique. La dose peut être augmentée pour le bœuf et la vache. La même huile convient, mais en lavement, pour la *mouche-œstre hémorrhoïdal* dite *hémorrhoïdale,* parce que l'extrémité de son abdomen est d'un beau rouge orangé et parce qu'elle dépose ses œufs particulièrement à l'orifice de l'anus.

La *mouche-œstre du mouton* habite les sinus maxillaires et frontaux des moutons et se tient fixée à la membrane interne qui les tapisse. Traitement : injections par les narines d'huile empyreumatique étendue d'eau ; *Trépanation.* Voyez ce mot.

OFFICINAUX (*Médicaments*). Voyez *Médicaments.*

OGNON ou **OIGNON**. Exubérance dans la sole des quartiers, due à une saillie ou tumeur de la face inférieure de l'os du pied du cheval. On remédie à cette affection en le ferrant de manière à ce que la partie malade soit couverte et à l'abri des compressions. Voyez *Ferrure.*

OIE, OISON, JARS. On appelle *oie* : 1º L'espèce en général ; 2º la femelle en particulier ; *oison* est le nom des petits ; *jars*, celui du mâle.

L'oie est au cygne ce que l'âne est au cheval. — Les oies s'élèvent dans les basses-cours ; comme les poules, elles se nourrissent d'herbes et de grains ; les légumes détrempés avec de l'eau tiède leur sont un régal ; les orties et les ronces ne leur valent rien. Elles sont très-voraces ; il faut les éloigner des vignes, des jardins, des blés et des jeunes arbres. On leur donnera à manger sous leur toit, à des heures régulières. Les *jars* surtout doivent avoir la taille grande et l'œil gai ; on leur donne à chacun 6 ou 8 femelles. Celles-ci font 2 à 3 pontes par année, de 12 œufs chacune. Quand on voit qu'elles veulent pondre, on les renferme dans leur toit, où l'on a mis des nids avec de la paille. Pendant la période d'incubation, qui est de 30 jours, on mettra à leur portée de l'orge détrempée dans de l'eau et un grand vase rempli d'eau.

De plus, on leur donnera, une ou deux fois par jour, du pain et du son délayé dans du caillé.

Dans la plumaison des oies, on se gardera de leur ôter le duvet de dessous des ailes, ce qui les rendrait languissantes et malades. Après les avoir plumées, on les frotte avec du sel et du vinaigre, on les faire boire, et alors seulement, on leur donne des orties hachées ; précautions sans lesquelles elles se laisseraient mourir de faim.

Dès que les oisons ont 2 mois, on peut les plumer, mais avec modération.

Il faut empêcher les oies qu'on vient de plumer d'aller à l'eau, jusqu'à ce que leur peau soit raffermie, ce qui est l'affaire de 3 ou 4 jours.

ONCTIONS. Voyez *Frictions*.

ONGUENTS. Médicaments extérieurs d'une consistance molle, composés d'huile, de graisse, de cire, de moelle, de mucilage, etc., auxquels on ajoute des minéraux ou des végétaux. Voyez *Médicaments*.

Onguent populéum ou *adoucissant*. Il faut cueillir une livre et demie de boutons de peuplier, quand ils commencent à s'ouvrir, et bien les écraser dans un mortier ; après quoi on les met dans un pot de terre et l'on verse dessus 3 livres de graisse de porc récemment fondue. On couvre le pot, et on garde le tout jusqu'à ce que les plantes que nous allons nommer soient venues en leur vigueur, savoir : Feuilles concassées de pavot noir, de belladome, de jusquiame, de laitue, de bardane, de violette, de seneka, d'orpin ou anacampseros, de chaque 3 onces ; de sommités de ronces, 3 onces, de solanum de boutique, 6 onces. On pile ces plantes dans un mortier, et on les fait cuire avec les boutons de peuplier, à petit feu, jusqu'à consommation de l'humidité aqueuse ; on coule alors l'onguent, qui doit être vert ; on le passe à la presse ; on le sépare de son marc, et on le laisse reposer pour le besoin. Cet onguent adoucit, tempère les inflammations, il convient dans les brûlures, pour dissiper le lait des mamelles, etc.

Onguent résolutif ou *d'arthanica* (pour ramollir les duretés, les squirrhes, les tumeurs, etc.). Concassez 3 onces de racines de polipode, mondez 2 onces de coloquinte ; mettez-les dans un pot de terre vernissé, et versez dessus une livre et demie de suc d'arthanica, une demi-livre de suc de concombre sauvage, une livre d'huile d'iris ou de glaïeul, une demi-livre de beurre fondu ; brouillez le tout ensemble, couvrez le pot ; laissez la matière en macération pendant 8 jours, à la chaleur du fumier, faites la bouillir ensuite doucement, en la remuant souvent avec une spatule de bois, jusqu'à dissipation de presque toute l'humidité aqueuse ; puis coulez-la avec expression, et ajoutez-y de cire fondue 2 onces et demie, de scammonée, de turbith, de coloquinte mondée et coupée par morceaux, de bois ou de feuilles de Thimelea, de chaque, 3 gros et demi ; d'aloès, d'euphorbe, de sel gemme pulvérisé, 2 gros, de poivre long, de myrrhe, de gingembre, de fleurs de camomille, de chaque demi-gros ; mêlez toutes ces poudres avec la matière à demi-refroidie dans la bassine, et gardez l'onguent pour le besoin.

Onguent suppuratif dit *de la Mère*. Mettez fondre dans une bassine sur le feu, de graisse de porc, 16 onces ; de beurre frais, de cire jaune, de chaque, 8 onces ; mêlez-y ensuite 8 onces de litharge (oxyde de plomb vitreux), une livre d'huile d'olive ; remuez toujours avec une spatule de bois ; il ne faut ajouter la litharge que lorsque les graisses seront fondues, pour incorporer le tout ensemble. L'onguent est cuit, lorsque, de gris, il devient noir.

Cet onguent s'emploie pour faire suppurer les abcès, pour faire aboutir les tumeurs. On l'étend sur de la peau.

Onguent suppuratif dit *basilicum*. (Pour avancer la suppuration ; s'emploie souvent après le précédent.) Coupez par morceaux 3 onces de cire jaune ; concassez 12 onces de résine de pin, et 12 onces de poix navale ; mettez le tout fondre dans 3 onces d'huile d'olive, sur un feu médiocre ; coulez la matière fondue, et mêlez-y une suffisante quantité de térébenthine pour faire un onguent.

Onguent digestif. (Pour nettoyer et déterger les plaies et les faire suppurer ; on l'étend sur des plumasseaux, dont on panse les plaies qui doivent suppurer.) Mêlez ensemble, en le remuant bien : une demi-once de térébenthine claire ; une demi-once d'onguent basilicum ; 2 gros de miel rosat ; 1 gros d'huile de millepertuis ; un jaune d'œuf.

Onguent dessicatif. (Pour dessécher les plaies qui ont suffisamment suppuré ; rétablir la cicatrice ; guérir les brûlures, à la fin de leur traitement, et les écorchures). Faites fondre ensemble 16 onces d'huile rosat et 4 onces de cire blanche ; tirez la bassine du feu, et ajoutez 4 onces de pierre calaminaire en poudre, 4 onces de litharge, 3 onces de plomb préparé, 2 gros de camphre ; mêlez le tout ensemble, en l'agitant avec une spatule de bois, jusqu'à ce qu'il ait acquis la consistance d'un onguent.

Autre onguent dessicatif. Prenez : de céruse une demi-livre ; de sel de Saturne, une once ; de vitriol blanc, une once ; de cire vierge, 2 onces ; de saindoux, 2 livres ; d'huile d'olive, suffisante quantité. Broyez les trois premières substances sur un marbre, en ajoutant la quantité nécessaire d'huile, pour en former une pâte que vous incorporerez, au moyen du feu, au saindoux et à la cire.

Onguent pour les brûlures. (Pour celles où la peau est entamée, où il y a douleur, inflammation, rougeur, où il suinte une humeur âcre et corrosive ; il calme la douleur, et appaise en peu de temps l'inflammation). Faites fondre dans une bassine, sur un feu doux, en remuant avec une spatule de bois, jusqu'à ce que le tout ait acquis une consistance d'onguent, savoir : une livre de feuilles de sauge, 2 onces de feuilles de sureau, 2 onces d'écorce de sureau, 2 litres de vin blanc, 3 livres de graisse de porc. Quand vous aurez passé l'onguent à la presse, vous le dépouillerez de son marc et le garderez pour le besoin.

Ou bien, dans le même but, faites un onguent avec 3 onces d'huile d'olive, 2 onces de cire vierge et 4 jaunes d'œufs durcis.

Onguent pour la gale des moutons. Faites fondre 1 livre de suif de mouton, retirez du feu, et mêlez-y 1 quarteron d'essence de térébenthine, plus même, pour le rendre plus actif. Cet onguent ne produit aucun mauvais effet sur la laine des moutons.

Onguent de styrax (contre la gangrène ; on s'en sert pour dissiper les grandes contusions, pour détacher les parties gangréneuses, et pour arrêter les progrès de ce mal). Prenez : d'huile de noix 12 onces, de colophane 15 onces, de styrax liquide, de gomme-élémi, de cire jaune, de chaque, 7 onces et demie. Mettez d'abord dans une bassine, sur le feu, la colophane, la gomme élémi et la cire jaune. Lorsque ces matières seront fondues, ajoutez-y le styrax et l'huile de noix, faisant cuire le tout en consistance d'onguent, le remuant continuellement avec une spatule de bois. Quand cet onguent est cuit, on le retire du feu, on le passe au travers d'un linge, et on continue de le remuer jusqu'à ce qu'il soit entièrement refroidi. Il faut mener le feu bien doucement, car cet onguent est sujet à se gonfler, et à sortir des parois du vaisseau.

OPÉRATION CHIRURGICALE. Acte mécanique exercé par la main seule, ou munie des instruments, sur les diverses parties du corps des animaux.

Les opérations chirurgicales se divisent en *opérations instantes*, ou réclamées par un état pathologique ou anormal, et en *opérations de fantaisie*, ou sollicitées par le propriétaire des animaux, soit pour ce qu'il croit être un embellissement (amputation de la queue, excision des oreilles, etc.), soit pour favoriser l'engraissement de quelques-uns d'entre eux ou pour les rendre moins ardents. Voyez *Castration*.

On distingue encore ces opérations en *simples* et en *compliquées*; pour les premières il n'est besoin que d'un seul instrument, pour les secondes il en faut un nombre plus ou moins considérable. A moins de cas urgent, il vaut mieux que le chirurgien opère au printemps ou en automne, saisons où il ne fait ni trop chaud, ni trop froid.

Pour les opérations graves, il importe de *préparer* convenablement le sujet, si le cas le permet, par la diète, les boissons délayantes, quelques jours avant l'opération. Avant de pratiquer son opération, le chirurgien se pourvoiera d'aides robustes et intelligents; il fera assujettir l'animal. Voyez *Assujettir*.

L'opération terminée, le chirurgien arrête l'écoulement du sang, à moins d'un besoin exceptionnel, et procède au pansement. Voyez *Hémorrhagie*, *Réduction* et *Pansement*.

OPHTHALMIE. Inflammation de la membrane qui tapisse la partie extérieure du globe oculaire, pour se réfléchir sur la partie interne des paupières. Les causes de cette affection sont *externes* ou *internes*, suivant que ces causes résident dans l'application de substances irritantes sur les yeux; comme des liquides froids ou acides, des gaz ammoniacaux qui s'élèvent des écuries mal nettoyées; l'action d'un vent froid ou chargé de sable et de poussière; l'exposition à une lumière très-vive, à la fumée ou à des vapeurs irritantes, à la présence ou au simple contact de corps étrangers; les violences et lésions mécaniques, telles que les coups de fouet, les coups de dents, les chutes, etc.; ou bien suivant que ces causes sont la suppression de la transpiration, de certaines irritations morbides, etc.

L'*ophthalmie externe* ou *conjonctivite*, s'appelle *blépharite*, quand elle est bornée à la *conjonctivite palpébrale*. L'ophthalmie externe, quand elle est aiguë, se traite en détruisant, si l'on peut, les causes qui ont produit l'inflammation : mettre l'animal dans l'obscurité; extraire les corps étrangers, et, pour cela, appliquer auparavant des narcotiques sur les paupières et administrer à l'intérieur quelques antispasmodiques. On soumettra l'animal à un régime doux, à des boissons délayantes, à de fréquentes lotions d'eau fraîche sur l'œil enflammé, à des instillations d'eau végéto-minérale entre les paupières et le globe de l'œil ; enfin, si la conjonctivite aiguë persiste, on appliquera 10 à 20 sangsues aux tempes et au-dessus des salières, ou bien plus près de l'œil, après avoir rasé le poil. Si l'inflammation est très-intense, on débute par une saignée générale ; diète. L'inflammation calmée, on a recours aux purgatifs, aux lavements, aux boissons blanches nitrées, au pansement de la main, aux bouchonnements, à l'exercice modéré.

Le traitement de la *conjonctivite chronique* est le même ; on a aussi recours aux collyres astringents, et, s'ils sont sans effet, on appliquera le *feu* par rayonnement, au moyen d'un *cautère* creux ayant la forme de l'œil.

L'*ophthalmie catarrhale* ou *épizootique*, qui revêt le plus ordinairement la forme chronique, se traite de la même manière.

L'*ophthalmie interne* ou *complète*, qui intéresse toutes les parties vasculaires de l'œil, se traite comme la *conjonctivite aiguë*, à laquelle elle succède quelquefois ; mais elle est plus dangereuse.

L'*ophthalmie intermittente* ou *périodique*, dite *fluxion lunatique*, se montre par accès qui reviennent à des époques plus ou moins éloignées. Cette affection, particulière au cheval, a pour causes prédisposantes, l'hérédité ; la dentition ou le travail prématuré du trait, chez les jeunes chevaux, chez tous, des aliments mal récoltés, fermentés, rouillés ; l'usage des plantes sèches à tiges dures, des grains ronds qui exigent de grands et longs efforts pour être broyés ; l'habitation des pâturages aquatiques et marécageux ; l'usage des herbes des prairies qui reçoivent des engrais. Les causes occasionnelles de l'ophthalmie intermittente sont : les vicissitudes atmosphériques ; l'action des vapeurs irritantes, du froid humide de l'automne ; le passage du chaud au froid, etc. Dans la première période, cette affection ressemble à l'ophthalmie *simple* ; mais, après un certain nombre d'accès, le cheval est souvent atteint de *cataracte*, et devient borgne ou aveugle. Le traitement des accès est le même que celui de l'ophthalmie *simple*. Il faut surtout éviter l'action des causes sous lesquelles cette maladie se manifeste.

On appelle *symptomatiques*, les ophthalmies qui accompagnent certaines affections telles que le *coryza*, la *maladie des chiens*, la *clavelée des bêtes* à laine, la *gourme*, l'*augine*, etc. Elles disparaissent généralement avec les maladies qui les ont provoquées; autrement, le traitement est le même que celui que nous avons indiqué plus haut.

OPIATS. Voyez *Électuaires*.

OREILLES (*Chancre des*). Voyez *Chancre*.

OREILLES (*Inflammation des*). Voyez *Otite*.

OREILLES (*Amputation des*). Voyez *Amputation*.

OREILLON. Voyez *Parotidite*.

ORTIE. Séton que l'on applique aux grands ruminants, au moyen d'un morceau d'ellébore, que l'on introduit sous la peau du fanon. Voyez *Séton*.

OS (*Inflammation des*). Voyez *Ostéite*.

OSCHÉOCÈLE. Hernie inguinale. Voyez *Hernie*.

OSSELET, CHAPELET, FUROS ou **FUSÉE**. Petite tumeur osseuse qui a son siége sur le canon du cheval, un peu au-dessus des parties latérales du boulet. On la traite par le *feu*.

OSSIFICATION. 1o Transformation des cartilages en os; 2o produit accidentel offrant quelque ressemblance avec la substance osseuse proprement dite. Les ossifications sont le résultat de l'âge ou d'un état morbide.

OSTÉITE. Inflammation du tissu des os. Sa marche est lente. Elle reconnaît pour causes les coups, les contusions, les plaies, le contact des corps étrangers, la pression prolongée, l'inflammation des tissus qui recouvrent les os, la *gale*, le *farcin*, les *eaux aux jambes*, etc. Lorsque l'ostéite affecte les régions des membres, l'os offre un gonflement, forme parfois une tumeur et l'animal boite. Voyez *Exostose*, *Nécrose*, *Carie*, *Ostéosarcome* et *Spina-Ventosa*.

OSTÉOMALAXIE. Mollesse des os. Cet état anormal accompagne ordinairement l'*Ostéite*, la *Carie* et le *Rachitisme*. Voyez ces mots.

OSTÉOSARCOME. Gonflement des os accompagné de tuméfaction cancéreuse, blanche ou rougeâtre, lardacée, profonde, immobile. On ne peut traiter cette maladie que par l'oblation complète. Voyez *Spina-Ventosa*.

OTITE ou **OTORÉE**. Inflammation de la membrane muqueuse de l'oreille ; on l'observe surtout chez les chiens. Elle a pour causes : la présence d'un corps étranger dans le conduit auditif, ou la propagation de la *gale*, d'une *dartre*, d'un *érysipèle* dans le même organe, les courants d'air, une température froide et humide, etc. Elle survient parfois à la suite de la *maladie des chiens* ou de quelqu'autre affection aiguë. Elle s'annonce par la démangeaison, la rougeur et la tuméfaction de la membrane auriculaire, qui bientôt laisse suinter un liquide grisâtre, sanieux, puriforme, très-fétide et très-abondant. Traitement : injections émollientes ; séton au cou ; purgatifs ; l'inflammation calmée : injections astringentes. Il est utile de mettre un béguin au chien attaqué d'otite, pour l'empêcher de se gratter et pour préserver la partie malade du contact de l'air. — Le savon sulfureux vétérinaire de Mollard est recommandé contre l'otite. Voyez *Savon*, etc.

OTORÉE. Voyez *Otite*.

OZÈNE. Maladie de la membrane pituitaire, caractérisée par une fétidité plus ou moins considérable de l'air expiré, un écoulement peu abondant par les naseaux, des ulcérations superficielles de la pituitaire, et quelquefois une carie de l'os du nez. Traitement : injections avec une dissolution de sublimé corrosif (10 à 30 centigrammes par litre d'eau distillée) ; insufflations, faites au moyen d'un tube de verre, d'une poudre composée de

4 grammes de sucre candi, 30 centigrammes de calomel ; ou bien 4 grammes de sucre candi et 10 centigrammes de précipité rouge ; régime ; grande propreté ; purgatifs doux ; séton au poitrail.

Le cheval et le chien sont, de tous les animaux domestiques, ceux chez qui l'ozène a été remarquée le plus fréquemment.

P

PAMOISON. Voyez *Syncope*.

PANARD (*Cheval*). Voyez *Aplombs*.

PALATITE. Voyez *Fève*.

PANSAGE. Voyez *Pansement de la main*.

PANSEMENT. Partie de la chirurgie vétérinaire qui s'occupe de l'application méthodique des appareils et des médicaments externes sur les parties malades.

Les pansements mal faits retardent la guérison et souvent même rendent funestes les suites des opérations ; les pansements bien faits, au contraire, en assurent le succès et la rendent plus complète.

Les instruments les plus usités dans les pansements sont la spatule, la pince à anneaux, le porte-mèche. Les pièces employées sont la charpie, l'étoupe, les bandes, les attelles, les compresses, les éclisses, etc. Les pansements doivent être faits avec douceur et promptitude ; on placera l'animal à panser dans la position la plus commode pour lui comme pour la personne qui fait le pansement ; on nettoyera la partie malade, par lotion ou par abstersion, suivant les cas, du pus, du sang ou des autres matières qui se trouvent à la surface. Chaque appareil nouveau sera placé aussitôt que l'autre sera enlevé, afin de soustraire les plaies à l'influence de l'air ; excepté dans les cas où le pansement aura pour but d'exercer une compression, l'étoupade et les bandes seront appliquées mollement ; la partie malade sera mise dans la position la plus favorable à la guérison.

On appelle *pansement médicamenteux* ceux dans lesquels on fait usage de médicaments appliqués sur la peau. Voyez *Charges, Lotions, Frictions, Fomentations, Cataplasmes, Douches, Embrocations*, etc.

PANSEMENT DE LA MAIN ou **PANSAGE**. Action par laquelle on conserve la santé des chevaux, ânes, etc., en débarrassant leur peau de la crasse qui en bouche les pores et dont l'accumulation finirait par s'opposer à la *transpiration*. Les instruments nécessaires à ce soin, qui est très-important, sont l'*étrille*, l'*époussette*, la *brosse*, le *bouchon de paille*, l'*éponge*, le *peigne*, le *cure-pied* et le *couteau de chaleur*. — Le pansage, moyen hygiénique très-puissant pour maintenir les animaux en bon état de santé, comprend aussi le graissage du sabot et l'opération de *faire les crins*, ou de couper les crins trop longs de la crinière, du toupet, de la queue et des jambes.

Il est bon de joindre à ces moyens hygiéniques, des bains pendant l'été, après le repos du soir, mais quand l'eau n'est pas trop froide et que les animaux ne sont pas en sueur.

Le pansement des *bêtes bovines* n'est pas moins nécessaire que celui des chevaux, des ânes et des mulets.

PAON. Cet oiseau, remarquable par la beauté de son plumage, est originaire des Indes orientales : en Europe, il vit jusqu'à 25 ans environ.

La femelle, dite *paonne* ou *paonnesse*, ne pond guère avant 3 ans. La ponte, qui commence avec le printemps, se compose de 10 à 12 œufs ; après la première, les paonnes continuent de pondre de 2 jours l'un ; mais il faut avoir soin de ramasser les œufs, car il leur arrive souvent de les égarer. On peut donner au coq-paon 5 ou 6 femelles ; on l'éloigne des œufs, pour qu'il ne les brise pas. Dès que le petit est sorti de l'œuf, on lui donne du froment mouillé, de la farine d'orge détrempée dans du vin, de la bouillie cuite et réfroidie ; plus tard du froment blanc bien pressé et mélé avec des poireaux hachés ; quand il commence à devenir fort, on lui donne l'orge pure (10 kilog. par mois à chacun), du froment, des pépins de pommes et de poires, des fèves roties sur des charbons.

Les *paonneaux* mâles ne doivent être mis avec les grands paons que lorsqu'ils ont atteint l'âge de 6 ou 8 mois. — Ils craignent le froid et surtout l'humidité. Leurs maladies sont celles des poules. Voyez *Poule*.

PARACENTÈSE ou **PONCTION DE L'ABDOMEN**. Opération chirurgicale qui a pour objet de donner issue au liquide accumulé dans la cavité abdominale ; on la pratique surtout dans l'*Ascite* (voyez ce mot), quand on a épuisé tous les moyens capables de favoriser la résorption des liquides épanchés. Sur le cheval, la paracentèse se pratique sur la ligne blanche ; il peut être opéré debout, étant maintenu, après lui avoir coupé les poils, à la place où doit être faite la ponction.

L'abdomen du chien se ponctue sur le flanc.

On pratique rarement cette opération, parce qu'elle n'est que palliative.

PARALYSIE. Diminution ou perte totale de la sensibilité, de la mutabilité ou de ces deux fonctions à la fois. On appelle *générale*, la paralysie qui occupe la totalité ou la presque totalité des organes ; *hémiplégie*, celle qui est bornée à un seul membre ; *paraplégie*, celle qui frappe toutes les parties inférieures. On la divise encore en *paralysie du mouvement* et *paralysie du sentiment*, suivant que c'est l'une ou l'autre de ces deux facultés qui est éteinte. Les organes ne se meuvent et ne sentent que par le cerveau et la moelle épinière ; ils cessent, par conséquent, de se mouvoir, aussitôt que leurs rapports avec ces centres nerveux sont détruits ou interrompus, ou que ces derniers sont plus ou moins profondément affectés. Ainsi, l'incision d'un nerf se rendant à un membre entraîne la paralysie de ce membre par l'impossibilité où ce dernier se trouve de recevoir l'influence du cerveau, de même qu'un épanchement de sang, on de tout autre chose dans un point quelconque du cerveau, détermine la paralysie du membre auquel ce point correspond, par l'impossibilité où se trouve alors le cerveau d'envoyer son influence. C'est de l'appréciation de ces deux ordres de causes de la paralysie que découle son traitement. Voyez *Apoplexie*, *Vertige*, *Moelle épinière (Maladies de la)* et *Acupuncture*.

PARAPHIMOSIS. Affection qui consiste dans l'impossibilité où se trouve le pénis de rentrer dans le fourreau ; elle s'observe plus rarement chez les chevaux et chez les chiens que chez les autres animaux. Causes : œdème du fourreau ; présence de verrues, de porreaux dans l'intérieur de cet organe ; malpropreté ; coups sur la verge. Cette maladie est souvent la suite de la *Castration*. (Voyez ce mot.) Traitement : Bains dans une rivière ; lotions et applications émollientes ; saignées locales, si l'engorgement est très-aigu ; excision des poreaux et autres végétations, s'il s'en présente. S'il y a gangrène ou tumeurs cancéreuses considérables, amputation du membre. Voyez *Amputation de la verge*, à l'article *Amputation* et le mot *Phimosis*.

PARAPLÉGIE. Voyez *Paralysie.*

PARC. Voyez *Parquer.*

PARER. Voyez *Ferrure.*

PAROTIDITE, OREILLON, AVIVES, ou ESQUINANCIE EXTERNE. Inflammation des parotides ou des glandes salivaires situées au dessous de l'oreille. Causes : Impression du froid, contusions, blessures, coups. (Voyez *Avives*). Cette affection accompagne quelquefois le *coryza*, l'*angine*, la *gourme*, etc. L'animal qui en est attaqué a la parotide chaude, gonflée, douloureuse ; sa déglutition est difficile. Traitement : diète ; repos absolu, à l'abri du froid et de l'humidité ; saignées ; boissons délayantes ; lavements simples ; on entourera la gorge d'une peau de mouton, la laine en dedans. S'il y a abcès phlegmoneux, le traitement sera celui que nous avons indiqué aux mots *abcès* et *phlegmon* ; si l'induration succède à la parotidite, on aura recours aux frictions résolutives d'iodure de potassium.

PAROXISME, REDOUBLEMENT, ou EXACERBATION. On donne ces différents noms à tout accroissement de symptômes qui survient dans le cours d'une maladie. Voyez *Accès*.

PARQUER. Enfermer des moutons dans un *parc* ou enceinte temporaire, sans abri, formée au milieu des champs, dans le but : 1º de les soustraire à la chaleur des bergeries pendant l'été ; 2º d'éviter la peine de les y ramener chaque soir ; 3º de les empêcher de se disperser ; 4º d'obtenir, au moyen de leurs excréments, un fumier convenant à la terre sur laquelle on a établi le parc. Au point de vue qui doit exclusivement nous occuper ici, celui de l'hygiène, nous dirons que les moutons parqués doivent être aussi souvent visités que s'ils étaient dans la ferme, afin de retirer pour les mettre à part, ceux qui se trouveraient malades.

PART. Voyez *Parturition*.

PARTURITION ou MISE-BAS. Nom donné à l'*accouchement* dans la médecine vétérinaire. On appelle *prodrômes* les signes précurseurs de la mise-bas ; ce sont : gonflement, sensibilité et dureté des mamelles ; tuméfaction de la vulve, qui laisse échapper une matière muqueuse, surtout en urinant ; affaissement du ventre ; creusement et concavité des flancs ; courbure en bas de la colonne sacro-lombaire ; marche lente, pesante, pénible. Ces signes se manifestent quelques jours avant la parturition, surtout chez la vache, la brebis, la chienne et la truie. Quelque temps après, la femelle trahit son malaise par des trépignements, des changements fréquents de position ; diminution de l'appétit.

Le moment de la parturition approchant, la femelle se plaint, fait des efforts expulsifs, rend une grande quantité de liquide par la vulve ; enfin le fœtus se présente, d'abord par les membres antérieurs, sur lesquels la tête et l'encolure sont appliqués. Le passage des épaules et de la poitrine est le plus difficile ; ordinairement le cordon ombilical se romp pendant la chute du petit animal. S'il se présente mal, il faut l'aider à sortir en le tirant peu à peu et doucement ; le retourner auparavant si be—

soin est. Quelquefois, mais rarement, il faut avoir recours au chirurgien.

On donne le nom de *délivrance* à la sortie du *délivre* ou *arrière-faix* après que la femelle a mis bas ; c'est le dernier travail de la parturition. Si la mère ne peut se délivrer elle-même par ses propres efforts, il faut, après s'être coupé les ongles et s'être enduit la main et le bras d'une huile douce, détacher le délivre pour l'attirer au dehors. Les obstacles qui s'opposent à la parturition naturelle peuvent venir de la faiblesse de la femelle ; de son état maladif ou de celui du fœtus ; de la mort de ce dernier ou de sa grosseur disproportionnée ; de sa position vicieuse ; enfin des vices de conformation du bassin de la mère. Si c'est faiblesse, on la soutiendra par des breuvages cordiaux : 10 à 12 litres (pour les vaches) de vin tiède affaibli, de bière, de cidre, avec de l'ergot de seigle, de l'armoise, de la sabine, de la rue, etc. Si la bête est pléthorique, on lui donnera des lavements mucilagineux, après l'avoir saignée. S'il y a rigidité et irritation du col de l'utérus, on aura recours à la saignée, aux injections et aux lavements émollients ; à l'application sur la croupe de linges imbibés d'eau tiède, fréquemment renouvelés. S'il y a état squirrheux du col utérin, le chirurgien fera l'opération de l'*hystérotomie* ou celle de la *gastro-hystérotomie* (voyez ces mots). S'il y a hydropisie abdominale, on pratique la *paracentèse* (voyez ce mot), et alors, s'il y a des polypes dans la matrice, on les coupe et on les arrache. Si le fœtus est mort dans la cavité utérine, on donnera à la mère des stimulants et l'on aura recours à l'*embryotomie* (voyez ce mot). Si les obstacles à la mise-bas dépendent de vices de conformation du bassin, on aura recours à la *gastro-hystérotomie*. Voyez ce mot.

Après la parturition, on donnera à la mère des soins hygiéniques ; on lui fera boire de l'eau tiède avec un peu de mouture d'orge et de son farineux ; on la placera avec son petit dans un local clos, salubre, d'une température douce, avec une bonne litière ; dès le lendemain, on lui donnera une bonne nourriture. Il n'y a nul inconvénient à ce qu'elle mange le *délivre*.

Il faut sécher le petit, après qu'il a été léché par sa mère et qu'il a rendu le *méconium* ; on le tiendra chaudement ; on exa-

minera si toutes les ouvertures naturelles existent, car s'il en
manquait une, il faudrait chercher immédiatement à la rétablir.
Il est quelquefois nécessaire, surtout pour les petits des vaches
et des juments, de leur approcher les lèvres des mamelles pour
qu'ils opèrent une première fois la succion du lait (voyez *Allaitement*). Pour la chute du vagin et de l'utérus qui peuvent survenir chez les femelles à la suite de la mise bas, voyez le mot
Chute.

PASSE CAMPANE. Voyez *Capelet*.

PATHOGÉNIE. Partie de la Pathologie qui s'occupe de la génération ou du développement des maladies.

PATHOGNOMIQUE. Nom donné aux symptômes caractéristiques
des maladies.

PATHOLOGIE. Partie de la médecine vétérinaire qui s'occupe
de la connaissance des maladies des animaux, sous le rapport de
leurs causes, de leurs symptômes, de leur siége, des lésions
qu'elles apportent dans la texture des organes, et de leur traitement préservatif et curatif. Voyez *Vétérinaire*.

PATURAGE. Terrain destiné à la pâture des bestiaux. Un bon
pâturage doit être divisé en plusieurs parties, sur lesquelles les
animaux passent successivement. Les bêtes à cornes qui y passent une partie de l'année, se portent mieux que celles qui
restent toujours à l'étable. On commence par faire pâturer dans
chaque partie du sol, les chevaux, puis les bœufs, puis enfin les
moutons. — Les pâturages humides et marécageux sont très-
nuisibles ; ceux des bois et forêts ne sont pas très-bons, il n'en
faut pas nourrir exclusivement le bétail, surtout à cause du
mal de brou. Voyez *Maladie des bois*.

PÉDICULAIRE (*Maladie*). Voyez *Phthiriasis*.

PEIGNE. Voyez *Crapaudine*.

PELOTES STERCORALES. Voyez *Calculs*.

PÉPIE. Voyez *Poule*.

PERCE LANGUE. Voyez *Glossanthrax*.

PERCUSSION. Action de frapper la poitrine d'un animal pour chercher à connaître, par la nature de son produit par le choc, l'état sain ou malade des parties que renferme cette cavité. Quand la poitrine *résonne*, c'est à-dire quand le choc donne lieu à un son creux, l'air remplit l'endroit frappé ; quand le son est mat, le point *percuté* ou frappé n'est plus pénétré par l'air.

On appelle percussion *immédiate*, celle qui a lieu en frappant la poitrine avec la main.

On appelle percussion *médiate*, celle qui s'opère à l'aide d'un *pleximètre*, rondelle de liége large de 2 à 3 pouces, épaisse de 5 à 6 lignes, et recouverte, du côté qui doit être frappé, d'une couche d'éponge de 3 lignes. On préfère cette seconde manière pour les animaux gras, et surtout pour les bêtes à cornes et à laine. Voyez *Auscultation*.

PERFORATION. Division d'un organe ou des viscères creux ou membraneux, produite par une incision, un instrument piquant, etc. Voyez *Blessure* et *Opération chirurgicale*.

PÉRICARDITE. Inflammation du péricarde, presque toujours mortelle chez les animaux ; on ne peut diagnostiquer avec certitude cette maladie.

PÉRIODIQUE (*Fluxion*) Voyez *Ophthalmie*.

PÉRIOSTOSE. Tumeur formée par le gonflement du périoste. Voyez *Exostose*.

PÉRIPNEUMONIE. Nom véritable de la *Pneumonie*. Voyez ce mot.

PÉRITONITE. Inflammation du péritoine ; maladie qu'on rencontre plutôt chez le cheval que chez les autres animaux domestiques. Causes : un réfroidissement ; l'exposition à une pluie froide ou à un courant d'air ; des boissons très-froides ; des

coups portés sur l'abdomen ; l'inflammation des cordons testicu-
laires à la suite de la *castration* ; les *hernies* étranglées ; les
plaies pénétrantes de l'abdomen ; la brusque suppression d'un
écoulement habituel ; les bains froids au sortir du travail, etc.
Symptômes : l'animal a un pouls plein et dur ; des frissons ; des
douleurs abdominales qui le portent à éviter tout attouchement
sur les parois du ventre, à se mettre sur le dos et à se débattre ;
yeux hagards, naseaux fortement dilatés ; changement continuel
de position. Cette maladie est regardée comme incurable. On
peut essayer les saignées générales.

PERTURBATION. Changement rapide, accidentel, ou provoqué
dans une intention thérapeutique, dans le rhythme actuel et les
habitudes de l'organisation.

PESOGNE. Voyez *Piétain*.

PESSAIRE. Instrument qu'on emploie dans la *chute* ou le *renversement de la matrice*. Voyez *Chute*.

PESTE. Voyez *Typhus*, *Épizooties* et *Contagieuses (Maladies)*.

PÉTÉCHIES. Éruption à la peau caractérisée par des exan-
thèmes ayant la forme et la couleur des piqûres de puces ; ces
taches se manifestent sur la peau et sur les muqueuses, dans les
maladies aiguës très-graves, et surtout dans les *épizooties* (voyez
ce mot). Les pétéchies ne demandent pas un traitement particulier.

PETITE VÉROLE DES MOUTONS. Voyez *Clavelée*.

PHALÈRE. Voyez *Falère*.

PHARYNGITE. Voyez *Angine*.

PHIMOSIS. Rétrécissement de l'ouverture du fourreau, qui met
obstacle à la sortie du pénis. Causes : heurts, coups de pied,
contusions, blessures, abcès dans l'épaisseur du fourreau, porreaux, verrues, etc. Traitement : mouchetures ; excision des

productions morbides ; vapeurs d'eau chaude dirigées sur le fourreau ; appliquer un suspensoir. Voyez *Paraphimosis*.

PHLÉBITE. Inflammation des veines. Traitement : Si elle est simple, le repos suffit ; si elle suppure, on aura recours à l'injection du perchlorure de fer ; si elle est ancienne et accompagnée d'induration, on débridera et on cautérisera ; si, de plus, il y a ulcère, on emploiera la *ligature*.

PHLÉBOTOMIE. 1° Saignée ; 2° art de saigner. Voyez *Saignée*.

PHLEGMASIE. Voyez Inflammation.

PHLEGMON. Inflammation du tissu cellulaire. Mêmes causes que l'inflammation en général (voyez *Inflammation*). Le cheval y est plus sujet que les autres animaux domestiques. Le phlegmon forme une tumeur arrondie, rémittente, accompagnée de fièvre. Pour que cette affection se termine par *induration*, on a recours aux antiphlogistiques, saignées ou sangsues ; cataplasmes émollients ; si l'on échoue, pour favoriser la *suppuration*, on continuera les cataplasmes ; on fera une incision dans la tumeur, dans la direction des plis de la peau ; si le phlegmon paraît devoir se terminer par *induration*, (ce qui a lieu souvent pour les mamelles et les glandes inguinales), pour obtenir une résolution, on aura recours aux sangsues, à des ventouses appliquées sur les tumeurs, aux vésicatoires ; lavements purgatifs ; demi-diète ; breuvages délayants ; bains locaux. Si le mal n'est pas vaincu, on emploiera les résolutifs et les fondants puissants appliqués sur la tumeur : frictions d'onguent mercuriel ; les cataplasmes émollients seront continués. — S'il y a *grangréne*, on aura recours au traitement indiqué à ce mot.

PHELGMONEUSES. Nom donné à toutes les maladies inflammatoires qui affectent le tissu cellulaire. Voyez *Phelgmon*.

PHLOGOSE. Légère inflammation. Voyez *Inflammation*.

PHLYCTÈNES. Voyez *Ampoules*.

PHRÉNÉSIE. Voyez *Vertige*.

PHTHIRIASIS, POUILLEMENT ou **MALADIE PÉDICULAIRE**. Maladie qui consiste dans le développement d'une grande quantité de poux qui vivent du sang des mammifères, et leur causent une irritation prurigineuse ou démangeaison très-vive. Les poux du bœuf sont petits, rougeâtres; ceux du cheval, gros, adhérant fortement à la peau. La brebis et le bœuf en nourrissent de plusieurs espèces. Pour juger de leur fécondité, il suffit de savoir qu'un seul pou peut pondre cinquante œufs en cinq jours; qu'en deux mois, deux femelles peuvent produire 18,000 petits ! Les causes de cette affection dégoûtante sont la malpropreté, le manque de nourriture, l'abandon dans des pâturages humides et marécageux, dans des lieux bas; un changement morbide et durable dans le produit de la sécrétion folliculaire; un long séjour dans des endroits malsains; le manque de pansement journalier; le défaut d'exercice; le contact d'un autre animal ayant de la vermine, etc. Pour le traitement, voyez *Hippobosque* et *Gale*.

Potion contre la maladie pédiculaire du porc. Prenez 2 gros d'éthiops martial ou deutoxide de fer (oxide noir de fer); mélangez-le avec 1 once de sel de cuisine en poudre fine; mêlez le tout aux aliments que vous donnerez au porc, en plusieurs portions, dans le cours de la journée.

PHTHISIE. Marasme déterminé par les altérations de l'appareil respiratoire, comme le poumon, le larynx, d'où la *phthisie pulmonaire* et la *phthisie laryngée*. La phthisie *laryngée* se traite comme l'*angine* (voyez ce mot); la phthisie *pulmonaire* du cheval, comme la *morve* (voyez ce mot). Pour la phthisie des vaches, voyez *Pommelière*.

PHTHISIQUE. Qui est atteint d'une *Phthisie pulmonaire*. Voyez *Phthisie*.

PHYMATOSE. Voyez *Eaux aux jambes*.

PHYSIOLOGIE VÉTÉRINAIRE. Science qui traite des phénomènes

de la vie des animaux. Elle comprend : 1o les *fonctions de rela-
tion* ou *de la vie animale*; les *sensations*, qui mettent les animaux
en rapport avec les êtres vivants et les avertissent de leur présence; ce sont la vue, l'ouïe, le goût, l'odorat et le toucher; les
mouvements, la *voix*; 2o les *fonctions de la vie de nutrition* ou
végétative, savoir : la *digestion*, l'*absorption*, la *respiration*, la
circulation du sang, la *calorification*, la *sécrétion*; 3° les *fonctions relatives à la conservation de l'espèce* : la *génération* pour
les mâles; pour les femelles, la *gestation*, la *parturition* et la
lactation.

PICOTTE. Voyez *Clavelée* et *Vaccine*.

PIED-BOT. Voyez *Bouleté*.

PIED *(Défectuosités du)*. Voyez *Ferrure*.

PIED DE BŒUF. Voyez *Seime en Pince*.

PIED SERRÉ PAR LES CLOUS. Voyez *Enclouure* et *Piqûre*.

PIEDS ÉCHAUFFÉS. Voyez *Aggravée*.

PIERRES. Voyez *Calculs*.

PIÉTAIN ou **PIÉTIN**, et aussi **PESOGNE, POURRITURE DES
PIEDS** et **CRAPAUD**. Cette affection, qui a les mêmes causes que
le crapaud du cheval (voyez *Crapaud*), est particulière aux bêtes
à laine. Elle est caractérisée par un ulcère sous-ongulé qui, si
l'on n'arrête sa marche, gagne insensiblement tout le pied et
devient contagieux. Au début, il y a désunion de la paroi d'avec
les parties qu'elle recouvre; puis bientôt il y a de la rougeur à
la réunion des doigts et un léger suintement autour du sabot.
C'est alors que l'animal commence à boiter, et c'est alors aussi
qu'il faut s'empresser, si l'on veut éviter l'ulcère et ses ravages,
d'enlever avec l'instrument tranchant la portion de corne déta-
chée, et, après avoir mis à nu la petite plaie, il faut avoir recours
au caustique dit *pâte de Plasse*, composée de poudre d'alun cal-

cinée et d'acide sulfurique, dans les proportions voulues pour lui donner la consistance du miel. Tout pansement est inutile.

PIGEON. Le pigeon est moins un animal domestique qu'un hôte fugitif, qui reste au colombier et y revient autant qu'il lui plaît, autant qu'il y trouve le gîte agréable, la nourriture abondante, toutes les aisances. Ceci indique ce qu'il faut faire pour le conserver.

Le mois de mai est la meilleure époque pour peupler le *colombier*. Le choix doit se porter sur les pigeons qui ont l'œil éveillé et la démarche fière. Il faut proportionner leur nombre à la grandeur du pigeonnier. Les mâles doivent être beaux, bien faits, les ailes bien disposées pour un vol rapide. On ne les lâchera pour la première fois que le soir, ou, mieux encore, quand ils couvent ou quand ils ont des petits. On ne mettra au pigeonnier que des ménages assortis. On les nourrira de toute espèce de grains, non dans une mangeoire, mais dans un endroit propre destiné à cet effet, et près du colombier. Les repas ne doivent pas être donnés à des heures réglées, pour ne pas attirer les pigeons voisins. On variera leur nourriture ; on mêlera plusieurs espèces de grains ensemble avant de les leur donner. Les pigeons de volière sont ceux qui rapportent davantage.

La *volière* doit être carrée et contenir des nids larges d'un pied ou des paniers d'osier. Il faut y mettre de la paille, dégarnir les nids où les pigeons en auraient trop mis, et en placer dans ceux où il n'y en aurait pas suffisammment. Il faut que les pigeons aient toujours de l'eau potable à leur disposition, pour qu'ils puissent boire et se baigner. Il faudra faire dégeler cette eau en hiver. Enfin, comme tous les animaux, les pigeons doivent être tenus très-proprement.

Leurs maladies sont celles des *poules*. Voyez ce mot.

PIGEONNIER. Voyez *Pigeon*.

PIQURE. Voyez *Plaie*.

PIQURE DU PIED. Celle produite par un clou qui, étant enfoncé par le maréchal-ferrant, atteint le vif du pied de l'animal. On le retire, et, si la bête boite, on suit le traitement indiqué au mot *Enclouure*.

PISSEMENT DE SANG. Voyez *Hématurie*.

PLAIE. Solution de continuité des parties molles, produite soudainement par des causes externes, et généralement accompagnée d'un écoulement de sang plus ou moins abondant.

Les plaies faites *par des instruments tranchants* se traitent par la *réunion*, en mettant immédiatement en contact les deux lèvres, si la circulation se fait librement jusqu'à leur surface. On ôte auparavant les corps étrangers, le sang coagulé, tout ce qui peut empêcher leur contact immédiat ; on a recours pour cela aux bandages, aux bandelettes pour les plaies des téguments et des parties qui y sont adhérentes, pour les incisions que le chirurgien a pu faire dans certaines opérations, etc. ; enfin, à la *Suture* (voyez ce mot). Pour éviter que la cicatrice ne soit difforme, il faut que les lèvres de la plaie aient été réunies avec précision et mises dans un niveau parfait ; on empêchera que l'air ne l'endommage, enfin on éloignera tout ce qui la pourrait enflammer.

Si les plaies sont considérables, et qu'on n'ait pu prévenir l'inflammation par les saignées et la diète, les plaies passent à l'état de *plaies suppurantes* et ne peuvent se réunir, comme nous venons de le dire. Elles fournissent une matière purulente, et se couvrent de petits tubercules coniques dits *bourgeons charnus* ; puis, elles se dégorgent et se cicatrisent. Les plaies de ce genre veulent être préservées du contact de l'air au moyen d'étoupe fine et bien sèche, disposée en plumeaux, dont on recouvre les plaies sans exercer une forte pression. Si la plaie est petite et sans profondeur, on mettra l'animal à une demi-diète et à l'usage des breuvages délayants ; si la plaie est considérable, son régime sera une diète sévère, et des breuvages adoucissants avec la guimauve et la mélasse. Quand l'inflammation aura disparu, on lui donnera de l'eau blanchie, des barbottages tièdes, des lavements laxatifs ; la suppuration bien établie, on passera insensiblement à une demi-diète, et pour aider la digestion, à des breuvages composés de racine de gentiane, de sommités de petite centaurée et d'absinthe. L'animal sera placé dans une écurie saine, où la température soit tiède et où l'air soit fréquemment renouvelé. Le premier appareil une fois levé, au bout de 4 ou 5 jours, on pansera la plaie toutes les 24 heures ou toutes les 48 heures, suivant la quantité du pus qu'elle fournit toujours, avec des plumasseaux enduits d'onguent digestif opiacé ; si l'on veut hâter la suppuration, on emploiera l'onguent basilicum. Si l'on voit que les chairs tendent à se gâter, on aura recours au vin miellé ou térébenthiné, ou à l'onguent brun, composé de 32 parties d'onguent basilicum et 1 partie d'oxyde rouge de mercure. Si la plaie reste stationnaire, on diminuera la quantité des aliments donnés à l'animal blessé ; on cautérisera légèrement les bords de la plaie, et on y mettra un peu de cérat saturné. La plus grande propreté est à recommander.

Les plaies faites par *des instruments piquants* se guérissent facilement, lorsqu'elles sont *simples*, à l'aide de quelques résolutifs. Elles se compliquent *d'hémorrhagie* quand l'instrument piquant a percé une artère ; si l'artère est superficielle, on a recours à la compression ; si elle est profonde, on la met à découvert et on la lie au-dessus et au-dessous de l'endroit piqué. Quand il y a gonflement inflammatoire, on introduit un peu de potasse caustique (pierre à cautère) dans la plaie ; s'il y a un corps étranger, on doit faire tous ses efforts pour l'en faire sortir. Après quoi, dans l'un et dans l'autre cas, on pansera la plaie avec des applications émollientes et anodines. On débridera la plaie, et on aura recours aux antiphlogistiques, si le gonflement des lèvres de la piqûre et des parties voisines est considérable.

Pour quelques piqûres particulières, voyez les mots *Clou de Rue* et *Enclouure*.

Les plaies faites par des *instruments contondants* se traitent comme celles faites par des *instruments tranchants*. Même traitement pour les plaies par *arrachement ;* seulement, s'il y a des lambeaux de chair, des aponévroses, des tendons qui ne peuvent être appliqués sur la surface de la blessure et se réunir par première intention, on en fera l'ablation immédiate.

Les plaies par *morsures d'animaux non venimeux* se traitent,

14.

selon les cas, comme celles qui sont faites par *piqûre*, *contusion* ou *arrachement*. Si les os sont brisés, on se conduira comme dans les fractures communicatives. Voyez *Fracture*.

Les *plaies envenimées*, produites par *morsures*, *piqûres d'animaux venimeux et enragés*, *par inoculation d'un virus*, etc., doivent sans exception se traiter toutes, et le plus promptement possible, par le feu. Voyez *Cautérisation*.

Les *piqûres d'insectes* (guêpes, frélons, abeilles) se traitent par l'extraction du dard, en coupant d'abord la petite vésicule qui contient le venin, en appliquant sur les blessures de l'alcali volatil (ammoniaque liquide) pur ou étendu d'eau, du vinaigre, de l'huile. Si la démangeaison et l'inflammation sont très-fortes, on aura recours aux bains de vapeur ou aux cataplasmes émollients ; s'il y a suppuration, petit ulcère, on appliquera sur la piqûre de l'huile empyreumatique, de la suie dans un peu d'ammoniaque ; si l'insecte s'est introduit dans l'oreille, les naseaux ou le fourreau, on emploiera l'infusion de suie ou de plantes amères, telles que feuilles de noyer, sarrette. Pour les piqûres des *œstres* et des *taons*, voyez *Œstre*.

Quant aux morsures de *vipère*, on applique dessus de l'acide nitrique, de l'acide sulfurique, du beurre d'antimoine, caustiques préférables aux autres, parce qu'ils pénètrent jusqu'au fond de la plaie. Si l'on craint qu'ils n'atteignent pas toutes les parties de la blessure, on l'agrandira avec le bistouri, et, après avoir essuyé le sang qui en découle, on y insérera un bourdonnet imbibé de chlorure d'antimoine, et on y portera un pinceau trempé dans le même caustique ; on soutiendra le bourdonnet par une enveloppe et quelques tours de bande. Quelques heures après, on lèvera l'appareil pour panser la plaie avec un linge imbibé d'huile d'olive tiède ou de cérat camphré. On administrera l'ammoniaque liquide ou l'eau de Luce à l'intérieur, dans une infusion de plantes aromatiques (20 grammes pour les grands animaux, de 30 gouttes à 5 grammes pour les petits).

Les plaies faites *par les armes à feu* produisent une contusion plus ou moins considérable et donnent lieu à des engorgements qui se terminent par la suppuration, quelquefois par la gangrène. Le traitement consiste à pratiquer des incisions dans la partie blessée ou dans son voisinage ; à arrêter l'hémorrhagie, si elle existe (voyez *Hémorrhagie*) ; à extraire les corps étrangers, lorsqu'il en existe ; à préparer la suppuration ; à opérer le dégorgement des chairs. Pour premier pansement, on aura recours à une étoupe fine, trempée dans de l'eau salée, de l'eau de Goulard (extrait de Saturne étendu d'eau commune) ; diète ; saignées ; breuvages adoucissants ; cataplasmes de plantes aromatiques cuites dans du vin rouge, avec addition d'un tiers d'eau-de-vie ; topiques fortifiants et spiritueux (décoction de quinquina ou de tan, avec de l'eau-de-vie camphrée ou ammoniacale). A la rigueur, on aura recours, si l'on veut conserver l'animal, à l'amputation de la partie blessée, si un désordre considérable et la complication de la blessure la rendent indispensable. — Pour les plaies de tête, les plaies pénétrantes de la poitrine, de l'abdomen, voyez *Hémorrhagie*, *Péritonite*, *Pneumonie*, et *Pleurésie* ; voyez aussi les mots *Fracture*, *Contusion*, *Trépanation*, *Réunion*, *Suture* et *Rage*.

PLÉTHORE. Surabondance du sang dans les vaisseaux. On prévient ou arrête la pléthore par l'exercice ; une alimentation modérée et peu nourrissante ; les saignées générales ou locales. La pléthore engendre la *Maladie de Sang* (voyez ce mot), les *Coups de Sang* (voyez *Apoplexie*), et l'*Épistaxis* (voyez *Hémorrhagie*).

PLÉTHORIQUE. Se dit des animaux qui sont dans un état de pléthore ou qui sont sujets à la *pléthore*. Voyez ce mot.

PLEURÉSIE ou **PLEURITE**. Inflammation de la plèvre, ou membrane séreuse qui tapisse la cavité de la poitrine, et se replie sur les poumons.

On distingue la *pleurésie sèche*, quand il n'y a pas expectoration ; la *pleurésie humide* ou *catarrhale*, quand elle est accompagnée de *bronchite*. Quand elle est compliquée de *pneumonie*, elle prend le nom de *pleuro-pneumonie*, si c'est elle qui domine, et dans le cas contraire, de *pneumo-pleurésie* (voyez ce mot). Quoi qu'il en soit, la pleurésie reconnaît pour causes : la suppression de la sueur ; le brusque passage du chaud au froid ; les fractures des côtes, les plaies pénétrantes, les contusions, etc. La pleurésie *aiguë* est caractérisée par un abattement général de l'animal ; des frissons, des coliques ; la dilatation des narines ; le trouble de la respiration qui augmente insensiblement ; puis par une toux sèche, sans expectoration, quand il n'y a pas complication de *bronchite* ; enfin par la phlogose et la sécheresse de la membrane nasale. Si la maladie n'est pas grave, la fièvre tombe au bout de huit ou dix jours et la convalescence commence. Cette pleurésie légère n'a exigé pour traitement que le repos, la diète, des électuaires adoucissants ; une saignée générale. S'il y a épanchement considérable, on aura recours aux diurétiques, aux diaphorétiques (nitre, résine, oxymel scillitique, colchique, etc.), aux vésicatoires ; mais le succès est alors incertain.

La *pleurésie aiguë* donne souvent naissance à l'hydropisie de la poitrine (voyez *Hydrothorax*), qu'on appelle aussi *pleurésie chronique*. Voyez *Pneumonie*.

PLEURITE. Voyez *Pleurésie*.

PLEURO-PNEUMONIE. Voyez *Pneumo-Pleurésie*.

PNEUMONIE, **PNEUMONITE**, **PÉRIPNEUMONIE** ou **FLUXION DE POITRINE**. Inflammation du poumon.

Les causes sont les mêmes que celles de la *pleurésie* (voyez ce mot) ; les principales sont l'impression de l'air froid sur la peau et la brusque suppression de la sueur ou de la transpiration insensible. La pneumonie est dite *simple*, quand elle n'attaque qu'un seul poumon ; *double*, quand les deux poumons sont affectés. Quand elle accompagne la pleurésie, on la nomme soit *pleuro-pneumonie*, soit *pneumo-pleurésie*.

Les symptômes de la pneumonie sont : dilatation des naseaux ; pouls grand et fort ; frissons ; fréquence de la respiration, qui fait entendre un murmure très-fort, si un seul poumon est attaqué ; mouvements excessifs et irréguliers des flancs ; tristesse, qui augmente avec la maladie. Bientôt, la muqueuse et la pituitaire sont injectées ; l'air expiré est chaud ; l'artère tendue ; la toux sèche, fréquente ; le pouls grand et mou ; il jette par les naseaux une matière visqueuse, tenace, jaunâtre ou sanguinolente ; ses poils sont ternes, secs, hérissés ; sa peau chaude et adhérente ; ses oreilles et le bas de ses membres sont froids ; il n'a plus d'appétit.

Traitement : Saignées plus ou moins fortes et plus ou moins fréquentes, selon la violence de l'affection, l'âge, la force du sujet, et, en tous cas, toujours précipitées, pour ne pas donner au mal le temps de croître entre deux saignées. Il est rare que la pneumonie aiguë résiste à ce traitement énergique, à ces émissions sanguines coup sur coup, auxquelles on ne doit renoncer que lorsque la respiration n'est presque plus gênée. Le reste du traitement est celui de toutes les maladies aiguës : habitation sèche et chaude ; diète absolue ; boissons adoucissantes ; dégagement de vapeur d'eau dans l'écurie ; des couvertures sur le dos et l'abdomen. On pourra administrer, à doses altérantes, du tartre stibié ou du kermès.

La *pneumonie chronique*, dite *vieille courbature* et *induration grise*, est caractérisée par l'ancienneté de la pneumonie ; la maigreur de l'animal ; la matité ; la toux sèche ; la fétidité de l'air expiré ; et quand il y a tubercules, le râle caverneux ; le jetage par les naseaux, surtout après la toux, de matières blanchâtres et grumeleuses. Cette affection est à peu près incurable.

La *pneumonie gangréneuse*, dite *péripneumonie gangréneuse*, *maligne*, est épizootique. (Voyez *Épizooties*.) Elle reconnaît, entre autres causes : les excès de travail ; la mauvaise nourriture ; les miasmes provenant de foyers d'infection. Elle est caractérisée ainsi : bâillements fréquents ; dégoût ; chaleur de la bouche ; gêne de la respiration ; battements des flancs ; pouls vif, élevé ; poils secs et hérissés ; marche gênée ; frissons ; mouvements convulsifs de la queue ; roideur des articulations ; plus tard, peau collée aux os ; yeux hagards et enfoncés dans les orbites ; toux traînante, plaintive, râleuse ; la narine du côté attaqué jette un flux léger de matière infecte ; grincement des dents. Ces symptômes vont en augmentant ; le pouls tombe ; les muqueuses s'infiltrent de plus en plus et se colorent en jaune, surtout la conjonctive ; les yeux se couvrent d'une humeur trouble ;

la toux est nulle; la tête s'appuie sur la crèche; l'animal est parfois saisi d'horribles convulsions et se plaint beaucoup; il se couche, se relève, cherche à fuir, chancelle, se recouche, se relève, se débat; enfin, la sueur se déclare, la suppuration se supprime et il meurt dans d'atroces douleurs.

Traitement : Sétons fortement enduits de vésicatoire; sinapismes très-actifs; administration de toniques à base de quinquina et de fer. On ne laissera les sétons en place que le temps nécessaire pour la production des engorgements. Point de saignée. Voyez *Pneumo-pleurésie*.

PNEUMO-PLEURÉSIE ou **PLEURO-PNEUMONIE.** Inflammation simultanée des plèvres et du parenchyme pulmonaire. Quand c'est la pneumonie qui domine, on appelle la maladie qui nous occupe *pneumo-pleurésie*, et quand c'est la pleurésie, *pleuro-pneumonie*. Le traitement est une combinaison des traitements de la *Pleurésie* et de la *Pneumonie* (voyez ces mots), suivant celle de ces deux affections qui est dominante; ce qu'on reconnaît en comparant les symptômes des deux affections et l'état de l'animal malade.

La *pneumo-pleurésie des bêtes bovines*, dite *péripneumonie contagieuse*, et *pleuro-pneumonie exsudative*, est tantôt *enzootique*, tantôt *épizootique*, tantôt *sporadique*. Elle a pour causes principales : l'humidité, l'air vicié des étables; leur malpropreté; le manque de soins. Symptômes : poil hérissé; lassitude; amaigrissement; douleurs à l'épine dorsale et aux parois costales; toux sèche, quinteuse, petite, fréquente; enfoncement des yeux; diminution, puis disparition de la sécrétion du lait; air expiré très-chaud; jetage par la bouche et par les naseaux d'une bave visqueuse, qui devient de plus en plus abondante; les yeux laissent échapper continuellement des larmes; le cœur bat avec force contre les côtes. Quelque temps après, ces symptômes augmentent de gravité; on remarque des tremblements passagers; les urines sont rares et noirâtres; l'animal ne cesse de se plaindre. Enfin il ne peut plus se lever, ne rumine plus; ses cornes et ses oreilles sont constamment froides; la diarrhée se déclare, devient colliquative; il périt en se débattant. Pour préserver les animaux sains de cette maladie, il faut leur inoculer sous la queue le liquide exprimé de l'exsudation pulmonaire.

Traitement *curatif :* — Saignées générales ; sétons animés d'ellébore sur les parois latérales de la poitrine ; breuvages émollients avec addition de quelques têtes de pavot ; 4 à 8 gram- de d'émétique par jour ; diète absolue ; eau blanche tiède en boisson ; grande propreté ; à la fin, décoctions toniques. Même traitement, si la maladie passe à l'état chronique.

POCHES GUTTURALES (*Inflammation chronique des*). Maladie caractérisée par un jetage par la gouttière inférieure des naseaux d'une matière glaireuse, épaisse, inodore, muciforme, intermit- tente, qui se montre surtout pendant la course et la mastication. Ce jetage diffère de celui de la *Morve* (voyez ce mot), en ce qu'il tombe à terre, sans adhérer aux ailes du nez. Ce qui dis- tingue encore cette maladie de la morve, c'est qu'elle ne s'ac- compagne pas, comme celle-ci, de chancres, d'érosions, et rarement d'engorgements des ganglions lymphatiques de l'auge. On traite cette affection chronique par les sétons ; l'émétique ; la poudre diurétique de Lebas ; le sel de nitre. Grande propreté ; point d'humidité ; air pur et sain. En certains cas, on aura re- cours à l'*Hyovertébrotomie*. Voyez ce mot.

POIREAU ou **PORREAU**. Petite éminence, indolente, cornée, qui saillit au dehors du derme qu'elle soulève, et où elle a ses raci- nes. Causes : les coups, les contusions, les frottements, la mal- propreté, les froissements des harnais, colliers, etc. Traitement : Couper le poireau par couches minces, au niveau de la peau ; cautériser la surface qui saigne un peu avec l'acide nitrique ou la pierre infernale (nitrate d'argent fondu). Si le poireau est très- petit, on en fera simplement la ligature avec un fil ciré, que l'on serrera de temps en temps jusqu'à ce que l'éminence soit tom- bée. La *verrue* se traite de même. Voyez *Fic* et *Eaux aux Jambes, Grappes* et *Polype*.

POLYPE. Tumeur ou excroissance charnue, indolente, pédicu- culée, comme implantée dans les muqueuses et poussant, dans diverses directions, des sortes de branches qui, le plus souvent, se reproduisent à mesure qu'on les attaque isolément.

On distingue les *polypes muqueux* ou *vésiculaires*, dont la substance est mollasse, spongieuse, vésiculeuse et gorgée de suc blanc; et les *polypes cancéreux* ou *squirrheux*, tumeurs cancéreuses qui ont une couleur blanchâtre. — On traite les *polypes des fosses nasales* par l'arrachement, ou, si la tumeur est considérable, par l'excision, suivie de la cautérisation. On traite les *polypes de l'utérus et du vagin* par la ligature ou par l'excision, toujours suivie de la cautérisation.

POLYSARCIE. Voyez *Obésité*.

POLYSOSTOME. Voyez *Vers*.

POMMELÈIRE ou **PHTHISIE CALCAIRE DES VACHES.** Maladie caractérisée par une toux, d'abord légère, puis fréquente, faible, rauque, râleuse et traînante; la sensibilité de l'épine dorsale, en arrière du garrot; l'accélération de la respiration; l'exagération du murmure respiratoire dans quelques points. Cet état peut durer plusieurs années, jusqu'à ce que, sous l'impression d'une cause particulière, comme le froid, l'humidité, les aliments avariés, des symptômes plus grands se présentent, tels que : amaigrissement; gêne dans la respiration; faiblesse et lenteur dans les mouvements; petitesse et vitesse du pouls; toux fréquente, sèche, rauque, surtout après le repas du soir; diminution de la sécrétion du lait.

Les causes de cette maladie sont une affection tuberculeuse, l'encombrement, la petitesse, l'humidité, le manque d'air salubre, la malpropreté des étables; les boissons d'eau de pluie; le repos continuel et absolu; enfin, la mauvaise nourriture. La *phthisie calcaire* est héréditaire, et elle est incurable. Pour la prévenir, les nourrisseurs des faubourgs des villes, qui en sont les victimes, puisque ce sont leurs vaches qui périssent ainsi, n'ont qu'à faire le contraire de ce qu'ils font généralement : c'est-à-dire bien nourrir les vaches laitières, les loger comme il convient, en un mot, se conformer aux lois de l'hygiène vétérinaire.

PONCTION. Opération chirurgicale qui consiste à ouvrir, avec un instrument piquant, certaines cavités morbides ou normales, afin de procurer l'évacuation, nécessaire à la santé de l'animal opéré, de corps liquides ou gazeux renfermés dans ces cavités. On a recours à ce moyen palliatif dans les *abcès* (voyez ce mot), et dans d'autres cas. Voyez *Paracentèse, Hyovertébrotomie, Cystotomie,* etc.

La *Ponction de la panse* ou du *rumen* est exigée lorsque les bêtes bovines ont les parois de cet organe distendus par des gaz, produits par une mauvaise disposition de l'animal, ou par la mauvaise qualité des aliments ; alors le flanc gauche est prodigieusement gonflé ; la peau tendue résonne comme un tambour ; l'animal est haletant, ne peut presque pas respirer et est menacé d'asphyxie. Cette opération se fait à l'aide d'un *trocart,* ou canule en cuivre, ouverte par les deux bouts, et dans laquelle passe une tige d'acier dont l'extrémité, qui déborde la canule, est amincie et aiguisée sur trois faces. La ponction du rumen se fait dans la partie supérieure du flanc gauche, entre la saillie de la hanche et la dernière côte. On laisse la canule un jour ou deux dans la plaie ; si les gaz ne sortent pas, empêchés qu'ils sont par les matières alimentaires qui oblitèrent la canule, on débouche celle-ci au moyen d'une petite baguette. Si la météorisation augmente, on replace la canule. Lorsqu'il ne s'échappe plus de gaz et que l'animal recommence à ruminer, on enlève la canule, on nettoie les fonds de la plaie, et on la panse avec un tampon de charpie enduit de cérat et de térébenthine et maintenu par un bandage qui fait le tour du corps. La plaie se guérit ordinairement après deux ou trois pansements. Voyez *Tympanite.*

PORC. Voyez *Cochon.*

PORCHER. — PORCHERIE. Voyez *Cochon.*

PORREAU. Voyez *Poireau.*

POUILLEMENT. Voyez *Hippobusque* et *Phthiriasis.*

POULAIN. Petit cheval qui n'a pas encore atteint l'âge adulte

(5 ans). Les poulains ont surtout besoin d'exercice. Il faut faire pâturer sur un terrain sec, montueux, inégal, ceux qui sont destinés à la selle ou au tirage rapide. Les plaines herbeuses conviennent à ceux qui sont destinés au gros trait. Il est bon de ne les faire pâturer que depuis le moment où le soleil a pompé la rosée et les brouillards, et de les faire rentrer à la nuit. Si l'on ne peut les faire pâturer, il faut les mettre en liberté dans un enclos, attenant à l'écurie, pendant une partie du jour.

Pendant la première année, à compter du sevrage, on peut laisser ensemble les jeunes animaux des deux sexes; mais après ce temps, on doit les séparer. A l'écurie, on les tiendra proprement ; on empêchera que leurs pieds reposent sur le fumier, ce qui déforme les ongles. On peut ne pas les attacher à l'écurie avant l'âge de deux ans et les laisser aller librement de là à l'enclos et de l'enclos à l'écurie. Quand on voudra les attacher, on s'y prendra doucement; on commencera par un licol sans longe ; on ajoutera celle-ci quelques jours après. Les jeunes animaux domestiques s'apprivoisent et se dressent facilement avec des caresses, et des distributions de nourriture, surtout si c'est toujours les mêmes personnes qui en prennent soin.

Pour habituer les poulains qui ont été allaités au pâturage, au régime alimentaire de l'écurie, le foin et la paille, il serait bon de ménager la transition du vert au sec et leur distribuer des racines ; si cela est impossible, on les abreuvera abondamment; on tiendra toujours à leur portée de l'eau blanche légèrement salée. N'oublions pas surtout l'avoine, qu'on peut donner aux jeunes poulains, dès qu'ils ont atteint quelques semaines, ce qui permet de les sevrer de bonne heure. Jusqu'au sevrage, on peut donner chaque jour 500 grammes d'avoine à un poulain ; après qu'il est sevré, 4 litres d'avoine, 4 kilogrammes de foin et une quantité suffisante de litière propre et sèche. Du reste, il ne faut pas trop les engraisser, car cela les expose à une multitude de maladies. Celles auxquelles il est, sans cela, le plus sujet, sont celles dont nous allons parler :

1° *Sortie de l'urine par l'ouraque*. Cette affection, plus fréquente et aussi plus grave chez les mâles que chez les femelles, se traite, d'abord en s'assurant que le canal de l'urètre est libre ; cela reconnu, on circonscrit, au moyen d'un fil ciré, le canal de l'ouraque saillant hors de l'anneau ombilical. Il faut prendre garde, en introduisant l'aiguille derrière le canal de l'ouraque, de ne pas offenser celui-ci. Si le canal de l'urètre n'est pas libre, on détruit l'obstacle et on ne fixe la ligature que lorsque l'urine a repris sa voie normale.

2o *Tumeurs dans le scrotum*. Elles disparaissent soit lentement, soit d'une manière toute spontanée.

3o *Luxation de la rotule*. Quand elle est *incomplète*, l'accident est sans gravité ; quand elle est *complète*, la rotule est rejetée très-fortement en arrière et en dehors. Dans le premier cas, on a recours aux frictions résolutives, et au *feu* si le poulain boite sensiblement. Dans le second cas, caractérisé par une claudication très-prononcée, il faut opérer la *réduction*, en poussant la rotule en avant ; après qu'elle est en place, on enduit la peau qui la recouvre et celle des parties environnantes, d'une bonne couche de térébenthine, et on applique un bandage par-dessus, qu'on serre fortement, de manière pourtant à ne pas interrompre la circulation. On le laisse en place pendant 15 ou 20 jours ; de temps en temps on le desserre et on le resserre pour faire des frictions légèrement irritantes.

4o *Inflammation des articulations des membres*. Cette affection s'annonce par la boiterie très-forte d'un ou de plusieurs membres ; suivie, 2 ou 3 jours après, de gonflement et de douleur. Le poulain ne s'appuie pas sur le membre atteint, et si plusieurs sont affectés, il reste couché. La fièvre le prend ; il perd l'appétit ; sa respiration est gênée ; ses flancs haletants ; le gonflement augmente ; quelquefois des abcès surviennent ; une *métastase* s'opère vers la poitrine, qui ne tarde pas à amener la mort.

Traitement : Comme cette maladie vient souvent de la mauvaise qualité du lait de la mère du poulain, dès que les premiers symptômes éclatent, on aura soin de séparer le sujet attaqué, de le nourrir avec du lait de vache ; de lui faire des frictions et des fomentations émollientes sur les parties malades ; de lui donner de l'eau blanche nitrée et de le saigner une fois ou deux. Même traitement pour la mère, auprès de laquelle il pourra retourner quelques jours après, quand l'état morbide sera passé.

5º *Diarrhée grise*. Affection caractérisée par des déjections de couleur grisâtre, liquides, grumeleuses, qui s'attachent à la queue de l'animal. La fièvre s'élève ; l'appétit diminue.

Cette maladie a la même cause que la précédente ; la mère sera traitée de la même manière que nous avons indiqué plus haut dans le cas d'inflammation des articulations des membres. Quant au poulain, il sera mis à part, et on lui fera avaler, en 3 fois dans la même journée, 6 ou 7 centigrammes d'extrait d'opium dissous dans un verre d'eau tiède et mélangé avec un verre de lait. On lui donnera des lavements émollients. Si la diarrhée se renouvelle, on administrera une seconde dose d'opium. Le lendemain du jour où l'on aura fait prendre ce remède, on lui donnera de 10 à 18 grammes de crème de tartre.

6º *Hernie ombilicale*. Voyez *Hernie*. Voyez aussi *Castration*.

POULAILLER. Voyez *Poule*.

POULARDE. Poule à laquelle on a ôté les ovaires, c'est-à-dire qu'on a châtrée pour l'engraisser. Voyez *Castration* et *Poule*.

POULE. Cet oiseau si utile a besoin de soins particuliers : un poulailler exposé au midi ou à l'orient, dans un endroit spacieux, bien aéré mais sans courant d'air, dont la porte ne soit pas au milieu, mais à une extrémité, afin que les poules qui entrent et qui sortent, ne troublent pas celles qui sont dans le fond, sur des nids. Le poulailler sera loin des écuries et étables. Pendant tout le jour, on laissera ouverte la trappe de la porte, mais on la fermera le soir, dès que les poules seront rentrées. La fenêtre sera grillée à mailles et garnie d'un volet en dehors. On disposera cette habitation à l'abri des belettes, fouines, buses, etc. Il contiendra des juchoirs en suffisante quantité ; avec une petite échelle placée au-devant du premier. Il est excellent d'avoir un poulailler sans juchoirs pour les couveuses. — On ne pratiquera pas les nids dans l'épaisseur du mur, à cause des punaises, mais on scellera dans le mur des boîtes en planches de peuplier, à 30 centimètres au-dessus du sol et assez près les unes des autres. On changera le foin de ces nids tous les 8 ou 10 jours et l'on s'assurera qu'il n'y a pas de vermine dans les paniers,

Une fois par semaine, on renouvellera le lit de paille, après avoir gratté et balayé le fumier. Le sol sera préparé contre l'humidité par une couche de 30 à 40 centimètres d'épaisseur, en terre glaise mêlée d'un quart de chaux amortie.

Les poules les meilleures à choisir pour peupler un poulailler sont celles qui réunissent ces qualités : tête grande ; crête rouge, simple et inclinée sur le côté ; jambes et pieds jaunes ; griffes courtes (pas de griffes de derrière s'il est possible, attendu que c'est avec cela qu'elles cassent les œufs lorsqu'elles couvent) ; grosseur moyenne. Les coqs muets et les poules qui chantent souvent ne valent rien. Il faut donner 9 poules à un coq. Cet animal dure 4 ans. On renouvelle les coqs tous à la fois et on les prend de même âge et de même force.

Le coq doit être grand, avec des pieds gros, à ongles forts et à ergots longs et pointus ; des cuisses longues, grosses, fournies de plumes ; la poitrine large ; le cou long, orné de plumes de diverses couleurs ; les yeux étincelants ; la démarche vive, alerte, pétulante ; la crête et les bandes grandes et d'un rouge vif ; la queue à 2 rangs, recourbée, relevée au-dessus de la tête.

Les poules doivent être nourries de criblures et de vanneries de grains, de son bouilli, d'herbes hachées et de quelques fruits. Les farineux bouillis et chauds leur sont excellents ; la graine de tournesol (grand soleil), les lavures d'assiettes, bouillies avec des restes de légumes et du grain, également. On leur donnera à manger devant leur poulaillier, sur une place unie et sèche. A côté de la porte du poulailler, il y aura toujours un baquet à fond plat plein d'une eau pure, renouvelée tous les jours.

Les poules sont très-sensibles au froid, ce qui leur cause plusieurs affections ; les poules qui en seront atteintes seront mises à part.

Voici les principales maladies auxquelles elles sont sujettes :

1° Le *bouton*, petite tumeur blanche qui se forme sur le croupion. On le traite en le coupant et en frottant la plaie avec du vinaigre.

2° La *pépie*, caractérisée par le refus de nourriture, la pâleur de la crête, et une peau jaunâtre au bout de la langue ; on l'enlève avec une pince ou des ciseaux bien pointus, ou une forte épingle; on lave la langue avec du vinaigre; puis on fait boire à l'animal un peu de vin; pendant quelques jours on lui donne pour nourriture une pâtée de son, de pain et de lait caillé; pour boisson de l'eau dans laquelle on met tremper de la graine de melon ou de concombre.

3° La *dyssenterie*. On lui fera boire un peu de vin chaud où l'on aura fait bouillir de la pelure de coing; pour nourriture, on lui donnera de l'orge.

4° Les *taies* sur les yeux ou *cataractes*. Elles sont produites par le grand froid. On lui donnera de la poirée hâchée dans du son de seigle et un peu de millet.

5° La *vermine*. On frottera la poule avec un corps gras, et on la lavera dans de l'eau dans laquelle on aura fait bouillir du cumin.

6° La *gale*. On lui donnera des betteraves et des choux hâchés, mêlés à du son détrempé.

7° L'*abcès* au croupion; on lui donnera la même nourriture que pour la gale, après avoir fendu l'abcès avec des ciseaux et l'avoir frotté avec du vinaigre.

8° La *goutte*. On lui graissera les pieds et les jambes de graisse de poule.

9° La *fracture à la jambe*. On enveloppera la jambe avec un petit appareil propre à la maintenir dans son état naturel; on mettra la poule sous la mue, avec bonne nourriture et eau potable, sans lui laisser aucun bâton pour se percher.

10° La *phthisie*. On ne peut guère l'en guérir, mais on peut l'en préserver en lui donnant de l'orge bouillie avec de la poirée. Voyez *Poulet*.

POULET. Petit de la poule. On l'appelle poussin quand il naît. On parfumera les poussins de romarin et de lavande, pour les préserver de plusieurs maladies. On les garantira contre le froid, la pluie, l'humidité. On ne les mettra à l'air que par un temps chaud et un beau soleil, et on ne les y laissera pas longtemps. On leur donnera peu de nourriture à la fois et souvent, jamais dehors : du millet cru, de l'orge et du froment bouilli, de la mie de pain trempée dans du vin, et si leur fiente est trop liquide, des jaunes d'œufs durcis, bien émiettés. De temps en temps, des poireaux hâchées conviennent aux poussins ou petits poulets. Quand ils ont 15 jours, 3 repas leur suffisent; avant la sortie, à midi, et à 4 heures. Il leur faut un poulailler particulier. Dès qu'ils ont un mois ou 5 semaines, on peut les abandonner aux soins de leur mère, ou d'une nourrice, car la même poule peut conduire une trentaine de poulets.

Les poulets sont exposés surtout à une maladie qu'on appelle la *mue*, caractérisée par la chute de leurs plumes. Pour les en garantir, on leur jettera du vin tiède sur les plumes et on les exposera souvent au soleil. Voyez *Poule* et *Chaponner*.

POULICHE. Voyez *Poulain*.

POULS. Nom donné aux pulsations ou battements des artères; on les compte au moyen des doigts qu'on appuie sur ces dernières. Le pouls est plus vif chez les animaux sanguins, irritables, irascibles; chez ceux qui sont jeunes; chez ceux qui travaillent beaucoup; chez ceux qui sont de petite taille; plus fréquent chez les femelles que chez les mâles; plus vif encore l'hiver que l'été, le jour que la nuit; chez ceux qui sont en chaleur, en colère, effrayés.

En état de bonne santé, le pouls de l'animal est souple, régulier; terme moyen, il donne, par minute :

Chez le cheval.	35 pulsations.
Chez l'âne.	50
Chez l'espèce bovine. . . .	38
Chez la brebis.	75
Chez le chien.	90 à 100

On explore le pouls, chez les grands quadrupèdes, à l'artère glosso-faciale, dans l'endroit où elle contourne la tubérosité maxillaire; ou encore aux artères sous-zygomatiques et coccygiennes inférieures; chez les bêtes à laine, les chiens, etc., on tâte le pouls à l'artère fémorale, vers, le milieu de la face interne de la cuisse, ou bien sur la région du cœur, quand les pulsations ne sont pas très-sensibles.

La maladie peut imprimer divers changements aux pulsations artérielles, de là les noms de pouls *fort*, *faible*, pouls *grand*, pouls *petit*, pouls *mou*, pouls *dur*, pouls *concentré*, pouls *dilaté*, pouls *vite*, pouls *lent*, pouls *fréquent*, pouls *rare*, pouls *égal*, pouls *inégal*, *régulier* ou *irrégulier*, pouls *intermittent*.

Dans les *maladies aiguës*, le pouls, dans la première période, est vif, serré, dur, sec, convulsif ; c'est le *pouls d'irritation* ; le pouls qui indique l'*hémorrhagie* donne 2 battements coup sur coup ; celui qui indique la sueur est ondulant ; les pulsations sont molles et s'élèvent les unes au-dessus des autres, de manière qu'il y a une pulsation qui est très-petite, puis une plus grande, et ainsi, en montant, jusqu'à la quatrième. Il revient, comme tous les autres *pouls critiques* (ceux des moments de *crise*), après un plus ou moins grand nombre de pulsations régulières. Au contraire, dans le pouls des urines, les pulsations, au lieu de monter, descendent. Ces deux pouls sont une espèce de gaine entre eux. Voyez *Aiguës (maladies)*.

POURRITURE ou **CACHEXIE AQUEUSE**. Maladie des ruminants domestiques, mais particulièrement des bêtes à laine, et à laquelle on donne aussi les noms de *boule*, *bourse*, *bouteille*, *ganache*, *goître des moutons*, *foie pourri*, *douve*, *cloche*, *hydatite*, *mal de foie*, *hydropisie*, *jaunisse*, *game*, *gamer*, *gamure*, etc. Cette affection est épizootique et enzootique.

La *bête à laine* menacée de pourriture rumine mal, mange peu, paraît languissante et faible ; ses yeux deviennent ensuite pâles, et décolorés ; sa croupe s'affaisse, quand on y appuie la main ; elle laisse retenir sans résistance le pied de derrière qu'on lui prend ; enfin si l'on tire la laine elle se détache aussitôt. Plus tard, et c'est alors que la maladie devient grave, il apparaît, le soir, une tumeur fluctuante, dite *bourse*, *bouteille*, *goulée*, etc., qui disparaît pendant la nuit, pour revenir le lendemain au soir, après que l'animal a eu la tête penchée et inclinée vers la terre pendant le jour. Il tombe ensuite dans le *marasme* et s'éteint insensiblement. Le mal provenant de l'abondance d'un fluide aqueux, attaque plus facilement les animaux qu'on fait paître dans des prairies humides ou avant que la rosée n'ait été dissipée , ceux qu'on met dehors par un temps pluvieux ; ceux dont la bergerie ne sera pas assise sur un terrain sec ; ceux qui séjourneront sur des parcs à sol argileux ; ceux qni auront été mal nourris, avec des aliments insuffisants, peu substantiels ou de mauvaise qualité ; la mauvaise eau.

Pour prévenir cette affection, il faut éviter les pâturages bas et humides ; en un mot, les garantir de l'humidité. Dès que les premiers symptômes apparaissent, on doit donner aux moutons et cela pendant quelque temps, 3 ou 4 cuillerées de vin à la fois toutes les 3 ou 4 heures ; mettre du fer dans leur boisson ; leur faire boire des décoctions de plantes aromatiques (sauge, hysope, thym, baies de genièvre, etc.) ; des amers (gentiane, petite centaurée, tanaisie, petite chicorée sauvage, etc.); le sel marin leur est excellent. On peut aussi leur donner 2 bols par jour de la préparation suivante : pour 30 bols, prenez 30 grammes de poudre de charbon, 15 grammes de quinquina, que vous incorporerez dans une suffisante quantité de miel. Après chaque bol, on leur donnera un verre d'une décoction faite avec une poignée d'écorce de marronnier d'Inde bouillie dans un litre de vin rouge pendant un quart d'heure ; on y ajoutera ensuite un peu d'eau-de-vie et une cuillerée de sel de cuisine. Pour la poudre tonique contre la pourriture des moutons, voyez *Toniques*.

Chez les *bêtes à cornes*, la pourriture reconnaît les mêmes causes, offre les mêmes symptômes et demande le même traitement, mais beaucoup plus énergique. On les soumettra à un traitement tonique et excitant, pour combattre la débilité, qui est le caractère essentiel de la pourriture ; on aspergera d'eau salée leurs aliments ; on fera dissoudre du sel de cuisine et du sulfate de fer dans leur boisson ; on leur donnera soir et matin 1 litre de décoction concentrée d'écorce de chêne ou de saule, avec 15 ou 20 grammes d'essence de térébenthine par litre. On ouvrira la tumeur, dite *bouteille*, qui se manifeste à la ganache, à l'aide de deux ou trois pointes de feu profondément appliquées, et l'on recouvrira les parties cautérisées avec un mélange de 2 parties d'onguent basilicum et 1 partie d'onguent mercuriel. Grande propreté des étables, bouchonnements fréquents.

Ce traitement convient, en cas de pourriture, aux animaux

malades comme à ceux qui sont sains; seulement, il demande pour les premiers qu'on le rende beaucoup plus actif. On recommande, comme préservatif de la pourriture, 12 gros de couperose verte (sulfate de fer) pour 8 seaux d'eau, et surtout quelques rations de pelures d'osier, données dans l'intérieur de la bergerie, de loin en loin.

Ce dernier préservatif, qui passe pour infaillible, a été trouvé en 1862 par un éleveur de Normandie. Il est à remarquer que les localités qui ont le plus à souffrir de la pourriture sont précisément celles où l'osier se plaît le mieux. La nature avait mis le remède à côté du mal, et il a fallu des siècles pour s'en apercevoir.

POURRITURE DES SOIES. Maladie du cochon; affection scorbutique caractérisée par un affaiblissement général, la diminution de l'appétit, la mollesse et l'enflure des gencives, qui, sous la pression, laissent échapper un sang noirâtre; la peau mollasse, conservant longtemps l'empreinte du doigt qu'on appuie dessus. Enfin, si l'on arrache quelques soies, leurs bulbes ou racines sont noires et sanguinolentes, au lieu d'être fauves, comme dans l'état normal. Cette affection est généralement due à l'humidité et à la malpropreté des porcheries; il importe donc de les assainir. On fera fréquemment sortir le porc malade; on variera sa nourriture; on mêlera à ses aliments 2 ou 3 litres de décoction de plantes amères, telles que l'absinthe, la fumeterre, la petite gentiane; on emploiera le *Savon sulfureux*. Voyez ce mot.

POUSSE. Dérangement morbide qui se fait parfois remarquer chez les animaux solipèdes, et principalement chez les chevaux, qui, alors, sont dits *poussifs*. On appelle *soubresaut, coup de fouet* ou *contre-temps*, le double mouvement qui coupe l'expiration en deux temps plus ou moins marqués chez les chevaux affectés de la pousse.

Ce dérangement est dû soit à l'une, soit à l'autre des affections dont les noms suivent : *emphysème pulmonaire; bronchite chronique; œdème des poumons; anévrisme du cœur et des gros vaisseaux; lésions mécaniques de la respiration; hernies diaphrag-*

matiques; altérations des nerfs pneumo-gastriques; altérations, maladies du diaphragme, etc. C'est surtout l'emphysème pulmonaire ou dilatation des vésicules des poumons qui a la pousse pour conséquence; cette dilatation a pour causes les travaux irréguliers et pénibles, les courses longues et rapides. C'est pourquoi les chevaux de poste, de chasse, de course, de cavalerie et ceux des grandes villes sont bien plus sujets à devenir poussifs que les chevaux de la campagne. Toutefois, les grands efforts des chevaux de trait pour tirer de lourds fardeaux ou des voitures fort pesantes donnent également lieu à l'emphysème; il en est de même de l'usage exclusif du foin, ou de sa trop grande quantité dans l'alimentation. En résumé, l'*emphysème pulmonaire,* la *bronchite chronique* et les *maladies de cœur ou de ses enveloppes* sont trois affections jugées incurables dans la médecine vétérinaire; il n'y a donc pas de remède contre la *pousse* qu'engendrent ces maladies, dont voici la marche comparative :

EMPHYSÈME PULMONAIRE.	BRONCHITE CHRONIQUE.	MALADIES DU CŒUR ET DE SES ENVELOPPES.
Respiration fréquente, quelquefois lente.	Respiration toujours fréquente.	Respiration toujours fréquente.
Dyspnée pendant l'exercice.	Dyspnée pendant l'exercice.	Dyspnée pendant l'exercice.
Inspiration régulière.	Inspiration régulière, quelquefois entrecoupée.	Inspiration régulière, expiration entrecoupée.
Expiration entrecoupée.	Expiration entrecoupée.	
Toux quinteuse, petite, sèche, avortée, rauque et prolongée, rarement humide.	Toux grasse, quinteuse, avec expectoration et jetage par les deux naseaux de mucus blanchâtre, caillebotté, sans odeur, non adhérent aux ailes du nez.	Toux nulle ou rare.
Résonnance très-forte dans toute l'étendue de la poitrine ou seulement dans quelques endroits circonscrits.	Légère matité, seulement dans les régions supérieure et moyenne.	Résonnance normale.

EMPHYSÈME PULMONAIRE.	BRONCHITE CHRONIQUE.	MALADIES DU CŒUR ET DE SES ENVELOPPES
Faiblesse constante du murmure respiratoire dans toute l'étendue des poumons ou dans quelques régions emphysémateuses.	Faiblesse temporaire du murmure respiratoire dans les endroits des poumons où se rendent des divisions bronchiques obstruées par des mucosités qui interceptent le passage de l'air. Retour du murmure respiratoire quand ces mucosités ont été déplacées par la toux provoquée artificiellement.	Bruit respiratoire à l'état normal ou un peu faible dans toute l'étendue des poumons.
Râle sifflant sec, persistant presque toujours après la toux.	Râle sifflant muqueux, inconstant, temporaire, disparaissant souvent après la toux.	Points de bruits accidentels associés au murmure respiratoire.
Râle crépitant sec, avec craquement, bruit bronchique ou frottement.	Râle muqueux très-sensible, absence du frottement ou du bruit bronchique.	
Pouls à l'état normal ou lent, plein et mou.	Pouls irrégulier, souvent petit et mou.	Pouls artériel petit, très-vite et mou; pouls veineux très-prononcé dans les jugulaires, à chaque pulsation du cœur.
Battement de cœur quelquefois à l'état normal, d'autres fois très-fort, qui est senti avec la main à la paroi thoracique droite.	Battement de cœur à l'état normal.	Battements du cœur vite, fort larges, se propageant aux deux parois thoraciques, quelquefois avec des bruits accidentels, comme dans les hydropéricardes; faiblesse générale; pâleur des muqueuses apparente; infiltration de la partie inférieure du thorax et des membres.

Bien que l'emphysème pulmonaire soit déclarée incurable, on peut toujours tenter, si le cheval peut être guéri par le repos prolongé, la diète, les saignées, les diurétiques.

POURRITURE DE SAINT-JACQUES. Voyez *Ladrerie*.

POUSSIN. Voyez *Poulet*.

POUX. Voyez *Hippobosque* et *Phthiriasis*.

PRAIRIES. Les prairies *naturelles* sont celles qui, le plus souvent, sont formées sans le secours de l'homme; les prairies *artificielles*, celles qui sont le résultat de l'industrie agricole. Les fourrages des prairies basses, des prairies humides et marécageuses ne sont pas bons pour les animaux; ils peuvent leur occasionner une foule de maladies, surtout quand on met les bestiaux au vert dans ces prairies; car les chevaux, les mulets, les ânes, ainsi que les bêtes à cornes et les bêtes à laine, craignent beaucoup l'humidité. Il est donc avantageux de dessécher les prairies basses. Quand on fait consommer en vert les produits des prairies, il faut d'abord y mettre les bœufs et les vaches, puis les chevaux, et enfin les brebis.

PRÉDISPOSITION. Aptitude des animaux à contracter telle ou telle maladie sous l'influence d'une cause occasionnelle.

PRÉSERVATIF. Moyen propre à préserver des maladies.

PRIAPISME. Érection douloureuse et permanente de la verge, sans que les animaux manifestent aucun penchant pour l'accouplement. Le priapisme provient d'une irritation inflammatoire des voies urinaires et des organes génitaux; c'est donc cette cause qu'il faut s'appliquer à combattre par un régime débilitant; la saignée (pour les grands animaux); des boissons acidules froides; de l'eau émulsionnée; de l'eau froide sur les organes génitaux; des bains et des lavements presque froids; de l'herbe, de la paille, des barbottages faits avec le son et la farine d'orge; de l'eau blanchie, nitrée et acidulée.

PRODROMES. Voyez *Parturition*.

PRONOSTIC. Jugement porté sur les changements qui doivent survenir pendant le cours d'une maladie et sur sa terminaison.

PROPHYLACTIQUE. Ce mot est synonyme : 1º avec *préservatif*; 2º avec *prophylaxie*.

PROPHYLAXIE. Partie de la médecine vétérinaire qui a pour objet de conserver la santé et de prévenir les maladies des animaux. Elle comprend l'*Hygiène* et la *Thérapeutique*. Voyez ces mots.

PROSTRATION. Abattement profond, affaiblissement considérable, stupeur, qui s'observent dans le cours de certaines maladies, et qui, généralement, en constituent l'un des symptômes les plus fâcheux. Cet état diffère de la *Faiblesse* (voyez ce mot), en ce que, si dans cette dernière les forces sont enrayées, elles sont perdues dans celle-là. La prostration n'étant pas une maladie par elle-même, il n'y a presque jamais de traitement spécial à lui opposer, les moyens propres à guérir l'affection principale qu'elle vient compliquer devant naturellement suffire, en cas de succès, à guérir toutes les complications. Si toutefois, pendant le cours d'une maladie grave, une profonde prostration mettait l'animal malade en péril imminent, il serait bon d'avoir recours au traitement indiqué au mot *Marasme*.

PROVENDES ET SOUPES MÉDICAMENTEUSES. On les donne aux animaux dans les maladies chroniques, surtout dans celles où le sang est appauvri, et dans la convalescence des maladies aiguës qui ont exigé de nombreuses émissions de sang et une diète rigoureuse.

Provende tonique et nourrissante. — Farine d'orge, 1 livre (500 grammes); avoine concassée, 1 livre (500 grammes); sel marin, 1 once (31 grammes); mélangez le tout ensemble, et donnez aux animaux en une seule ou plusieurs fois, selon l'espèce, l'âge ou la taille.

Provende nourrissante et excitante. — Avoine concassée, 4 livres (2,000 grammes); baies de genièvre concassées, 2 onces (62 grammes); sel marin, 1 once (31 grammes); mélangez et donnez en plusieurs rations.

Provende nourrissante et tonique. — Avoine concassée, 4 livres (2,000 grammes); poudre de gentiane, 1 once (31 grammes); proto-sulfate de fer, 2 gros (8 grammes); carbonate de soude, 2 gros (8 grammes); paille ou foin haché, 2 livres (1,000 grammes). Faites un mélange que vous donnerez, dans l'auge, aux moutons ou aux bêtes bovines.

Provende excitante et nourrissante. — Foin haché, 4 livres

(2,000 grammes); avoine concassée, 6 livres (3,000 grammes;
feuilles vertes hachées de sapin, 1 livre (500 grammes); sel
marin, 2 onces (62 grammes). Faites un mélange, et donnez-en
une ou plusieurs rations.

Soupe émolliente (pour le gros et le menu bétail, dans la convalescence des maladies de poitrine, ou après des inflammations
gastro-intestinales). — Pain ordinaire, 2 livres (1,000 grammes);
farine d'orge, 1 livre (500 grammes); petit-lait, lait coupé ou
crème délayée avec moitié d'eau, 3 litres. Faites bouillir le lait
ou petit-lait, coupez le pain, mélangez-le dans un seau d'eau avec
la farine d'orge, et versez dans le lait ou le petit-lait bouillant.

Soupe émolliente et acidule. Délayez 8 onces (250 grammes) de
crème dans 2 litres d'une forte décoction d'oseille, et versez sur
1 livre (500 grammes) de pain coupé par morceaux ; délayez le
tout. Cette soupe se donne dans les angines et les convalescences
des inflammations gastro-intestinales. Il en est de même de cette
autre *soupe émolliente* : Faites bouillir 2 livres (1,000 grammes)
de chair de citrouille dans une quantité suffisante d'eau ; ajoutez
demi-litre de lait ou de petit-lait, et versez sur 1 livre (500 grammes) de pain ou de châtaignes cuites et écrasées.

Soupe nourrissante et tonique. Pain, 1 livre (500 grammes) ;
haricots, lentilles ou pommes de terre cuites et écrasées, 2 livres (1,000 grammes) ; sel de cuisine, 1 once (32 grammes); vin
coupé par moitié d'eau, demi-litre à 1 litre. Faites chauffer le
vin coupé, versez sur le reste, et mélangez ; administrez-en une
ou deux fois aux animaux dans le cours des affections anémiques
et hydréomiques, et pendant la convalescence des moutons atteints de clavelée confluente.

Soupe nourrissante et tonique (pour faire prendre en deux
fois). — Pain, 1 livre (500 grammes) ; pommes de terre, navets
ou carottes cuites et réduites en bouillie, 2 livres (1,000 grammes) ; sel marin, 1 once (34 grammes) ; poudre de gentiane ou
baies de genièvre concassées, 2 onces (62 grammes) ; mélangez
ces substances, et ajoutez les liquides suivants : infusion aromatique et chaude de sauge, 1 litre ; vin chaud, demi-litre.

*Soupe nourrissante et tonique pour les bêtes bovines, ovines et
canines* (pendant la convalescence des affections dues aux alté-

rations septiques du sang, comme le *charbon*, le *typhus*, etc.).—
Pain ordinaire, 2 livres (1,000 grammes); sel marin, 1 once
(31 grammes); vin, 3 décilitres; bouillon de viande de bœuf ou
de basse viande, 2 litres. Faites une soupe, que vous donnerez
aux animaux matin et soir.

PRURIT. Démangeaison plus ou moins vive qui porte les animaux qui l'éprouvent à se gratter et à se frotter contre tout ce
qu'ils rencontrent. C'est moins une maladie qu'un symptôme
qu'on retrouve dans les affections cutanées, comme la *gale*, les
dartres; dans les affections vermineuses, dans la cicatrisation
des plaies, etc.

Le prurit peut aussi provenir de la piqûre des insectes, des
poux, etc., etc., (voyez *Plaie* et *Phthiriasis*); du manque de
soins et du défaut de propreté. On lui opposera donc, outre le
traitement des affections qu'il peut accompagner, un régime rafraîchissant, des bains, des lotions d'eau tiède, des pansements
bien faits, enfin, tous les soins que réclame la propreté et que
l'hygiène indique.

Quand le prurit est occasionné par des faux crins qui poussent à rebours sous le tronçon de la queue, il importe de les
arracher.

PULMONIE. Voyez *Pneumonie*.

PURGATIFS. Nom donné aux substances médicamenteuses qui,
introduites à certaines doses dans le tube intestinal, provoquent
une sécrétion de mucosités et la sortie des matières fécales par
l'anus. La plupart de ces substances appartiennent à la classe
des végétaux. On appelle *laxatifs* les purgatifs doux et non irritants, dont l'action est faible (voyez *Laxatifs*); les *cathartiques*
ou *purgatifs proprement dits*, sont ceux dont l'action est irritante; quand cette action est très-forte ou même violente, ils
prennent le nom de *drastiques*.

Les principaux laxatifs sont la manne, la casse, le thamarin
et l'huile de ricin.

Les principaux cathartiques sont : les sulfates de soude, de magnésie, de potasse ; le tartrate acide de potasse, le tartrate de potasse et de soude, le séné, la rhubarbe, le nerprun.

Les principaux drastiques sont : l'aloès, la gomme gutte, la scammonée, le jalap, la coloquinte, la gratiole, l'ellébore noir, l'huile de croton tiglium, etc.

Les drastiques doivent se prescrire avec encore plus de circonspection que les autres purgatifs ; parmi eux, c'est l'aloès qui est le plus fréquemment employé dans la médecine vétérinaire. Il ne convient pas aux animaux d'un tempérament sec et irritable. On le donne le plus souvent en breuvage, délayé dans de l'eau chaude. — On associe souvent aux drastiques des purgatifs plus doux et moins irritants. Voyez *Superpurgation*.

Les purgatifs sont rarement nécessaires dès l'invasion de la maladie ; on les prescrit le plus généralement vers sa terminaison. On ne les emploie que lorsque la membrane muqueuse intestinale se trouve dans un état sain ; dans la crainte qu'ils ne donnent des péritonites, des gastro-entérites, des flux de sang ou des convulsions, surtout si ce sont des purgatifs très-actifs. Il faut avoir soin, quand on purge un animal, de le soustraire à l'influence de l'humidité, de le tenir dans un lieu ayant une température modérée, de le mettre à une demi-diète, de lui donner des boissons et des lavements adoucissants et délayants.

Les purgatifs liquides sont préférables aux purgatifs solides. On donne aussi des lavements purgatifs. Pour les formules purgatives, voyez les mots *Formule, Boissons, Breuvages, Electuaires* et *Lavements*.

PURIFORME. Adj. Qui ressemble au pus. C'est ainsi qu'on dit : mucus, matière, liquide *puriforme*.

PURULENT. Adj. Qui est formé par le pus. C'est ainsi qu'on dit : foyer *purulent*, matière *purulente*.

PUS. Liquide formé par le travail de la suppuration. On l'appelle pus *louable* ou de *bonne nature* quand il est homogène, d'un blanc jaunâtre, sans mauvaise odeur, crémeux, plus pesant que l'eau ; et pus de *mauvaise nature* quand il est autrement ; soit qu'il soit séreux, diaphane, âcre, irritant, fétide, auquel cas il prend le nom d'*ichor*; soit qu'il soit épais, grisâtre ou jaunâtre, et sanguinolent, auquel cas il prend le nom de *sanie*.

PUSTULE. Petite tumeur cutanée qui contient du pus, en quoi elle se distingue du *bouton*, qui ne suppure pas, et de l'*ampoule* qui contient de l'air ou un liquide séreux. La pustule est unique ou répandue en plus ou moins grand nombre sur les téguments, comme dans la clavelée.

PUSTULE MALIGNE. Vésicule séreuse placée sur une tumeur dure, circonscrite, gangreneuse, contagieuse par contact immédiat, parsemée à sa circonférence de petites.vésicules remplies d'une sérosité roussâtre. Cette inflammation attaque la peau et le tissu cellulaire sous-jacent, infecte toute l'économie et entraîne rapidement la mort des animaux. On la combat à l'aide de l'instrument tranchant et de la *cautérisation*. C'est une variété du *charbon*. Voyez ce mot.

PUTRÉFACTION. Décomposition spontanée des corps organisés privés de la vie, engendrant des miasmes putrides aussi dangereux pour les hommes que pour les animaux. Voyez *Hygiène, Assainissement, Désinfection, Épizooties* et *Contagieuses (Maladies.)*

PUTRIDE. Adj. Qui est frappé de *putridité*; qui tient à la *putridité*.

PUTRIDITÉ. Tendance des corps à se putréfier; commencement de la *Putréfaction*. Voyez ce mot.

Q

QUEUE. *(Amputation de la)*. Voyez *Amputation*.

QUEUE A L'ANGLAISE. Opération qui a pour but de faire tenir la queue des chevaux relevée ou *en trompe*. Après avoir fixé l'animal debout ou couché, on procède par incisions longitudinales et l'on coupe le muscle abaisseur. Après quoi on rapproche les lèvres de la plaie l'une contre l'autre, on l'entoure convenablement d'un bandage unissant, et on place la queue à des poulies placées exprès dans l'écurie pour tenir la queue du cheval relevée.

Au bout de 5 ou 6 jours, les poulies deviennent inutiles.

Quand on promènera l'animal, on mettra sur la croupe un botillon de paille, sur lequel on contournera la queue, dont deux tresses iront s'attacher à un surfaix passé autour de la poitrine.

Les plaies résultant de l'opération seront pansées comme à l'ordinaire. Voyez *Plaie*.

Pendant les premiers jours, le cheval sera mis au régime ; on augmentera ensuite graduellement sa nourriture.

QUEUE DE RAT ou **ARÊTE**. Maladie de la peau, caractérisée par des croûtes dures et écailleuses qui viennent le long des jambes des chevaux et des ânes, depuis le jarret jusqu'au boulet.

Les unes sont *sèches*, les autres sont *coulantes* ; ces dernières donnent une sérosité roussâtre, et d'une âcreté excessive. Les premières se traitent par le *feu* puis par l'onguent de populéum ; l'ulcère étant détaché, on dessèche la plaie avec la céruse ou la colophane ; les secondes par un onguent composé de couperose, de miel et de vert-de-gris. On aura recours, à l'intérieur, et dans les deux cas à une grande propreté ; bains composés avec la dissolution de sulfate de chaux ou de sulfate de potasse ; pansements bien faits ; boissons rafraîchissantes ; légers purgatifs.

R

RABIQUE. Adj. Qui appartient à la *rage*.

RACCOURCISSEMENT. Voyez *Amputation* et *Ténotomie plantaire*.

RACE. Nom donné aux grandes familles d'animaux distingués par un assemblage de caractères qui se sont agglomérés sous certaines influences, soit naturelles, soit dépendant de la domesticité.

Les races sont grandes et belles, étoffées, dans les contrées où la nourriture est toujours abondante. Dans les autres contrées, les races sont petites et médiocres. Une nourriture qui, comme l'herbe verte, par exemple, remplacée l'hiver par le foin des prairies, contient, sur un grand volume, peu de substance nutritive, donne aux animaux des formes matérielles, un tempérament lymphatique, une peau et des crins épais, etc. Le sol et le climat exercent également sur eux une grande influence. Le grand froid, l'humidité, leur sont contraires.

Pour faire de bonnes races, il faut que l'homme soigne bien les animaux. Ceux-ci doivent être adultes pour être accouplés et donner de beaux produits. Voyez *Hygiène* et *Accouplement*.

On améliore les races par le *croisement*, c'est-à-dire l'accouplement pour la génération d'animaux de races différentes. Généralement, les croisements se font en accouplant les femelles indigènes avec les mâles étrangers. Ainsi les chevaux anglais sont le produit de juments indigènes avec des étalons arabes, et nos moutons croisés mérinos, de nos brebis communes avec des béliers mérinos. Enfin du sevrage dépend beaucoup l'infériorité de certaines races. Voyez *Sevrage*.

RACHITISME ou **RACHITIS**. Maladie qui a pour principal caractère le ramollissement et par suite, la déformation des os.

Les animaux d'un tempérament lymphatique et nerveux, d'une constitution faible, ceux qui sont nés de père et de mère farcineux ou morveux, sont plus disposés au rachitisme. On a aussi remarqué qu'une maladie antérieure, surtout de longue durée, le manque d'exercice, une grande malpropreté, l'habitation des lieux bas, humides, marécageux, une mauvaise nourrite, la suppression soudaine d'un écoulement habituel, une dentition pénible, favorisaient plus ou moins le développement du rachitisme, ou du moins coïncidaient fréquemment avec son apparition. L'expression d'une faiblesse générale, une bouffis-

sure de la tête et du ventre accompagnée d'un état de dessèchement de tout le reste du corps et d'un effroyable amaigrissement
des membres, le système musculaire rare et sans forces, la
ganache pleine et peu développée, la peau sèche, ayant perdu
toute son élasticité naturelle, en sont les tristes avant-coureurs.
Puis la fièvre s'allume ; les os courts se tuméfient ; la pointe du
sternum fait saillie ; la colonne vertébrale se recourbe et se fléchit. L'animal, trop faible pour se soutenir, devient plus ou
moins contrefait.

Cette maladie est à peu près incurable. On ne peut que con-
seiller de maintenir les animaux dans un lieu sec, élevé et bien
aéré ; de leur donner une nourriture saine et facile à digérer ;
de leur faire prendre un exercice modéré ; de les frictionner,
surtout le long de la colonne vertébrale, avec de la laine ou une
brosse trempée dans une décoction de plantes aromatiques ; de
leur faire prendre des bains froids, des breuvages amers et
toniques, de leur appliquer des vésicatoires volants ; enfin de
ne point les faire servir à la reproduction de leur espèce.

RAGE. Cette maladie formidable, commune à certains animaux
chez lesquels elle se développe spontanément, comme le chien,
le loup, le renard, le chat, et qui le transmettent aux autres
animaux et même à l'homme, est caractérisée par le dégoût des
aliments, l'horreur des liquides, un abattement général, de la
tristesse, des convulsions, des accès de fureur, et sa prompte
terminaison par la mort.

On ignore complétement de quelle nature est le principe de
la rage et même en quoi elle consiste. Tout ce qu'on a pu constater, c'est que le virus qui la représente n'existait que dans
la bave des animaux enragés ; car on a injecté de leur sang dans
les veines d'autres animaux sans qu'on parvînt à la leur communiquer. Dans l'immense majorité des cas, la rage est communi-
quée à l'homme par le chien ; les herbivores, qui ne deviennent
jamais enragés spontanément, sont peu propres à la transmettre,
d'abord à cause de la conformation de leurs mâchoires et de
leurs dents, ensuite parce que chaque animal enragé cherche
surtout, dans les accès de la maladie, à exercer ses moyens

habituels d'attaque et de défense : ainsi, tandis que le chien, le loup, le renard mordent, le cheval frappe du pied, la vache et la chèvre se ruent de la tête, etc.

Le chien enragé est d'abord triste et abattu, hargneux ; il refuse les aliments et reste couché ; sa voix s'altère, devient rauque, il grogne souvent ; son aboiement présente un caractère particulier qui n'appartient qu'à la rage, et qui consiste en ce que la voix, d'abord en un ton grave, se termine brusquement et sans transition en un ton aigu ; il éprouve de temps en temps des soubresauts ; il méconnaît son maître ; il recherche l'obscurité ; il a la gueule béante et remplie d'une bave écumante qui découle en dehors ; son poil est hérissé, sa queue serrée entre ses jambes. Bientôt arrive un accès de fureur pendant lequel il se précipite sur tout ce qu'il rencontre, mord les hommes et les animaux, particulièrement les autres chiens. Le premier accès dure ordinairement peu de temps ; quand une fois il est terminé, il survient un temps de calme qui pourrait en imposer, puisque l'animal peut manger et même boire ; mais un nouvel accès reparaît bientôt, et la mort survient ordinairement le troisième ou le quatrième jour.

Quand la rage est la suite d'une morsure, elle ne se communique pas immédiatement après que celle-ci a été faite.

Il est rare que la rage se déclare avant 15 jours, même trois semaines et un mois, tandis qu'on l'a vue ne se déclarer qu'au bout de 6 mois et même au-delà d'une année. Quand elle est déclarée, la mort est certaine. Il faut donc prévenir le mal. Or, il n'y a qu'un seul remède, la *cautérisation*.

Voici la manière de s'y prendre (pour un homme comme pour un animal mordu par une bête enragée) : Il faut d'abord bien laver la plaie, ainsi que les parties environnantes avec de l'eau alcaline ou acidulée, projetée d'assez loin et à une assez grande hauteur ; on fait ensuite bien saigner la plaie en y appliquant une ventouse, après quoi on l'essuie avec le plus grand soin, puis on procède profondément à la cautérisation au moyen d'un cautère chauffé à blanc, de forme appropriée à celle de la morsure, et à son défaut, d'une clef, d'un morceau de fer. Il est bon d'y revenir à plusieurs reprises, dans la crainte de laisser un seul endroit sans être brûlé. Il est bon de promener ensuite sur les chairs un pinceau trempé dans une solution caustique, tel que le beurre d'antimoine. Il faut faire tout cela promptement ; ce remède est infaillible et unique ; il détruit le virus rabique et même tous les autres, ou il en rend l'absorption impossible. Si la plaie est trop profonde pour que le fer rouge y pénètre, on a recours à quelque caustique très-énergique. Le beurre d'antimoine est préférable, à cause de sa grande fluidité, qui permet de le porter sur toutes les parties atteintes par la bave de l'animal enragé qui a fait la morsure.

RAMOLLISSEMENT. Perte de consistance des parties qui composent l'économie animale et s'y rencontrent accidentellement. Les os et la moelle épinière sont les parties qui présentent les plus nombreux exemples de ramollissement. Voyez *Ostéomalaxie, Rachitis, Carie, Ostéite, et Moelle épinière*.

RAPES. Voyez *Malandres*.

RASEMENT, RASER. Voyez *Age*.

RASER LE TAPIS. Voyez *Aplombs*.

RECHUTE. Réapparition d'une maladie qui vient de se terminer et dont la convalescence n'est pas encore achevée. Les causes les plus ordinaires des rechutes sont : un excès de travail ; une indigestion ; l'exposition au froid ou à l'humidité ; un médicament intempestif ; une atmosphère chargée de miasmes épidémiques ; les variations atmosphériques.

Les rechutes sont plus dangereuses après les longues maladies qu'après les maladies aiguës. Les affections de la membrane muqueuse du poumon et les affections ayant leur siège dans le système nerveux, comme les convulsions, les névralgies, ont une grande tendance aux rechutes. Voyez *Récidive*.

RÉCIDIVE. Retour d'une maladie, plus ou moins longtemps après le rétablissement de la première. Les *maladies aiguës* récidivent plus souvent que les *maladies chroniques*.

Il arrive souvent dans les maladies aiguës des récidives occasionnées par des restes de matière morbifique, par le manque de soin qu'on a des animaux, qui fait qu'on leur donne trop ou trop peu de nourriture, ou une nourriture mauvaise ; qu'on les fait travailler trop tôt après leur guérison, qu'on les expose au froid, à l'humidité, à l'air malsain d'une écurie sans ventilateurs, etc. Dans tous les cas, on traitera les récidives comme une nouvelle maladie aiguë ; toutefois, vu l'affaiblissement de l'animal, occasionné par l'affection qu'il vient de subir, on se montrera plus modéré sur les évacuations sanguines. Voyez *Aiguës (Maladies)*, *Rechute*, *Hygiène vétérinaire* et *Convalescence*.

RECRUDESCENCE. Augmentation dans l'intensité d'une maladie, après une amélioration plus ou moins sensible.

REDOUBLEMENT. Voyez *Paroxisme*.

RÉDHIBITION. Voyez *Garantie*.

RÉDHIBITOIRES (*Vices*). Voyez *Garantie*.

RÉDUCTION. Nom donné à une opération chirurgicale qui a pour but de remettre dans leur situation normale des parties accidentellement déplacées. Voyez *Hernie*, *Luxation*, *Chute*, *Fracture*.

RÉFRIGÉRANTS. Nom donné à des médicaments qui, appliqués sur les parties dénudées ou sur une membrane muqueuse, y déterminent très-promptement le resserrement des vaisseaux capillaires, la pâleur des tissus et une diminution sensible de la chaleur. On les emploie surtout dans les brûlures et les inflammations douloureuses. Les réfrigérants employés par la médecine vétérinaire sont l'acide sulfurique, l'acide nitrique et l'acide hydrochlorique très-étendus ; la glace pilée ; l'eau glacée ou très-froide ; le vinaigre ; les feuilles de l'oseille.

REFROIDISSEMENT. Voyez *Engourdissement*.

REINS (*Inflammation des*). Voyez *Néphrite*.

RÉGIME. Voyez *Hygiène*.

RELACHANTS. Nom donné aux médicaments qui ont la propriété de faire cesser la rigidité des tissus. Ils sont à la fois *émollients* et *délayants*, et rentrent presque tous dans la classe des *antiphlogistiques*. Ils consistent souvent en fumigations tièdes, émollientes, et en laxatifs doux. Voyez *Émollients, Laxatifs, Purgatifs* et *Antiphlogistiques*.

RELACHEMENT. Abaissement de quelque partie interne ou externe du corps. Sauf les os, les cartilages, le cerveau et les nerfs, tous les organes, tous les systèmes peuvent être affectés de relâchement. On trouvera les causes, les symptômes et le traitement des diverses espèces de relâchement aux articles consacrés, dans cet ouvrage, aux diverses maladies qui peuvent les déterminer. Voyez *Hernie, Chute, Luxation, Paralysie, Varice,* et *Parturition*.

REMÈDES. Nom donné à tous les moyens employés, en médécine, en chirurgie, en pharmacie et en hygiène vétérinaire, dans le but de combattre les accidents pathologiques ou les maladies des animaux.

Les remèdes se divisent en *antispasmodiques, purgatifs, toniques, stimulants, fortifiants, spécifiques* et *palliatifs, débilitants, réfrigérants,* etc. Voyez *Médicaments*.

RÉMISSION. État opposé à celui de *Paroxisme*. Voyez ce mot.

RENVERSEMENT. Voyez *Chute*

RÉPERCUSSIFS. Nom donné aux médicaments qui, appliqués extérieurement, déterminent un resserrement fibrillaire des tissus; tels sont les *Astringents* (voyez ce mot), l'alcool, l'eau-de-vie, l'extrait de Saturne, la glace, l'eau froide, le vinaigre, le gros vin, la tormentille, la bistorte, les roses rouges, une décoction de noix de galle, une solution de sel ammoniac.

On indique ces médicaments au début des inflammations aiguës qui n'attaquent qu'une petite surface, ordinairement après une saignée. La prompte disparition d'un flux humoral par suite de leur application s'appelle répercussion.

RÉPERCUSSION. Voyez *Répercussifs* et *Métastase*.

REPRODUCTION. Voyez *Accouplement*.

RÉSECTION. Opération chirurgicale par laquelle on retranche une portion plus ou moins considérable d'un organe ou d'une partie saillante du corps.

RÉSOLUTIFS. Nom donné aux médicaments qu'on emploie pour fondre, sans irritation inflammatoire, les divers engorgements aigus ou chroniques. La plupart des résolutifs sont des *toniques*, des *stimulants*, des *apéritifs*, des *astringents* ; ils ont aussi beaucoup de rapports avec les *Fondants* (voyez ce mot). Les principaux résolutifs pour l'intérieur sont : le savon, les sels à base de chaux et de potasse, l'ammoniaque et son chlorhydrate (sel ammoniac), l'iode, quelques préparations mercurielles, etc.

Les principaux résolutifs qu'on prescrit pour être employés à l'extérieur, sont : certains liniments, charges et cataplasmes, l'eau glacée, les frictions sèches, les bains aromatiques, les *rubéfiants*, les *vésicants*, etc.

RÉSOLUTION. Retour d'une partie enflammée ou engorgée, à son état naturel, sans qu'il y ait eu suppuration.

RESPIRATION. Voyez *Suffocation*.

RÉTENTION D'URINE ou **ISCHURIE**. Maladie caractérisée par la suspension du libre cours de l'urine.

Cette affection se présente sous trois degrés, suivant : 1° que l'urine est seulement notablement diminuée dans le jet qu'elle forme dans l'état habituel ; 2° qu'elle ne coule que goutte à goutte, avec ardeur et douleur ; 3° ou bien enfin qu'elle ne coule pas du tout. Les animaux qui en sont atteints sont ceux qui ont souffert de la suppression de la sueur ; de l'impression subite de l'eau froide prise, extérieurement ou intérieurement, lorsqu'ils avaient chaud ; d'une nourriture composée de plantes âcres et de grains ou fourrages altérés ou excitants ; ceux qui ont été victimes de coups sur le dos, d'une affection de la moelle épinière ou de la vessie, de *calculs,* etc. ; ceux que leurs conducteurs surmènent et empêchent de s'arrêter pour uriner.

L'animal atteint d'ischurie est triste, inquiet ; ses flancs battent ; sa queue s'agite ; ses yeux sont fixes, hagards ; sa pupille dilatée ; sa respiration courte et fréquente ; il regarde son ventre et essaie de le frapper avec ses pieds postérieurs ; enfin il fait des efforts impuissants pour pouvoir uriner ; parfois il rend du sang écumeux et vermeil. Le traitement, indiqué aux articles *Cystite* et *Hématurie* (voyez ces mots), est celui qui convient quand il y a inflammation de la vessie ou quand il y a pissement de sang ; s'il y a paralysie du train de derrière, affection de la *moelle épinière*, on se conduira comme il est dit à cet article. Voyez *Moelle épinière*.

S'il y a calculs rénaux ou vésicaux, on aura recours aux prescriptions indiquées à l'article *Calculs*. Voyez ce mot.

L'ischurie produite par le *rétrécissement de l'urètre* se traite par les saignées, les bains, la diète, les boissons émulsionnées, dans lesquelles entre le sel de nitre, quand le rétrécissement est inflammatoire, ce qu'on reconnaît à la fréquence du pouls, qui est serré ; à la chaleur de la peau ; à la tension et à la douleur du bas-ventre ; à la chaleur et à la douleur des parties sexuelles. Quand le rétrécissement est nerveux ou spasmodique, on a recours aux bains tièdes, aux lavements émollients, aux frictions faites au périné avec une pommade belladonisée.

Enfin le rétrécissement de l'urètre dit *organique*, c'est-à-dire consistant en un obstacle résultant d'un changement de conformation ou de structure qu'aurait éprouvé le canal, et qui serait devenu permanent, se traite par la *dilatation*, la *cautérisation* et l'*incision* ou les *scarifications*. Voyez *Dilatation*, *Cautérisation* et *Scarifications*.

RÉTRACTION. Contraction, raccourcissement, resserrement d'une partie. La rétraction des lèvres d'une plaie a lieu quand elles s'éloignent l'une de l'autre. Pour la rétraction des muscles fléchisseurs des jambes du cheval, voyez *Arqué* et *Bouleté*.

RÉTRÉCISSEMENT. Diminution accidentelle du calibre ou du diamètre des cavités, ouvertures ou canaux naturels comme canal nasal, canal de l'urètre, canal du fourreau, conduit auditif, conduit lacrymal, etc. La cause la plus fréquente de cette altération des tissus est une inflammation aiguë ou chronique, une production organique ou morbide. Voyez *Fistule lacrymale*, *Rétention d'urine*, *Phimosis*, *Paraphimosis*, *Larmoiement* et *Otite*.

RÉUNION. 1° Adhésion, consolidation qui s'est opérée entre deux lèvres d'une plaie ; 2° moyens chirurgicaux employés dans le but d'obtenir cette consolidation.

La réunion chirurgicale est dite *immédiate* ou par *première intention*, quand une plaie se guérit, sans suppuration, par le rapprochement de ses bords ; et dans le cas contraire, elle est dite *consécutive* ou par *seconde intention*. La première réunion ne peut avoir lieu que pour une plaie récente. Pour y parvenir, on a recours aux bandages unissants et consécutifs, aux emplâtres *agglutinatifs* et aux *sutures*. On doit toujours se rappeler que les réunions par *première intention* sont les plus avantageuses dans le traitement des plaies. Voyez *Plaie* et *Suture*.

RÉVULSIFS. Voyez *Révulsion*.

RÉVULSION. Action des *révulsifs* ou *dérivants*, remèdes qui ont pour objet d'éloigner le principe d'une maladie de l'organe sur lequel il a fixé son siége. On change ainsi une lésion grave contre une autre peu dangereuse, que l'on fait naître sur une partie moins essentielle à la vie que celle primitivement attaquée. On effectue la révulsion à l'extérieur ou à l'intérieur.

Parmi les *révulsifs externes*, nous citerons les *cautères*, les *vésicatoires*, les *moxas*, les *ventouses*, les *sétons*, les *pommades ammoniacales émétisées*, les *rubéfiants*, sous forme de *liniments*, d'*embrocations*, d'*onctions*, etc. ; parmi les *révulsifs internes*, les *vomitifs*, les *purgatifs*, les *lavements actifs* et autres *injections irritantes*, les *diurétiques*.

RHUMATISME. Inflammation d'une nature particulière, soit des tissus articulaires, soit des muscles proprement dits. De là le rhumatisme *articulaire* et le rhumatisme *musculaire*. Ces deux états morbides ont cela de commun qu'ils affectent plus particulièrement les animaux qui vivent dans les pays froids et humides ; qu'ils se transmettent par voie d'hérédité ; qu'ils abandonnent aisément une plaie pour se porter sur une autre. Ils ont des caractères particuliers.

Le rhumatisme *articulaire* offre, dans la plupart des cas, tous les caractères de l'inflammation, c'est-à-dire la douleur, la chaleur, la rougeur et la tuméfaction. Le gonflement résulte d'un fluide épanché dans les articulations ; la chaleur est la plupart du temps aussi appréciable des assistants que de l'animal malade ; la rougeur, quand elle existe, annonce le summum de l'affection. C'est dans le cours de ce genre de rhumatisme qu'on observe assez souvent des palpitations, des étouffements qui trahissent un envahissement du cœur par la maladie. Pour peu que l'animal soit jeune et sanguin, et que l'inflammation soit intense, elle doit être attaquée par de larges saignées, des cataplasmes émollients, la diète, le repos, les boissons sudorifiques. Si ces moyens échouent, on aura recours aux vésicatoires, aux bains de vapeur, aux frictions avec un liniment volatil, à l'opium à l'intérieur.

Le rhumatisme *musculaire* est loin d'offrir les mêmes caractères inflammatoires que le rhumatisme *articulaire*. Un phénomène inhérent à sa nature, c'est la facilité avec laquelle il passe d'un lieu à l'autre et l'irrégularité de sa marche. Il se traite par les vésicatoires volants, les frictions avec un liniment volatil. Quand il passe à l'état chronique, on a recours aux bains ou aux douches d'eaux minérales sulfureuses chaudes ; aux violents purgatifs, aux onctions avec le savon acétique camphré, la pommade phosphorée, cantharidée.

RHUME. Voyez *Coryza, Bronchite, Gourme, Maladie des Chiens, Pousse, Pneumonie,* etc.

ROGNE. Voyez *Gale*.

ROGNON (*Mal de*). Voyez *Mal de Rognon*.

ROUGEOLE. *Voyez Clavelée*.

ROUX-VIEUX. Voyez *Gale*.

RUBÉFACTION. 1o Rougeur qui trahit l'inflammation ; 2o action locale des *Rubéfiants*. Voyez ce mot.

RUBÉFIANTS. Nom donné : 1º aux médicaments qui, comme les *Epispastiques*, produisent, sur la peau une rougeur, sans rupture de l'épiderme ; 2º aux divers agents thérapeutiques qui produisent le même effet, tels que les frictions, la percussion, l'insolation, le métal incadescent, le charbon ardent, la douche de vapeur, l'eau chaude, la poudre de moutarde, la clématite, la dentelaire, les ventouses, les acides sulfurique, nitrique et chlorhydrique concentrés, etc. On rubéfie, selon les cas, la peau ou les membranes muqueuses. On emploie aussi les rubéfiants comme révulsifs. Voyez *Révulsion*.

RUCHE. Voyez *Abeilles*.

RUCHER. Voyez *Abeilles*.

RUPTURE. Les ruptures qui se remarquent le plus chez les animaux domestiques sont celles des fibres musculaires, du diaphragme, du foie, de l'estomac, de la vessie, de la matrice, des intestins, du périnée.

Ces sortes d'accidents sont presque toujours mortels. Il faut en excepter les ruptures des muscles iliaque, long fléchisseur, psoas des lombes, sous-scapulaire, pectiné, que l'on peut guérir par les saignées, les applications émollientes et narcotiques, et l'ouverture des amas de sang ou des dépôts purulents qui ont pu se former.

Quand la *rupture* du *périnée* est récente et peu étendue, on peut guérir l'animal en avivant les bords de la plaie avec l'instrument, puis en les mettant en contact à l'aide de deux aiguilles dont la courbure sera relative à la largeur de l'endroit déchiré. La *réunion* peut s'effectuer, avec les soins de propreté, en une quinzaine de jours.

S

SABURRE. Ordure renfermée dans les premières voies. Voyez *Aiguës (Maladies)*.

SAIGNÉE. Opération chirurgicale par laquelle on ouvre un vaisseau pour en extraire une certaine quantité du sang qu'il contient.

Quand la saignée est pratiquée sur un gros vaisseau, elle est appelée saignée générale ; elle est dite *locale*, quand on ne fait que donner issue au sang contenu dans les vaisseaux capillaires d'une partie, soit par des *scarifications*, soit par l'application de *sangsues*. Voyez ce mot.

Les saignées sont encore nommées *grandes* ou *petites*, suivant qu'on a tiré plus ou moins de la quantité moyenne de sang qu'on tire ordinairement à chaque animal. On se sert pour cela de *lancettes* ou de *flammes*.

On arrête la saignée avec une forte épingle et du fil ou une mèche de 7 ou 8 brins de crin. Avant de faire une telle opération, il est bon que l'animal n'ait pas mangé depuis 5 ou 6 heures.

On saigne le *cheval* : à la jugulaire ou veine du cou ; à la sphacèle ou veine de la cuisse ; à la sous-cutanée antérieure ou veine de l'ars ; à la sous-cutanée thoracique ou veine de l'éperon ; à la sous-cutanée de l'avant-bras ; au palais ; à la pince ; à la couronne. Pour un cheval, la saignée moyenne est de 2 à 3 kilogrammes. Elle se pratique le plus ordinairement à la jugulaire, assez souvent à la sphacèle, plus rarement ailleurs.

Pour l'*espèce bovine*, la saignée a lieu le plus fréquemment à la jugulaire et à la sous-cutanée abdominale ; la saignée moyenne est de 4 à 5 kilogrammes. Elle doit être plus copieuse sur les animaux du midi que sur les autres.

Quant à l'*espèce ovine*, on saigne rarement les moutons ; quand cela est commandé par les circonstances, on opère de préférence à la sphacèle, à la jugulaire ou à la veine angulaire, sur la joue, au niveau de la racine de la quatrième dent mâchelière.

Chez le *chat* et le *chien*, on ouvre la jugulaire ou les veines sous-cutanées de l'avant-bras et de la jambe.

Le cochon est difficile à saigner ; pour lui tirer du sang, on ouvre, avec une lancette, une ou plusieurs des veines qui rampent sous la peau des oreilles ; ou bien encore on excise une portion de la queue, ou enfin, on lui coupe une oreille en travers.

Si pendant ou après la saignée à la jugulaire, on a blessé la carotide, grosse artère située sous la jugulaire, ce dont on s'aperçoit par les jets saccadés d'un sang écarlate, et par la production rapide, à l'endroit de la saignée, d'une tuméfaction de plus en plus considérable, on aura recours à la compression. Voyez *Hémorrhagie*.

S'il arrive un accident par suite de l'entrée de l'air dans la veine, il faut pratiquer immédiatement une abondante saignée à la jugulaire opposée.

S'il y a inflammation de la veine, ou tumeur autour de l'incision, on se comportera comme nous l'avons indiqué dans ces cas. Voyez *Phlébite* et *Trombus*; voyez aussi *Ventouse*.

La saignée est indiquée toutes les fois qu'il y a pléthore, soit générale, soit particulière. Voyez *Pléthore*.

Les maladies inflammatoires sont presques les seules où la saignée soit réellement indiquée, de même que dans toutes celles qui sont compliquées avec une vraie inflammation.

En général, dans toutes les *maladies aiguës*, lorsque l'animal est pléthorique, d'un tempérament sanguin, ou bilioso-sanguin, la saignée convient et produit de très-bons effets; elle ôte une partie de la cause matérielle de l'affection; elle donne plus de jeu aux solides; elle en diminue la tension et l'irritation; enfin elle rend le travail de la nature plus libre et moins orageux.

Le temps de la saignée, dans les maladies aiguës, doit être celui de la crudité ou de l'irritation : par conséquent, on doit saigner dans les premiers jours de la maladie, quand tous les symptômes augmentent plutôt qu'ils ne diminuent. Le temps d'irritation est plus ou moins long; aussi le moment de saigner n'est pas borné par les jours de maladie, mais par les signes de coction ou de crise; car sitôt qu'on apperçoit quelques signes de coction, ou d'une crise prochaine, il faut s'abstenir de saigner, parce qu'alors on troublerait l'ouvrage de la nature. Mais si la maladie, après avoir donné quelques signes de coction ou d'évacuation critique, recommence de nouveau, c'est-à-dire que tous les signes de coction ayant disparu, tous les symptômes de crudité reparaissent, alors on doit considérer la maladie comme commençante, et saigner hardiment, si les forces de l'animal le permettent, et si la nature de la maladie le demande, fût-ce au 12ᵉ jour de la maladie.

La quantité de sang qu'on tire doit être relative à la pléthore de l'animal, à ses forces réelles, à la vigueur de l'affection dont il est atteint. On la réitérera plus ou moins, selon que les circonstances le demanderont. En général chez les animaux d'un tempérament robuste, vigoureux et bilieux, il faut commencer par une saignée copieuse. Les tempéraments délicats et faibles doivent être ménagés, lorsque la saignée leur est nécessaire ; on doit la faire beaucoup moins abondante, ayant soin que l'ouverture de la veine soit plus petite, et que le sang ne sorte pas avec trop de vélocité. On substitue souvent, chez les animaux délicats, à la saigné faite avec la lancette, une évacuation sanguine produite par les ventouses scarifiées, ou l'application des sangsues. Par ces moyens, on ne risque pas de produire un affaissement toujours très-dangereux, et tant qu'il diminue trop les forces, et qu'il rend par-là la nature inepte et incapable de cuire et d'expulser la matière morbique.

Il ne faut point être excessif dans l'administration de ce remède. Il ne faut ni trop saigner, ni trop peu.

On ne doit point prétendre étouffer les maladies par la saignée : il suffit de faire en sorte que les forces de la nature n'aient ni trop peu d'activité, ni trop de langueur.

Quant aux régles particulières à observer dans les différentes maladies, voyez-les chacune en son lieu, dans les articles particuliers. Voyez aussi *Aiguës (Maladies)*.

SAILLIE. Voyez *Accouplement*.

SALUBRITÉ. Voyez *Hygiène*.

SANG. *(Maladies du)* Voyez *Hématurie, Maladie de sang, Apoplexie*, et *Entérite dyssentérique*.

SANG. *(Vomissement de)*. Voyez *Vomissement de sang*.

SANG DE RATE. Voyez *Maladie de sang*.

SANGSUES. On emploie rarement les sangsues, en médecine vétérinaire, et seulement, quand on veut opérer une évacuation sanguine faible ou graduée, comme dans les affections de la peau, les congestions sanguines et inflammatoires, les ophthalmies, les cas de pléthore capillaire, etc. Avant de les appliquer aux animaux, il faut raser la place ; ou bien la nettoyer avec de l'eau et du savon ; puis y appliquer un cataplasme de farine de lin, pour rendre la peau plus souple.

On applique les sangsues à l'aide d'un linge modérément chaud, quand on a affaire à de grandes surfaces ; dans le cas contraire, et quand on doit les mettre dans des endroits étroits et enfoncés, (narines, conjonctive, gencives, tempes, au dessus des salières, etc.) on se sert d'un petit tube à piston.

Si les sangsues refusent de mordre, on applique quelques mouchetures sur le lieu de leur application. Il faut mettre les sangsues le plus près possible de l'endroit enflammé. Si on veut les faire prendre au dessus du sabot, on conduit les animaux malades dans les mares ou au bord des extrémités qui en contiennent. Voyez *Saignée*, *Ventouse* et *Scarifications*.

SANIE. Voyez *Pus*.

SARCOCÈLE. Tumeur du testicule, dure, pesante, formée par l'agglomération du volume du testicule. Elle est peu sensible à la pression et sans changement de couleur à la peau.

On traite le sarcocèle par la *Castration*. Voyez ce mot.

Le sarcocèle compliquée d'ydropisie de la tunique vaginale s'appelle *Sarco-Hydrocèle*.

SATYRIASIS. Maladie particulière aux mâles chez certains animaux domestiques, surtout chez le chien. Elle consiste dans une tendance continuelle au coït, avec pouvoir de le répéter sans épuisement. On combat le satyriasis par des bains froids, ou pris à l'ombre dans une eau courante ; par des lavements mucilagineux, presque froids ; l'application de la glace, de la neige, de l'eau très-froide sur la région lombaire, la surface inférieure et postérieure de l'abdomen ; des saignées ; beaucoup d'exercice ; des boissons acidulées froides ; un régime peu substantiel composé d'eau blanchie, de paille, etc.

SAVON SULFUREUX VÉTÉRINAIRE DE A. MOLLARD. L'emploi du Savon vétérinaire s'est si rapidement généralisé en France et à l'étranger, que nous voulons appeler l'attention sur les qualités exceptionnelles qui lui ont valu une vogue aussi prompte, aussi méritée. Le Savon sulfureux vétérinaire est sans contredit la meilleure préparation médicamenteuse dont on puisse faire usage pour combattre les affections cutanées, si rebelles chez les animaux. Ce savon est appelé à rendre de grands services dans la médecine vétérinaire ; après en avoir fait usage quelques jours seulement, on voit revenir à la santé des animaux dont l'état était désespéré. On comprendra sans peine que nous ne puissions énumérer tous les cas spéciaux dans lesquels on a eu recours au Savon sulfureux ; nous nous bornerons seulement à citer les principaux. A Paris, à l'école impériale vétérinaire d'Alfort, on emploie avec le plus grand succès le Savon sulfureux A. Mollard, pour traiter les affections cutanées, notamment la gale sous toutes ses formes, la phthiriase résultant de la cohabitation avec les oiseaux de basse-cour, les affections prurigineuses, conséquence de l'encrasement de la peau, et pour combattre les démangeaisons de l'encolure si communes sur les chevaux entiers de gros trait, et en général les dartres chez les chevaux, moutons, chiens, etc. Un praticien habile, M. Franconi, vétérinaire des écuries de S. M. l'Empereur, a obtenu d'excellents résultats de l'emploi du Savon sulfureux dans le traitement de la gale chronique connue sous le nom de *Roux-vieux*, affection contre laquelle sont venues échouer un si grand nombre de préparations thérapeutiques. M. Franconi dit « qu'après quelques frictions faites sur des chevaux atteints de cette maladie si rebelle, la démangeaison cesse, le sommeil reparaît, les poils et les crins ne sont plus hérissés et le derme reprend sa souplesse primitive. »

Les médecins-vétérinaires à la tête des grands établissements industriels de Paris, administrations des chemins de fer et autres, s'accordent à reconnaître l'excellence du Savon sulfureux. Comme moyen hygiénique, ce produit est encore d'une grande ressource. Si l'on a soin de faire aux chevaux et aux chiens chaque semaine un lavage à grande eau, avec le Savon sulfureux (200 grammes pour 10 litres d'eau), on est certain de les entretenir dans un parfait état de santé et de force ; ce lavage est encore utile quand les animaux sont épuisés par une longue course et un travail continu. Dissous dans l'eau, ce Savon constitue un bain sulfureux d'une grande tonicité, très-utile dans la convalescence des longues maladies. En injections, cette solution guérit très-rapidement les animaux atteints de catarrhe articulaire ou olite.

Le Savon sulfureux vétérinaire est solide ou en pâte molle. Son emploi est simple, et sans inconvénient.

Manière d'employer le savon sulfureux vétérinaire. — On fait dissoudre pour un cheval, 200 grammes de Savon sulfureux dans 10 litres d'eau tiède en hiver et froide en été. Pour un mouton ou un chien, 50 grammes dans 3 ou 4 litres suffisent. On prend une éponge, on la trempe dans cette solution, et on lave l'animal par tout le corps, principalement sur les parties malades. Une fois ce lavage fait avec soin, on passe le savon solide sur l'animal, puis, avec la même éponge humide, on étend ce savon de façon à ce qu'il forme une mousse abondante, et qu'il pénètre bien. Dans cet état, on laisse l'animal passer la nuit, et le lendemain matin, on le lave à grande eau et on recommence l'opération de la même façon jusqu'à guérison complète. On peut faire suivre ce traitement aux chevaux sans interrompre leur travail. Lorsque la peau est très-enflammée ou couverte de plaies, le Savon en pâte molle doit être employé de préférence au Savon solide, et, dans ce cas, de légères couches seront étendues et laissées à demeure sur les parties ulcérées, mais toujours après avoir eu soin de laver l'animal avec l'eau savonneuse.

SCARIFICATIONS. Nom donné à de petites incisions faites à la peau par un instrument comme le bistouri, la flamme, la lancette, ou le *scarificateur,* dans le but de donner issue au sang ou à toute autre humeur.

quartier dans le cas de javart cartilagineux. (Voyez *Javart*). Pour la ferrure nécessaire (*fers à pinces*). Voyez *Ferrure*.

SÉQUESTRE. Voyez *Nécrose*.

SERPENT. Voyez *Plaie* et *Vipère*.

SÉTON. Exutoire formé par un corps étranger qu'on introduit sous la peau.

Les sétons doivent être placés dans les parties du corps des animaux où le tissu cellulaire est le plus abondant et le plus vivant.

On distingue 3 espèces de sétons : le *séton à mèche*; le *séton à rouelle*; le *séton trochiste*.

Le *séton à mèche* consiste en une mèche de coton, une tresse de chanvre ou un ruban de fil qu'on passe à l'aide d'une *aiguille à séton*, entre la chair et la peau, et qui entretient une irritation convenable et une suppuration habituelle dans tout le trajet du séton. Chaque jour, on fait avancer cette mèche après l'avoir enduite d'une substance médicamenteuse irritante, comme onguent vésicatoire, beurre ou oxonge saupoudré de cantharides ou d'euphorbe pulvérisé, ou l'avoir trempée dans l'essence de térébenthine. La mèche est dite ainsi *animée*. On retire au dehors et l'on coupe avec des ciseaux la portion de la mèche qui était cachée sous la peau et qui est salie par le pus ; après quoi on lave la plaie avec de l'eau de guimauve, et on panse avec des compresses, par-dessus on replie la longue extrémité de la mèche, et l'on assujettit le tout avec une bande. Lorsque la mèche touche à sa fin, on en coud une nouvelle à ce qui reste de l'ancienne. Enfin, quand on veut supprimer le séton, il suffit de retirer la mèche et la plaie ne tarde pas à se cicatriser. On place ordinairement ce séton au poitrail ou à la fesse.

Le *séton à rouelle*, dit *cautère*, *ortie*, *séton anglais* ou *fontanelle*, consiste en une rondelle de feutre ou de cuir percée à son centre d'une ouverture, et qu'on introduit sous la peau. On la place ordinairement un peu en avant du passage des sangles, quelquefois à la pointe de l'épaule ou sur la cuisse. On la retire quand on pense qu'elle est restée assez longtemps.

Le *trochiste* se place comme la rouelle. Il consiste en une substance végétale ou minérale irritante ou même escarrotique, comme le sublimé corrosif, le sulfure ou le deutoxyde d'arsenic ; le garou, la clématite, l'ellébore noir, le lauréole, etc. Ce genre de séton a une action très-puissante ; on le préfère soit quand il s'agit de produire un effet prompt et considérable, soit quand l'animal a le tissu cellulaire peu irritable, comme le bœuf, etc. Chez le chien on place les sétons à la partie supérieure du cou, en arrière de la nuque ; il est très-rare qu'on applique des sétons aux porcs et aux moutons.

Si, à la suite de l'application d'un séton, il y a hémorrhagie, engorgement de caractère gangréneux ou abcès, on a recours au traitement que nous avons indiqué aux mots *Hémorrhagie, Gangrène* et *Abcès*.

SEVRAGE ou **ABLACTATION**. Cessation de l'allaitement naturel. A quel âge doit-on sevrer les animaux ? L'époque est variable ; elle dépend de la force du petit, de la plus ou moins grande difficulté qu'a éprouvée sa dentition, de l'état de la mère après l'allaitement. Plus le petit a une bonne constitution, et plus vite on peut le sevrer. Il faut pourtant qu'il puisse se contenter d'autres aliments ; autrement il maigrirait énormément, deviendrait faible ; et la mère serait exposée aux abcès des mamelles, aux engorgements laiteux, etc.

D'un autre côté, il ne faut pas sevrer les animaux brusquement ; mais les accoutumer petit à petit, et seulement dès que la mastication peut se faire chez eux, à passer à une nourriture solide, en commençant par les aliments les plus doux, les plus faciles à digérer, les plus nourrissants et les plus succulents. Les ruminants surtout ont besoin de ces précautions.

Après le sevrage, les animaux doivent être fortement nourris. De l'attention qu'on apporte à cette époque de leur existence, dépend souvent, non-seulement leur santé, mais le développement complet de leurs organes, la régularité de leurs formes, et partant l'harmonie et le libre jeu de leurs fonctions. On doit attribuer à l'oubli de cette pratique, l'infériorité de certaines races.

SIFFLAGE ou **SIFFLEMENT**. Voyez *Cornage*.

SINAPISMES. Médicaments révulsifs externes; espèces de cataplasmes irritants, destinés à appeler le sang vers les endroits où on les applique. Voyez *Cataplasmes* et *Révulsion*.

SIMPLES (*Médicaments*). Voyez *Médicaments*.

SOIE, **SEIME** ou **PIED DE BŒUF**. Voyez *Seime*.

SOIE DE PORC, SOYON ou **BOSSE**. Tumeur charbonneuse qui a son siége à l'un des côtés du cou et quelquefois aux deux côtés, près des parotides, entre la jugulaire et la trachée-artère. Voyez *Charbon*.

SOLANDRES. Crevasses du pli du jarret. Pour le traitement, voyez *Crevasses*.

SOLE BATTUE ou **FOULÉE**. État du pied dont la sole a été battue et comprimée par un fer mal attaché, ou bien par un caillou engagé entre le fer et la sole.

Il faut d'abord faire cesser la cause occasionnelle, puis parer le pied et y appliquer des cataplasmes émollients, puis des cataplasmes astringents. Voyez *Fourbure*.

SOLE BAVEUSE. État de mollesse de la sole de la corne des animaux, caractérisée par des lambeaux séparés par des enfoncements irréguliers. Les pieds faibles, plats ou combles, y sont très-sujets, ainsi qu'aux *oignons* et aux *bleimes*. On traite la sole baveuse par le *feu*, légèrement appliqué.

SOLE BRULÉE. Cet accident est produit parfois par un fer rouge que le maréchal tient appliqué sur la sole pour la rendre plus molle et plus facile à parer. Traitement : parer le pied jusqu'à la rosée, et y appliquer des substances mucilagineuses, puis, quand la boiterie a cessé, un fer léger ; enduire le sabot d'onguent de pied.

SOLE DESSÉCHÉE. Desséchement et resserrement de la sole qui a été parée trop à fond ; des corps gras sur la sole préviennent cet accident. Traitement : cataplasmes émollients.

SOLE FOULÉE. Voyez *Sole battue*.

SOLE PIQUÉE. Voyez *Clou de rue* et *Enclouure*.

SOUBRESAUT, COUP DE FOUET ou **CONTRE-TEMPS**. Voyez *Pousse*.

SOUFFLER. Se dit des animaux *poussifs* (voyez *Pousse*) ; on dit *haleter* en parlant de ceux qui sont simplement *gros d'haleine*. Voyez *Haleine* et *Cornage*.

SOUPES MÉDICAMENTEUSES. Voyez *Provendes*.

SOUS LUI *(Cheval qui est)*. Voyez *Aplombs*.

SOUS LUI DE DERRIÈRE *(Cheval qui est)*. Voyez *Aplombs*.

SOYON. Voyez *Soie de Porc*.

SPASME. Contraction ou tension musculaire, indépendante de la volonté de l'animal ; dans quelques cas, elle dispose à la convulsion, et qui presque toujours la précède, quand celle-ci doit arriver. On traite les spasmes comme les *Convulsions*. Voyez ce mot.

SPHACÈLE. Voyez *Gangrène*.

SPÉCIFIQUES. Nom donné aux médicaments qui, quelle que soit la voie où on les administre, vont exercer leur influence sur un organe particulier, toujours le même pour chacun d'eux ; leur action est dite *spéciale*. C'est ainsi que la digitale agit sur le cœur ; le camphre, sur la vessie ; l'opium, sur le cerveau ; l'émétique et l'épicacuanha, sur l'estomac ; le nitrate de potasse et les cantharides, sur les voies urinaires, etc. Voyez *Narcotiques*, *Vomitifs*, *Diurétiques*, *Purgatifs*, etc.

SPINA-VENTOSA. Dilatation et amincissement des os. On traite cette maladie comme la *Nécrose*. Voyez ce mot.

SPLANCHNOLOGIE. Voyez *Hippotomie*.

SPORADIQUES *(Maladies)*. Nom donné aux affections qui sur-venant indistinctement, en tout temps et en tous lieux, n'attaquent qu'un petit nombre d'animaux à la fois. Elles ne se développent sous l'influence d'aucune cause isolée, et ne peuvent être attribuées à aucune épidémie, à aucune infection générale.

SQUELETTOLOGIE. Voyez *Hippotomie*.

SQUIRRHE. Induration cancéreuse, bénigne, mobile, circonscrite, égale, rénitente, peu douloureuse au toucher, sans changement de couleur à la peau. Cette affection attaque le plus ordinairement les testicules, les mamelles, les glandes lymphathiques, la matrice, l'anus, le cœur, le foie, etc. Tantôt les squirrhes se développent promptement, tantôt doucement, quelquefois ils demeurent stationnaires, puis se développent tout d'un coup avec une intensité nouvelle.

Les tumeurs squirrheuses ont pour causes : le séjour dans une atmosphère froide et humide ; la mauvaise nourriture ; le manque d'exercice ; les violences extérieures ; les compressions ; les applications irritantes ; les *œdèmes* ; les inflammations qui se terminent par induration. Les squirrhes anciens sont très-graves. Traitement : Extirper la tumeur par dissection, si la peau n'est pas altérée ; autrement, exciser celle-ci en même temps. La plaie se panse ensuite, et on y fait des cautérisations opportunes, pour détruire les noyaux cancéreux qui pourraient reproduire la tumeur. Voyez *Cancer*.

STAPHYLOME. Maladie des yeux, dans laquelle une tumeur allongée, blanchâtre, nacrée, s'élève sur la cornée, au-dessus du niveau de l'œil, et s'avance même hors des paupières. Le staphylome peut être partiel ou total, et attaquer également la sclérotique.

Cette affection, qui entraîne la perte de la vue, a pour causes : une blessure produite par un coup de fouet ou toute autre violence extérieure ; un épanchement lymphatique formé par les larmes de la cornée ; un abcès ; une ophthalmie chronique ; l'abus des topiques relâchants.

Cette affection, si elle n'attaque que la sclérotique, doit être traitée par les antiphlogistiques et les calmants ; mais quand elle attaque la cornée, ou ces deux parties à la fois, comme cela arrive souvent, le mal est incurable ; il exige l'extirpation de l'œil.

STÉATOME. Voyez *Loupe*.

STIMULANTS. Nom donné aux médicaments qui ont pour propriété de stimuler, d'exciter l'action organique des divers systèmes de l'économie. Voyez *Excitants*.

STOMATITE. Inflammation de la membrane muqueuse de la bouche. Voyez *Aphtes*.

STRANGULATION. Voyez *Étranglement* et *Suffocation*.

STRANGURIE. Irritation inflammatoire de la vessie et des voies urinaires, caractérisée par la difficulté d'évacuer l'urine, qui ne sort alors que goutte à goutte. La strangurie est un des symptômes de l'*Ischurie* ou *Rétention d'urine*. Voyez ce mot.

STRONGLE. Voyez *Vers*.

STYPTIQUES. Nom donné aux *astringents* les plus énergiques, qu'on applique plus particulièrement à l'extérieur. Ils resserrent les parties sans les enflammer ; on s'en sert sous forme de *bains*, de *lotions*, de *fomentations*, d'*injections*. Quelquefois aussi on les administre en poudre ; mais le plus ordinairement on les emploie à l'état liquide et froids sur la peau, sur les membranes muqueuses ou sur les tissus dénudés, dans les contusions, les ecchymoses, les hydropisies et les tumeurs du tissu cellulaire, les brûlures, les chutes du rectum, de la matrice, etc. ; les inflammations ayant une cause externe ; pour rendre aux organes leur fermeté et leur tonicité ; pour arrêter les hémorrhagies, tarir les écoulements muqueux et purulents, etc.

Les principaux styptiques sont : l'eau froide ; la glace ; la neige ; la plupart des acides étendus d'eau ; les liqueurs alcooliques ; l'eau salée ; les eaux dans lesquelles les maréchaux et les serruriers trempent leur fer rouge ; la boue de la meule des couteliers ; les sulfates de fer, de cuivre, de zinc ; l'acétate de plomb, le tartrate de potasse et de fer (boules de Nancy) ; la décoction très-rapprochée de roses rouges, de tormentille, de benoîte, de bistorte, d'aigremoine; les infusions de fleurs de grenadiers, etc. Voyez *Astringents*.

SUDORIFIQUES. Nom donné aux moyens hygiéniques et aux médicaments qui ont la propriété de provoquer ou d'augmenter la sueur.

Parmi les sudorifiques *externes*, nous citerons : les bains chauds; les vapeurs aqueuses, sulfureuses; les frictions faites sur la peau, avec des brosses rudes et sèches, ou avec des morceaux de laine imprégnés de vapeurs aromatiques; l'air élevé à une température supérieure à celle du corps.

Parmi les sudorifiques *internes*, nous citerons : les breuvages rafraîchissants, émollients, relâchants, pris chauds et en abondance; ceux préparés avec la bourrache, la sauge, la camomille, le fenouil, l'anis, la matricaire, l'ellébore, le sureau, etc. ; l'ammoniaque et quelques-uns de ses composés (l'acétate, le carbonate); le soufre ; les sulfures de potasse, de soude, de chaux, le protosulfure d'antimoine, le kermès minéral, etc. Voyez *Excitants* et *Diaphorétiques*.

SUEUR. Voyez *Transpiration* et *Sudorifiques*.

SUFFOCATION. Obstacle à la respiration, dû aux mêmes causes que celles de l'asphyxie, à un corps étranger arrêté dans les voies aériennes ou respiratoires, à des dépôts, à des épanchements dans la poitrine ou les poumons. C'est un des symptômes de plusieurs maladies. Voyez *Asphyxie, Angine, Asthme, Croup, Syncope, Tétanos, Hydrothorax, Tympanite, Typhus, Trachéotomie*, etc.

SUPERPURGATION. Purgation immodérée, qui produit une irritation plus ou moins considérable, et quelquefois l'inflammation des parois intestinales. Tels sont les drastiques résineux (gommegutte, scammonée, jalap), administrés à trop forte dose. La superpurgation est accompagnée d'une soif ardente, de tension du ventre, de douleurs abdominales, de mouvements convulsifs, d'extrême faiblesse, de déjections abondantes et fréquentes.

Traitement : Breuvages et demi-lavements ; fomentations adoucissantes ; cataplasmes émollients, opiacés ; diète ; repos. Quelquefois la superpurgation engendre l'*Entérite* ou la *Dyssenterie.* Voyez ces mots et *Purgatifs.*

SUPPRESSION D'URINE. L'un des symptômes de l'*Ischurie* ou *Rétention d'urine.* Voyez ce mot.

SUPPURATION. Exhalation du pus dans la substance ou à la surface des diverses parties du corps. La suppuration est un des modes de terminaison des inflammations. Voyez *Pus, Inflammation, Abcès* et *Foyer purulent.*

SUROS. Voyez *Osselet.*

SUREXCITATION. État d'énergie anormale et d'irritation de l'organisme. C'est quelquefois le prélude d'une hémorrhagie ou d'une maladie aiguë, quelquefois aussi la suite d'une grande fatigue. On peut avoir recours au repos, aux boissons délayantes, acidulées, rafraîchissantes ; demi-diète ; pour les animaux de moyenne taille, des bains tièdes ; si la surexcitation se prolonge, on lui opposera les saignées générales ou locales.

SUTURE. Opération chirurgicale par laquelle, au moyen d'aiguilles droites ou courbes et d'un ou plusieurs fils cirés, on réunit les lèvres d'une plaie.

On distingue, en chirurgie vétérinaire, la suture *entrecoupée* ou *à points séparés* ; la suture *à bourdonnets* ; la suture *du pelletier* ou suture *à surjet* ; la suture *à points passés* ; la suture *à anse* ; la suture *enchevillée* ; la suture *entortillée* ; la suture *en T.*

Toutes ces sortes de sutures sont dites sutures *vraies* ou *sanglantes.* Les sutures qui se font à l'aide de bandages contentifs ou d'emplâtres agglutinatifs sont dites *sutures sèches.* Voyez *Plaie.*

SYMPTOMES. Nom donné, en médecine vétérinaire, aux changements perceptibles aux sens qui surviennent dans quelques organes ou dans quelques fonctions des animaux et indiquent qu'ils sont malades.

On distingue 1° les symptômes *communs*, ceux qui, comme la fièvre, la soif, l'insomnie, se rencontrent dans presque toutes les affections ; 2° les symptômes *essentiels*, ceux qui, comme la rougeur et la pulsation dans un phlegmon, l'hémorrhagie dans une plaie, se reproduisent constamment dans certaines maladies ; 3° les symptômes *accidentels*, ceux qui, comme la diarrhée, les coliques, dans les maladies de la peau, viennent souvent compléter l'état morbide primitif ; 4° les symptômes *critiques*, ceux qui annoncent une *crise*. Voyez *Aiguës (Maladies)*.

SYNCOPE, DÉFAILLANCE, ÉVANOUISSEMENT, FAIBLESSE ou **PAMOISON**. Suspension soudaine et complète du mouvement, de la circulation et de la respiration.

Cet état de mort apparente dure ordinairement quelques minutes ; cependant il peut se prolonger pendant plusieurs heures : cela dépend essentiellement des causes qui y ont donné lieu. La nature de la syncope dépend du ralentissement ou de la suspension des contractions du cœur qui ne lance plus assez de sang vers la tête pour stimuler le cerveau. Quant aux causes secondaires qui peuvent donner lieu à cet accident, elles sont directes ou indirectes : on entend par *directes* celles qui, diminuant la quantité du sang, privent le cerveau de la portion qui lui est nécessaire pour remplir ses fonctions. De ce genre sont les pertes de sang, soit *spontanées*, comme les hémorrhagies nasales, utérines, celles de la poitrine, du canal intestinal, etc., ou produites par la rupture d'un vaisseau sanguin ; soit *artificielles*, comme celles qui résultent d'une saignée ou d'une plaie. Dans tous les cas, on voit la circulation s'arrêter d'abord, et les autres phénomènes survenir successivement. Les causes secondaires *indirectes* sont les douleurs aiguës, les vives émotions morales, comme la frayeur ; ces causes, sans diminuer la masse du sang, agissent de manière à suspendre les mouvements du cerveau, et, une fois ce mouvement suspendu, arrive la défaillance ou la syncope.

Certaines maladies du cœur déterminent aussi souvent cet état.

Quand un animal tombe en défaillance, il faut lui pratiquer de fortes frictions sur la région du cœur, lui faire flairer des odeurs fortes, de l'éther, du vinaigre ou des alcools aromatiques, de l'ammoniaque, le saigner même au besoin.

SYNTHÈSE. Nom donné, en chirurgie vétérinaire, à toute opération ayant pour but de réunir des parties divisées et de remettre en place des parties qui ont été déplacées de leur situation naturelle, comme cela arrive dans les *plaies*, les *fractures*, les *luxations*, les *hernies*, etc.

SYPHILIS ou **MALADIE VÉNÉRIENNE.** Affection contagieuse due à un virus qui se transmet d'un animal à un autre, le plus habituellement dans les rapports sexuels. Elle s'accompagne souvent de phénomènes subinflammatoires du côté des organes génitaux, surtout chez la jument et chez la chienne. Cette maladie, rare et peu étudiée encore chez les animaux, se traite suivant les formes qu'elle affecte, qui sont les *écoulements*, les *ulcères*, *tumeurs* ou *abcès*, *excroissances* et *boutons*.

Pour les *écoulements*, on aura recours aux injections de nitrate d'argent; aux breuvages à l'iodure de potassium, au copahu, au poivre cubèbe; aux sangsues; aux cataplasmes émollients; aux boissons de graines de lin nitrées; à une nourriture légère et peu stimulante; un suspensoir pour les bourses. Si l'écoulement tombe dans ces dernières, on couvrira le testicule de glace, et on appliquera des sangsues sur la tumeur, que l'on fera suivre de cataplasmes émollients ou de compresses trempées dans l'eau de guimauve. On y joindra les boissons délayantes et laxatives; une diète sévère. Si le mal résiste, on appliquera sur le testicule des topiques résolutifs, des cataplasmes arrosés d'extrait de saturne dans un peu d'eau.

Les *ulcères*, *tumeurs*, *abcès*, *excroissances*, se traitent à la manière ordinaire : les antiphlogistiques, les frictions mercurielles, les sangsues, les incisions, la cautérisation, etc.

Il faut écarter avec soin de la reproduction les animaux qui sont atteints de cette maladie.

T

TÆNIA. Voyez *Vers*.

TAIE. Voyez *Albugo*.

TAILLE (*Opération de la*). Voyez *Cystotomie*.

TALPA. Voyez *Mal de taupe*.

TAMPONNEMENT. Action d'introduire de la charpie ou de l'étoupe dans une cavité naturelle ou accidentelle, pour arrêter une hémorrhagie.

TAON. Voyez *OEstre*.

TAUPE (*Mal de*). Voyez *Mal de taupe*.

TAUREAU. Mâle de la vache. Il sert surtout à la propagation de l'espèce. Il est plus fier et plus courageux que le bœuf. La couleur rouge le met en fureur. Il faut éviter de mettre dans un même champ deux troupeaux de vache, parce que les deux taureaux se battront à outrance. Voyez *Bœuf* et *Bêtes bovines*.

Appareil pour maîtriser les taureaux. — Petit instrument très-simple et très-efficace inventé par M. Aimé Vigan en 1856.

Il se compose d'une courte hampe emmanchée dans une douille qui se prolonge en s'amincissant et qui porte une poignée à son extrémité. A 0^m,20 de la poignée existe un crochet descendant à angle droit, fixé à queue d'aronde et brasé. La hampe joue en longueur dans un anneau cousu sur une pièce de cuir destinée à s'attacher aux deux cornes de l'animal ; à l'extrémité opposée à la douille se trouve un arrêt en fer dans lequel passe une sangle en cuir.

Un taureau peut être maintenu par un enfant au moyen de cet appareil. La hampe fait l'office d'un levier dont le point d'appui est l'occiput de l'animal; le crochet est passé dans l'anneau que tous les cultivateurs placent dans le cloison du nez de leurs taureaux; enfin la sangle fait le tour du corps, et maintient la hampe abaissée de manière à élever la tête de l'animal. Le taureau, ne pouvant pas baisser la tête, n'est plus en état de nuire; on peut graduer la longueur de la sangle de manière à ne gêner ses mouvements qu'autant qu'il est nécessaire.

On peut aussi se servir de cet appareil pour faire faire la monte. Dans ce cas, on déboucle la sangle que l'on tient à la main, et on ne fait sentir l'effet de cet appareil que si cela devient nécessaire.

TAXIS. Opération par laquelle on fait rentrer le viscère ou l'organe qui forme une *Hernie.* Voyez ce mot.

TEIGNE. Voyez *Crapaudine.*

TEMPÉRANTS. Nom donné aux médicaments qui tendent à diminuer l'excès, l'irritation d'une partie, et particulièrement la trop grande activité de la circulation. Les tempérants employés dans la médecine vétérinaire sont : le vinaigre, le sel de nitre, l'acide sulfurique, etc. Voyez *Réfrigérants.*

Poudre tempérante. — Pulvérisez 8 parties de nitrate de potasse, 8 parties de crème de tartre (tartrate acidule de potasse), 2 parties de cinabre (sulfure rouge de mercure), 10 parties de poudre de réglisse; mêlez-les exactement et administrez dans l'eau blanchie, le son mouillé, l'eau miellée, ou dans une décoction d'orge.

Poudre tempérante adoucissante. — Mêlez exactement 3 parties de gomme arabique en poudre, 3 parties de poudre de guimauve, 3 parties de poudre de réglisse, 2 parties de nitrate de potasse, 2 parties de tartrate acidule de potasse. La dose est de 60 gr. pour le cheval et de 120 gr. pour le bœuf, dans l'eau, miellée, le son mouillé, ou l'eau d'orge.

TÉNESME. Envie fréquente, douloureuse et inutile de fienter,

due à une inflammation du rectum, à des vers, à une dyssenterie, à des calculs vésicaux, à une gestation pénible, etc.

Traitement : lavements émollients, demi-bains, calmants; si
le mal persiste, narcotiques et évacuations sanguines, surtout si
l'animal est jeune, vigoureux, et d'un tempérament pléthorique.
Repos, exercice modéré, nourriture légère et de bonne qualité.

TÉNOTOMIE PLANTAIRE. Opération chirurgicale qui consiste à
faire la section des tendons fléchisseurs du pied du cheval *bouleté* ou qui a un *pied-bot*, ce qui détermine chez lui la claudication.

Quelques jours avant d'opérer l'animal, on place autour de sa
couronne et de son sabot des cataplasmes émollients; le chirurgien applique au pied du membre à opérer un fer à pince prolongée. On abat le cheval; on fixe le membre convenablement.
Si l'altération qui a donné lieu au raccourcissement existe dans
le tiers moyen de la longueur du canon, on fera la section au-
dessus ou au-dessous de l'altération, sans pénétrer dans les
gaînes synoviales; si elle se prolonge jusqu'à ces deux gaînes,
on opérera au milieu de l'altération pour éviter les fistules synoviales.

TESTUDO. Voyez *Mal de taupe.*

TÉTANOS ou **MAL DE CERF**. Maladie caractérisée par une contraction nerveuse, des convulsions permanentes de tous les
muscles, survenant quelquefois sans cause appréciable, mais le
plus souvent à la suite de plaies ou blessures graves, dont il
vient encore compliquer le traitement; parfois même il occasionne la mort en quelques jours. On l'observe souvent à la suite
de la *Castration* (voyez ce mot). Le froid humide est aussi l'une
des causes puissantes de cette affection, qui attaque plus particulièrement les solipèdes et les agneaux.

Le tétanos s'annonce par l'embarras dans les mouvements de
la mâchoire, une difficulté dans les mouvements de l'encolure;
puis l'œil devient fixe, les membres de plus en plus rigides, la
respiration laborieuse, enfin il y a l'impossibilité de prendre de
la nourriture.

Cette maladie se traite par des inhalations d'éther, et, si l'animal ne peut avaler, par l'*Œsophagotomie*. Voyez ce mot et *Trismus*.

THROMBUS. Voyez *Trombus*.

TIC. Contraction spasmodique des muscles de la mâchoire chez certains chevaux.

On distingue : 1º le *tic d'appui*, dans lequel l'animal s'enchapuctionne et fait entendre au fond du pharynx une espèce de rot, en appuyant fortement les dents incisives supérieures sur la mangeoire ou sur tout autre corps solide à sa portée. Quelques chevaux tiquent sur leur longe; ils sont sujets aux coliques, et généralement maigres. 2º Le *tic en l'air* est celui par lequel l'animal porte son nez en l'air sans rien saisir avec ses dents. 3º Le *tic de l'ours,* par lequel l'animal se balance à la façon des ours.

Le tic caractérisé par l'éructation est un vice rédhibitoire, lorsqu'il n'est pas accompagné de l'usure des dents. — Le tic provient souvent d'une affection des voies digestives ou d'une affection rhumatismale.

TIQUE ou **IXODE**. Genre d'insectes aptères ou sans ailes, dépourvus également de mâchoires, qui se cramponnent, à l'aide des crochets de leurs pattes antérieures, aux oreilles des chevaux, des bœufs et des chiens, et leur sucent la peau. On combat cet insecte comme l'*Hippobosque*. Voyez ce mot.

TISANES. Voyez *Boissons médicinales*.

TOIT A PORCS. Voyez *Cochon*.

TONIQUES. Nom donné à des médicaments qui excitent insensiblement l'action organique des divers systèmes de l'économie animale sans accélérer la circulation; tels sont les *fortifiants*, les *corroborants* et les *stomachiques*. On prescrit les toniques intérieurement dans la faiblesse générale, les débilités musculaires, les maladies chroniques sans inflammation; extérieurement, on les prescrit sous forme de *fomentations*, d'*applications locales*, dans la chute du rectum, la gangrène, les ulcères atoniques, etc. Quelquefois, on associe les toniques à d'autres médicaments.

Les toniques sont généralement amers, *styptiques*, composés, pour la plupart, d'extractif, d'acide gallique et de tannin.

Parmi les toniques dus au règne *minéral*, nous citerons les préparations ferrugineuses : deutoxyde de fer (éthiops martial), le rouge d'Angleterre (tritoxyde de fer), le safran de mars astringent (carbonate de fer), l'eau ferrée ou l'eau rouillée, etc. La plupart de ces préparations s'administrent en poudre, incorporées dans du miel, une substance farineuse, etc. (de 30 à 90 grammes pour les solipèdes, de 4 grammes à 15 grammes pour les bêtes à laine).

Parmi les toniques dûs au règne *végétal*, nous citerons : le *quinquina*, qu'on donne en poudre aux animaux domestiques dans le vin ou autre liqueur fermentée, ou dans du miel, de la mélasse, etc., à la dose de 12 à 30 grammes pour les grands quadrupèdes, et de 4 à 16 grammes pour les petits; la *gentiane*, dont la dose, en poudre, est de 30 à 120 grammes pour le bœuf et le cheval, de 8 à 32 grammes pour les brebis et les moutons; l'*aunée*, qui se donne dans les mêmes proportions; enfin, le *saule blanc*, le *chardon bénit*, la *patience*, la *bardane*, la *fumeterre*, la *chicorée sauvage*, etc.

Breuvage tonique avec le vin chalybé ou martial. — Faites bouillir 120 grammes de racine d'aunée pendant quelques minutes dans 1 litre d'eau commune, et ajoutez-y 250 grammes de vin chalybé ou martial.

Électuaire tonique avec l'oxyde de fer. — Incorporez 360 grammes de battitures de fer pulvérisées et tamisées, 250 grammes de racine de gentiane en poudre dans 1 kilog. de miel; administrez chaque matin 250 grammes de cette préparation.

Électuaire tonique ayant l'extrait de genièvre pour excipient. — Faites un électuaire avec 250 grammes de protoxyde de fer, 360 grammes de poudre de gentiane, 1 kilog. d'extrait du genièvre, dont vous administrerez chaque jour 180 grammes au cheval et 40 grammes au mouton.

Poudre tonique contre la pourriture des moutons. — Réduisez en poudre 6 parties de baies de genièvre, 10 parties de racine de gentiane, 5 parties de quinquina, 6 parties de farine de froment et 3 parties d'oxyde brun de fer, et passez-les au tamis de crin fin. La dose est une pincée que l'on mêle dans une poignée de son, et que l'on fait manger tous les matins aux moutons. On augmente cette dose tous les deux jours, jusqu'à 4 pincées ou 15 grammes, que l'on continue pendant tout le temps que dure le traitement.

Poudre tonique (pour les chevaux affaiblis, débilités, épuisés, frappés de marasme). — Mêlez très-exactement, pour former une seule poudre :

Poudre de gentiame.	10	parties.
Poudre de quinquina.	10	—
Poudre d'écorce d'orange. . . .	4	—
Oxyde brun de fer.	4	—
Sel ammoniac.	2	—
Noix vomique en poudre. . . .	1	—

La dose est, pour un cheval, de 60 grammes, que l'on administre dans du son frisé.

TORSION. Opération chirurgicale qui consiste, en cas d'hémorrhagie, quand le vaisseau est petit et fluxueux, à saisir son extrémité avec une pince et à la tordre ensuite avec le même instrument.

TOURNIS, TOURNOIEMENT ou **LOURDERIE.** Maladie héréditaire et à peu près incurable des bêtes ovines et bovines, caractérisée par une tendance irrésistible de la part de l'animal qui en est atteint de tourner sur lui-même. Elle se termine toujours plus ou moins promptement par la mort. On attribue cette affection à un helminthe appelé *cœnure cérébral.* On essaye quelquefois la *Trépanation.* Voyez ce mot.

Pour préserver les animaux de cette maladie, il faut mêler à leur litière du buis et du genièvre ; la forte odeur qui s'exhale de ces plantes éloigne l'insecte et empêche la fatale ponte.

TOURNOIEMENT. Voyez *Tournis.*

TOUR DE REINS. Voyez *Effort*.

TOUX. La toux provient ordinairement d'une irritation de la membrane muqueuse de la trachée, des bronches, du larynx et de la glotte. Elle peut être produite accidentellement par des coups violents sur les flancs, par une suppression de la transpiration, par des bains d'eau froide et crue, par des corps étrangers avalés avec les aliments ou engagés dans la gorge, par plusieurs affections, et particulièrement par les maladies de poitrine. Voyez *Pneumonie*, *Pleurésie*, *Phthisie*, *Angine*, *Croup*, *Bronchite*, *Pommelière*, *Pousse*.

On opposera à la toux le traitement spécial des maladies dont elle est un des symptômes. Si elle est seule, on aura recours aux émollients, aux narcotiques, aux boissons tièdes et miellées avec de la farine d'orge, aux décoctions légères de mauve, de guimauve, de bouillon blanc, etc.

Pour la *toux humide*, on emploiera la poudre adoucissante incisive. Voyez *Incisifs*.

TRACHÉOTOMIE. Opération chirurgicale qui consiste à ouvrir la trachée-artère, dans sa portion cervicale, soit pour extraire des corps étrangers des voies aériennes, soit pour faciliter le passage de l'air nécessaire à la respiration, lorsqu'une affection l'a rendu difficile ou impossible.

L'opération terminée, on emploie le *tube à trachéotomie*, pour empêcher les lèvres de la plaie faite à la peau et au muscle sous-cutané de l'encolure de se rapprocher et de boucher l'ouverture qu'on vient de faire. A défaut de tube, on relève ces bords au moyen de deux rubans passés par un de chaque côté dans leur épaisseur au moyen d'une légère incision faite avec le bistouri droit, ou bien encore on fait un tube avec un morceau de sureau, une lame de plomb roulée, etc. Il faut faire attention que le tube ne sorte pas de l'ouverture, et le nettoyer de temps en temps pour éviter son obstruction; lorsqu'on retire le tube, on recouvre la plaie d'une enveloppe en toile, et l'on panse à la manière accoutumée. Voyez *Plaie*.

TRANCHÉE. Voyez *Colique*.

TRANSPIRATION. Exhalation qui se fait à la surface de la peau ou par ses pores et qu'on appelle *sueur* quand elle est considérable.

La brusque suspension de la transpiration pouvant donner lieu à un grand nombre de maladies, nous allons énumérer les causes principales dont l'influence amène presque inévitablement ce résultat; il suffira de les éviter : 4º la transition subite du chaud au froid ; 2º l'exposition prolongée à l'air et au vent ; 3º l'inaction absolue après une marche forcée ou des travaux pénibles; 4º les boissons froides administrées aux animaux pendant qu'ils ont chaud ; 5º la funeste habitude de leur laver les pieds à l'eau froide, lorsqu'ils ont ce qu'on appelle la peau en moiteur.

TRAVERSINES ou **MULES TRAVERSINES**. Voyez *Crevasses*.

TREMBLEMENT. Agitation involontaire du corps ou de quelque membre sans empêchement des mouvements volontaires. Indépendamment du tremblement qu'occasionne la frayeur et la colère et qui se dissipe ordinairement dès que l'animal n'est plus sous les mêmes impressions, on reconnaît 4º le tremblement qui annonce l'invasion de certains accès de fièvre, et qui cesse dès que la période de chaud arrive ; 2º le tremblement que peuvent déterminer une congestion, une compression, une dégénérescence, soit du cerveau, soit de la moelle épinière et qui ne disparait qu'avec la maladie dont il est la conséquence.

TRÉPANATION. Opération chirurgicale qui consiste à faire une ouverture à travers un tissu osseux. On prépare les sinus frontaux des moutons pour les débarrasser des *OEstres* (voyez ce mot). On pratique encore la trépanation sur le crâne des bêtes ovines attaquées de *Tournis* (voyez ce mot); sur le front du cheval atteint de *Morve* (voyez ce mot). On trépane aussi pour donner passage à un corps étranger, comme une balle, ou à un *séquestre* (voyez *Nécrose et Plaie*), renfermés daas un os; ou encore lorsque, dans une *Fracture* (voyez ce mot), les portions fracturées sont enfoncées.

TRISMUS. Tétanos partiel de la mâchoire. Voyez *Tétanos*.

TROMBUS, TRUMBUS, THRUMBUS, MAL DE SAIGNÉE ou **SAIGNÉE ENVENIMÉE**. Tumeur qui, pendant ou peu de temps après une saignée, survient quelquefois autour de l'incision faite par la *flamme*. Cette tumeur se traite par des lotions d'eau fraîche et la compression à l'aide d'un tampon maintenu par un bandage. On peut aussi y appliquer une couche d'onguent vésicatoire. Pour le cas où il y aurait complication par inflammation de la veine, voyez *Phlébite*.

TROCHISTE. Voyez *Séton*.

TROUSSE-GALANT. Nom donné au charbon qui se développe à la cuisse du cheval. Voyez *Charbon*.

TRUIE. Femelle du porc. Voyez *Cochon*.

TUBERCULE. Petit corps granuleux, arrondi, transparent, qui augmente bientôt de volume, prend une teinte d'un blanc sale, jaunâtre ou verdâtre, et se forme en masses semblables à des masses de grains adhérents, à une matière caséeuse ou à du plâtre. Les tubercules se développent particulièrement dans le tissu cellulaire et le parenchyme du poumon. Tantôt la matière tuberculeuse se ramollit, tantôt elle se dessèche, se durcit et devient cassante. Les tubercules varient de volume depuis le diamètre de 1 millimètre jusqu'à celui de 4 centimètres. Ils se transmettent par voie héréditaire. Ils peuvent avoir aussi pour causes (outre les prédispositions qui conduisent à la phthisie pulmonaire) un tempérament lymphatique, une habitation ou une contrée malsaine et humide, la mauvaise nourriture, le défaut d'exercice, le manque de soins. Pour le traitement, voyez le mot *Pommelière*.

TUMÉFACTION. Nom donné au gonflement plus ou moins considérable d'un organe ou d'une partie assez étendue du corps. Voyez *Turgescence*.

TUMEUR. On donne ce nom à des éminences ou accroissements anormaux qui se développent dans une partie quelconque du corps. La forme des tumeurs est très-variable; les unes sont solides, les autres renferment des liquides, d'autres sont à la fois formées par des substances à l'état solide et à l'état liquide; enfin, quelques-unes sont renfermées dans des poches particulières ou kystes tantôt muqueux, tantôt fibreux ou fibro-muqueux. Voyez *Abcès, Cancer, Loupe, Fongus, Polype, Poireau, Varice, Squirrhe*.

TURGESCENCE. Gonflement d'une partie déterminé par l'afflux des liquides vers un ou plusieurs organes, comme cela a lieu dans l'*Inflammation et le Pléthore*. Voyez ces mots.

TYMPANITE, MÉTÉORISATION ou **INDIGESTION GAZEUSE**. Cette affection, qui a les mêmes causes que l'indigestion simple (voyez *Indigestion*), est caractérisée, chez le cheval, qu'elle affecte plus fréquemment que les autres animaux, par le gonflement du ventre, le soulèvement des flancs, des borborygmes dûs aux gaz qui font effort dans les intestins; il est saisi d'accès plus ou moins violents dans lesquels sa respiration est considérablement gênée; il fléchit brusquement les genoux, et se couche, se relève pour s'abattre de nouveau; frappe la terre avec l'un de ses pieds de devant; cherche à frapper, avec l'un de ses pieds de derrière, son ventre, qu'il regarde souvent. L'accès passé, l'animal tombe dans l'accablement; il périt ainsi souvent dans d'horribles convulsions.

La tympanite est souvent due aux indigestions de graines de pois, d'orge, de maïs, de blé, d'avoine, de seigle, de vesce, de son, de féverolles, etc., et surtout à l'usage des herbes vertes, particulièrement du vert de sainfoin, de trèfle et de luzerne. Le traitement consiste à faire avaler à l'animal atteint de tympanite 2 cuillerées d'eau de javelle (chlorure d'oxyde de potassium); la dose peut aller jusqu'à 360 grammes sans déterminer d'accidents graves.

Si cette médication échouait, on aurait recours à la *ponction du rumen*. Voyez *Ponction*.

On appelle improprement *indigestion gazeuse chronique* la *gastrite* ou la *gastro-entérite chronique*.

TYPHUS, PESTE ou **FIÈVRE ADYNAMIQUE, ATAXIQUE, MALIGNE, PUTRIDE, PESTILENTIELLE, PESTE CHARBONNEUSE,** etc. On comprend sous ces différents noms plusieurs affections pestilentielles et épizootiques qui se rapportent à deux types : 1º le *typhus contagieux épizootique du gros bétail*; 2º le *typhus charbonneux.*

Le *typhus contagieux épizootique du gros bétail* dit aussi *peste des bœufs, peste varioleuse, variole des bœufs*, etc., est la plus meurtrière de toutes les épizooties du gros bétail. Les premiers symptômes sont ceux-ci : Diminution de l'appétit; lenteur ou même disparution de la rumination; diminution dans l'abondance du lait chez les vaches, sa clarté et sa fadité, accompagnées de la flascosité du pis; coloration et fétidité des urines; fréquente élévation de la tête en l'air ; grande sensibilité de l'épine dorsale au toucher, flexion si on appuie un peu fortement le long des lombes. Bientôt après, l'animal est accablé, il a des frissons partiels, une chaleur assez forte, et alternativement un froid remarquable à la base des cornes et des oreilles; les vaches donnent très-peu de lait ou n'en donnent point du tout ; l'animal est chancelant ; il est parfois pris de mouvements convulsifs ; la fièvre augmente, surtout à partir du troisième jour ; le pouls est dur, fréquent, les yeux sont larmoyants, les paupières tuméfiées; les narines sont rouges, tantôt sèches, tantôt couvertes d'une mucosité jaunâtre; il y a constipation ou diarrhée sanguinolente ; l'animal fait entendre des gémissements ; il a des suffocations. Si l'animal passe le septième jour, il est généralement sauvé.

Malheureusement, on n'a pas encore trouvé le traitement rationnel de cette affreuse maladie. On en est réduit à dire que les ressources de la nature abandonnée à elle-même ont un avantage de 14 pour 100 sur les remèdes de toutes sortes qu'on a essayés.

Le *typhus charbonneux* se rapproche beaucoup du typhus des bêtes à cornes; on l'appelle *peste ou fièvre charbonneuse*, à cause des tumeurs qui l'accompagnent et se développent sur toutes les parties du corps. Cette maladie, souvent épizootique, est contagieuse, même à l'homme, absolument comme le *charbon*. Voyez ce mot.

On a attribué cette affection à une foule de causes diverses, mais ce qui seul est certain, c'est que les dispositions à la contracter sont singulièrement augmentées par l'altération des substances alimentaires et de l'atmosphère par les pluies, les inondations, l'humidité, les grandes chaleurs suivies de grandes sécheresses.

La cure du *typhus charbonneux* est aussi obscure que celle du *typhus contagieux épizootique du gros bétail.*

Les traitements les plus opposés ont été tentés sans grand résultat contre le typhus ; on n'est sûr d'en garantir les animaux qu'en les éloignant des lieux où il règne.

U

ULCÉRATION. 1° Travail organique qui s'opère lors de la formation d'un ulcère ; 2° ulcère petit, superficiel et peu étendu.

Les ulcérations se font remarquer le plus souvent sur la peau et sur les membranes muqueuses. Elles peuvent être produites par des solutions irritantes, une trop grande pression, comme celle des harnais, l'irritation ou l'atonie des parties, etc. Les ulcérations légères et superficielles, autrement dit les petits ulcères, se traitent par l'eau blanche, (extrait de saturne étendu d'eau commune) et le cérat saturné étendu sur un morceau d'étoupe fine. Voyez *Ulcère.*

ULCÈRE. Nom donné à toute solution de continuité plus ou moins ancienne, située dans une partie dure ou molle, avec écoulement de *pus*, et entretenue par une cause locale ou générale.

Les ulcères se distinguent des *plaies* proprement dites par leur tendance à la chronicité ; et en ce que les chairs qui forment la surface des ulcères n'ont jamais l'aspect frais et vermeil des plaies. Leur forme est sujette à de grandes variétés ; tantôt ils sont fort irréguliers et comme découpés par leurs bords ; tantôt ils sont plus ou moins oblongs ; tantôt ils affectent la forme circulaire. Leurs bords sont quelquefois minces, quelquefois élevés et plus ou moins durs, d'autre fois même renversés. La forme ronde est de toutes la plus défavorable au travail de leur cicatrisation.

Les ulcères des parties molles sont ceux qui se guérissent le mieux. Les ulcères sont plus tenaces chez les animaux faibles et débiles que chez ceux qui sont forts, vigoureux, bien constitués.

Les ulcères *variqueux* sont faciles à reconnaître aux *varices* qui couvrent le membre, à son engorgement lymphatique, à la lividité du fond de l'ulcération, au caractère séreux et sanguinolent de la matière qu'ils fournissent et à la couleur brune des parties environnantes.

Les ulcères varient encore selon qu'ils sont simples ou compliqués d'inflammations, de callosités, de carie des os, comme cela se rencontre dans les ulcères très-anciens, négligés, maltraités, ou dans les ulcères de mauvaise nature. Il s'élève alors de la surface ulcérée des végétations charnues, des bourgeons saignants qui se réunissent par masses plus ou moins abondantes et forment des *champignons* qui franchissent les bords de l'ulcère.

Les ulcères *vénériens* sont généralement taillés à pic ; les *dartreux* ont une tendance à se couvrir de croûtes ; ceux qui tiennent à un vice scorbutique sont facilement saignants.

Les ulcères de la peau, s'ils sont simples, guérissent ordinairement sous l'influence du repos, et de quelques applications. La compression méthodique, l'excision des bords, leur cautérisation même quand ils sont ou calleux ou frangés, peuvent devenir nécessaires.

Le traitement de ces ulcères simples consiste à entretenir leur surface dans le plus grand état de propreté possible et à éloigner tout ce qui pourrait interrompre le travail de la nature : on y parvient en couvrant l'ulcère d'étoupe fine ou de charpie sèche qui absorbe la matière couvrant les bourgeons charnus, base de la cicatrisation ; et en lavant à chaque pansement l'ulcère avec de l'eau tiède, s'il y a un peu d'inflammation, ou dans le cas contraire, soit avec un liquide légèrement stimulant, comme du gros vin aiguisé avec un peu d'eau-de-vie, soit avec un crayon de pierre infernale passé légèrement. Quand l'ulcère offre des points de gangrène, on y fait des lotions d'acide nitrique étendue, après quoi on le recouvre avec de l'étoupe bien sèche.

Si l'ulcère dépend d'un vice intérieur ou d'une maladie, c'est ce vice qu'il faut avant tout combattre. Voyez *Farcin*, *Varice*, *Gale*, *Morve*, *Javart*, *Clou de Rue*, *Mal de Garrot*, *Carie*, etc.

ULCÉREUX. Se dit de ce qui tient à la nature de l'ulcère, qui est couvert d'ulcère : Caractère *ulcéreux*; plaie *ulcéreuse*. Voyez *Ulcération* et *Ulcère*.

URÈTRE (*Rétrécissement de l'*). Voyez *Rétention d'urine*.

URÈTRE (*Inflammation du canal de l'*) ou **URÉTHRITE**. Voyez *Rétention d'urine*.

URINE (*Rétention d'*). Voyez *Rétention d'urine*.

URINE (*Incontinence d'*). Voyez *Incontinence d'urine*.

URINE PAR L'OURAQUE (*Sortie de l'*). Voyez *Poulain*.

UTÉRUS ou **DE LA MATRICE** (*Inflammation de l'*). Voyez *Métrite*.

V

VACCIN. Virus particulier, contenu dans les cellules d'un bouton qui vient parfois au pis des vaches. Ce virus se manifeste sous la forme d'un liquide séreux. Voyez *Vaccine*.

On appelle *Vaccination* l'inoculation de la vaccine. Cette opération consiste à mettre le vaccin en contact avec les vaisseaux absorbants de la peau. En médecine vétérinaire, ce mot est synonyme de clavélisation. Voyez *Claveau*.

VACCINATION. Voyez *Claveau*.

VACCINE, PICOTTE ou **COWPOX**. Maladie éruptive qui se manifeste quelquefois au pis des vaches. Voyez *Vaccin*.

Après 3 ou 4 jours de fièvre, de diminution de l'appétit et de la sécrétion du lait, — ce qui constitue la période d'*incubation*, — l'animal entre dans la période d'*éruption*. Alors ses mamelles se couvrent de pustules circulaires, plates, creuses au centre, et entourées à leur base d'un cercle étroit et rouge, qui suppurent vers le septième ou le huitième jour. Ces pustules finissent par se sécher, et leurs croûtes se détachent au bout de 10 ou 15 jours. Cette maladie, qui n'exige aucun traitement, se communique d'une vache à l'autre par l'insertion du liquide contenu dans les pustules, ainsi qu'aux personnes qui traient les vaches malades et qu'elles préservent de la variole, découverte due à Jenner, et qui fut proclamée en 1798. Les vaches n'ont la vaccine qu'une seule fois.

VACHE. Femelle du bœuf. Voyez *Bœuf* et *Bêtes bovines*.

VACHE *(Se coucher en)*. Voyez *Éponge*.

VARICE. Tumeur formée par la dilatation des veines, et produite par l'accumulation du sang dont la circulation est mécaniquement retardée dans ces vaisseaux.

Les varices sont inégales, noueuses, molles, indolentes, compressibles, sans battement, et d'une couleur bleuâtre livide. Quelquefois considérables, et assez souvent accompagnées d'un empâtement de la peau, elles disparaissent en partie et changent de couleur par la compression, par le repos.

Toutes les veines superficielles du corps des animaux sont sujettes à devenir variqueuses ; cependant, celles des jambes, des cuisses et des mamelles y sont plus particulièrement exposées. Les varices ont pour causes une compression permanente exercée sur le tronc d'une veine ; des harnais trop serrés ; l'état de gestation ; de grands efforts de tirage ; le séjour dans des lieux froids et humides. Dans la généralité des cas, les varices ne sont pas une maladie grave ; cependant, lorsqu'elles sont grosses et nombreuses, et surtout compliquées de gonflement, ou mieux d'engorgement, elles constituent une infirmité assez incommode ; elles occasionnent même quelquefois des douleurs quand les animaux ont beaucoup marché, beaucoup couru ou tiré avec peine, et ces douleurs ne se calment que par le repos et la situation couchée. Mais ce qu'il y a de dangereux, c'est que l'état d'irritation constante des membres fait dégénérer la moindre blessure en *ulcère*, et l'engorgement de la partie, la distension des plus petites veines rendent la cicatrisation longue et difficile.

Le traitement des varices pour les animaux domestiques est impossible ; les procédés qu'on emploie pour l'homme sont, pour eux, à peu près impraticables. Tout ce qu'on peut faire, quand il y a grande inflammation variqueuse, douleurs vives et gonflements œdémateux, c'est d'avoir recours aux sédatifs et aux topiques relâchants.

VARIOLE ou **PETITE VÉROLE**. Maladie éruptive, qui est aux chiens et aux cochons à peu près ce que la *clavelée* est aux moutons. Elle est contagieuse de chien à chien, de porc à porc, et n'attaque qu'une seule fois le même animal.

L'éruption peut être régulière ou irrégulière.

Chez les chiens, la période d'*incubation*, qui est toujours la première, est caractérisée par le défaut d'appétit, la tristesse, l'abattement, l'assoupissement, la chaleur de la peau ; la dureté et la fréquence du pouls ; la chaleur, la sécheresse et la puanteur de la gueule ; les nausées, les vomissements ; la rareté et la forte coloration des urines ; la constipation, et alternativement une diarrhée bilieuse et fétide. Lorsque commence, 4 ou 5 jours après, la période d'*éruption*, l'animal est pris de frissons ; son poil se hérisse, et presque tout son corps se couvre de boutons rouges, qui blanchissent, suppurent, se dessèchent et tombent. Traitement : diète, boissons délayantes acidules jusqu'au moment de l'éruption ; si celle-ci a lieu régulièrement, on donnera à l'animal des bouillons de viande. On l'aura, avant tout, séparé des autres chiens.

Si l'éruption est livide ou qu'il y ait inflammation des viscères on emploiera les excitants, tels que le vin chaud et les décoctions de quinquina.

La *variole des porcs*, beaucoup plus rare que celle des chiens, quelquefois irrégulière, quelquefois régulière, se développe principalement sur les gorets. L'animal qui en est atteint baisse la tête, porte les oreilles en arrière, a les yeux ternes et est pris parfois de mouvements de fièvre. L'éruption commence au bout de 3 ou 4 jours par des taches rouges, qui suppurent vers le sixième jour, blanchissent et tombent vers le douzième ou quinzième jour. Il faut mettre à part les porcs qui sont atteints de variole et leur donner du petit-lait, ou, pour les gros porcs et les mères des gorets, de l'eau acidulée par du levain. On recommande la salubrité des toits à porcs.

VARIOLE DES BŒUFS. Voyez *Typhus*.

VARIQUEUX. Qui tient de la nature des varices, qui est affecté de varices : veine *variqueuse*, disposition *variqueuse*, caractère, ulcère *variqueux*. Voyez *Varice*.

VÉGÉTATION. Nom donné à des excroissances généralement pourvues de racines, et qui s'élèvent sur quelque partie vivante des organes. Voyez *Poireau* et *Fic*.

VÊLAGE. Époque de la mise bas chez la vache. Voyez *Parturition*.

VÉNÉRIENNE (*Maladie*). Voyez *Syphilis*.

VENIMEUX. Nom donné : 1° aux animaux qui, comme la vipère, ont un réservoir à venin ; 2° aux animaux dont les liquides, ayant été pervertis par des maladies, déterminent, par leur contact ou leur morsure, les plus graves affections. Pour les morsures et piqûres d'animaux venimeux, voyez les mots *Plaie* et *Rage*.

VENTILATEURS. Voyez *Aération*.

VENTOUSE. 1° Petite cloche en verre destinée à faire le vide à la surface de la peau des animaux, et à attirer ainsi le sang vers le point où elle est appliquée ; 2° opération qui consiste à appliquer des ventouses.

On appelle *ventouses sèches* celles qu'on emploie seulement pour faire rougir ou faire lever la peau : on procède en prenant du coton ou un peu d'étoupe imbibée d'esprit de vin ; on allume cette espèce de mèche ; on la place alors dans la ventouse, et l'on applique celle-ci à l'endroit où l'on veut opérer une *révulsion*, et de manière qu'elle presse également dans tous les sens, afin d'intercepter l'entrée de l'air. La peau se gonfle et forme une véritable tumeur dans l'intérieur du vase, qui adhère alors fortement sans le secours de la main. Lorsque l'on juge que la rubéfaction est suffisante, il faut ôter la ventouse. Pour la détacher, on appuie le bout du doigt près de son rebord, on déprime la peau, et en même temps on incline doucement le verre qui cède bientôt. La peau revient à sa position ordinaire, mais elle reste, pendant plus ou moins de temps, rouge et gonflée, puis reprend son état normal. Il est rare qu'on se borne à l'application d'une seule ventouse ; ordinairement, on en met plusieurs successivement, les unes près des autres.

On appelle *ventouses humides* ou *scarifiées*, celles au moyen desquelles on tire une certaine quantité de sang ; pour cela, on applique le verre comme nous venons de l'indiquer, et, lorsque la peau est rouge et chaude, on fait à sa surface, avec la pointe d'un instrument tranchant, plusieurs incisions que l'on nomme *scarifications* ; on réapplique comme précédemment le verre, en enflammant de nouvelle étoupe ; le sang pénètre à l'intérieur, et, quand sa quantité paraît suffisante, si le verre ne se détache pas de lui-même, on le retire comme nous l'avons dit plus haut. On se sert encore plus volontiers de *cloches à ventouses* adaptées sur un corps de pompe. Pour obtenir, à l'aide des ventouses scarifiées, une saignée locale abondante, il faut en mettre plusieurs à côté les unes des autres et les réappliquer plusieurs fois de suite. Les régions les plus charnues, celles qui ne présentent pas d'éminences osseuses, sont les parties du corps des animaux qu'il faut choisir, autant que possible, pour l'application des ventouses. Avant de procéder à cette opération, il est bon de raser la partie du corps sur laquelle on a l'intention d'agir.

Les *ventouses scarifiées* sont celles dont on se sert le plus souvent dans la médecine vétérinaire. Elles peuvent remplacer les saignées locales et les sangsues. Voyez *Saignée* et *Sangsues*.

VERMIFUGES, HELMINTHAGOGUES ou **ANTHELMINTIQUES**. Substances médicamenteuses qui ont pour propriété de détruire et d'expulser les vers des intestins des animaux. Les principaux vermifuges dont on se sert en médecine vétérinaire sont : la mousse de Corse ; la fougère mâle ; l'huile empyreumatique de Chabert ; l'écorce de la racine de grenadier, le koussou, qu'on administre en lavements, en bols et en breuvages. On emploie encore, soit comme base, soit comme auxiliaire des poudres dites vermifuges, le sulfure rouge de mercure, le mercure doux, la suie de cheminée, l'huile de ricin, la rhue, l'assa-fœtida, l'absinthe, la tanaisie, l'aloès, la camomille, l'essence de térébenthine. — Avant d'administrer un vermifuge quelconque à un animal, il faut, une demi-heure auparavant, lui faire prendre un breuvage ou un lavement au miel, au sucre ou à la mélasse.

Breuvage vermifuge, avec l'huile empyreumatique. (Pour prendre une dose le matin à jeun.) Délayez 45 gr. d'huile empyreumatique animale dans 60 gr. d'alcool, et ajoutez-y 1 litre d'infusion de tanaisie, ou bien mêlez 130 gr. d'huile empyreumatique avec deux jaunes d'œufs ; ajoutez 30 gr. de miel et délayez le tout dans un litre d'eau commune ou de décoction vermifuge.

Breuvage vermifuge avec la suie. Broyez 60 gr. de suie de cheminée dans 120 gr. d'alcool, puis ajoutez 1 litre d'infusion de rue odorante ou d'autres plantes aromatiques amères.

Breuvage vermifuge, avec la racine de fougère. Faites bouillir 180 gr. de rhizôme de fougère mâle dans 2 litres d'eau commune et donnez le matin à jeun ; administrez un purgatif le lendemain.

Breuvage contre le tænia ou ver solitaire. (Pour administrer en trois doses, de demi-heure en demi-heure.) Faites macérer, dans 1 litre d'eau, pendant vingt-quatre heures, 60 gr. d'écorce de racine de grenadier sauvage; soumettez-la ensuite à l'ébullition jusqu'à ce que le liquide soit réduit de moitié.

Électuaire vermifuge, avec l'huile empyreumatique. Mélangez exactement 30 gr. d'huile empyreumatique animale, 60 gr. de racine de fougère mâle en poudre, et une quantité suffisante de miel; divisez la masse en 4 ou 5 bols.

Électuaire vermifuge, avec le savon empyreumatique. Mêlez très-exactement, pour former 4 ou 5 bols, dont on administrera un tous les matins à jeun au cheval : 120 gr. de savon empyreumatique, 30 gr. d'aloès en poudre, et une quantité suffisante de racine de fougère mâle en poudre.

Lavement vermifuge, avec l'huile empyreumatique. Faitez infuser 120 gr. de tanaisie dans 2 litres d'eau commune, et délayez dans la colature 60 gr. d'huile empyreumatique animale.

Poudre vermifuge. (Pour faire prendre au cheval 30 gr. pendant plusieurs jours de suite.) Mêlez ensemble 4 parties de poudre de racine de fougère mâle, 4 parties de poudre de sommités de tanaisie, 2 parties de poudre d'aloès, 2 parties de poudre d'assa-fœtida, et une partie de mercure doux lavé.

Poudre vermifuge pour les moutons. (Pour donner pendant plusieurs jours de suite, à la dose de 8 à 12 gr. que l'on fait prendre au mouton à jeun, mêlée à une poignée de son.) Réduisez en poudre 4 parties de coraline, 4 parties de racine de fougère mâle, 4 parties de sommités fleuries de tanaisie, et 2 parties de rhubarbe indigène; puis mêlez-y exactement 1/2 partie de protochlorure de mercure. Voyez *Vers, Breuvages, Électuaires* et *Lavements.*

VERMINE. Nom donné aux poux et autres animaux dont la malpropreté favorise le développement. Voyez *Hippobosque* et *Phthiriasis.*

VERMINEUX. Qui est produit par les vers : abcès *vermineux;* maladie, affection *vermineuse.*

VERRAT. Voyez *Cochon.*

VERRUE. Éminence arrondie, indolente, peu élevée au-dessus des endroits où elle siége ; sa base est plus ou moins large. Cette petite tumeur diffère des *poireaux* en ce que ceux-ci sont supportés par une espèce de pédicule ; mais les causes et le traitement sont les mêmes. Voyez *Poireau*.

VERS, ENTOZOAIRES ou **HELMINTHES**. Les vers intestinaux donnent souvent lieu à de nombreux et graves symptômes qui disparaissent aussitôt qu'on est parvenu à en débarrasser les animaux malades. Les signes qui annoncent la présence des vers sont si vagues et si irréguliers que ce n'est qu'en les groupant qu'on peut en tirer parti pour arriver à connaître l'état maladif qu'ils occasionnent.

Ces symptômes sont locaux ou généraux ; les premiers qui ont lieu dans le tube digestif, sont des coliques sourdes ou plus ou moins vives dans la région ombilicale, souvent tendre, ballonnée et douloureuse à la pression. Les excréments sont assez souvent liquides et accompagnés de matières glaireuses sanguinolentes et de couleur vert-jaune ; dans quelques cas, — et c'est le symptôme le plus important, — ces selles donnent des vers ou des débris de vers. La langue est ordinairement blanchâtre et saburrale ; la salive, plus abondante, est épaisse et acide ; l'haleine est fade ou sent l'aigre ; les animaux malades éprouvent souvent des nausées, des vomissement de matières muqueuses. Dans le plus grand nombre des cas l'appétit est nul ou de beaucoup diminué.

Les signes généraux ou symptômatiques auxquels peuvent donner lieu les vers intestinaux sont nombreux et très-variables ; les plus constants sont l'amaigrissement, l'aspect terne des yeux, l'extrême dilatation des paupières ; les animaux qui sont tourmentés par les vers se frappent les flancs avec leur queue, qui est presque toujours en mouvement, et le ventre avec les pieds de derrière ; quand ils souffrent beaucoup des vers, ils se couchent et se roulent par terre ; ils se frottent fréquemment soit la lèvre supérieure, soit le rectum ; le cheval cherche avec avidité les substances salées ; la bête à cornes cesse de ruminer ; chez la femelle, il y a diminution de la sécrétion du lait ; la bête

à laine, le chien, le cochon, marchent lentement, ont des convulsions, dépérissent, s'agitent, se frottent l'anus, poussent des
cris plaintifs. Assez souvent, mais non aussi constamment qu'on
le croit, il y a démangeaison très-vive vers l'orifice des fosses
nasales. Les vers semblent affectionner de préférence les consti-
tutions lymphatiques ; les animaux affaiblis par de longues maladies ; ils se lient très-fréquemment à une mauvaise nourriture ou
une alimentation insuffisante, au froid, à l'humidité.

Les vers sévissent parfois, dans les contrées froides et humides, sur un très-grand nombre de jeunes animaux en même
temps et constituent une véritable épidémie vermineuse. On
combat les vers par les *Purgatifs* et les *Vermifuges*. Voyez ces
mots.

Les naturalistes ont divisé en cinq ordres les vers qui vivent
dans l'intérieur des animaux domestiques, savoir :

1º Ordre des *Nématoïdes* ou *Carvitaires*, comprenant les
genres : *Filaire*, *Trichocéphale*, *Oxyure*, *Ascaride*, *Strongle* ou
Lombric et *Prionoderme*.

2º Ordre des *Acanthocéphales*, composé du genre *Echinor-
rhynque*.

3º Ordre des *Trématoïdes*, comprenant les genres *Douvre* ou
Distome et *Polystome*.

4º Ordre des *Cestoïdes*, comprenant le genre *Tœnia*.

5º Ordre des *Cystiques* ou *Hydatydes*, comprenant les genres
Cysticerque, *Cœnure* et *Échinocoque*.

Chacun de ces genres est subdivisé en un certain nombre
d'espèces.

Vers du tube digestif ou *vers intestinaux proprement dits* :

1º Chez le cheval : le *Tœnia perfolié* et le *Tœnia plissé* (dans
l'estomac et les intestins) ; l'*Ascaride, lombricoïde* (dans l'intestin grêle) ; le *Strongle armé* (dans les gros intestins) ; l'*Oxyure
courbé* (dans le cœcum).

2º Chez le bœuf : le *Tœnia denticulé* (dans l'estomac et les intestins) ; le *Strongle rayonné* (dans tous les intestins) ; l'*Ascaride,
lombricoïde* (dans les intestins grêles) ; le *Trichocéphale voisin*
(dans le cœcum).

3º Chez le mouton : le *Strongle contourné* (dans l'estomac et les intestins) ; le *Trichocéphale voisin* (dans le cœcum) ; le *Tænia élargi* et le *Strongle filicolle* (dans les intestins grêles).

4º Chez la chèvre : le *Strongle veinuleux* (dans les intestins).

5º Chez le chien : le *Tænia cucumerin* ; le *Tænia en scie* et l'*Ascaride bordé* (dans les intestins grêles.)

6º Chez le chat : l'*Ascaride à moustaches* (dans l'estomac et les intestins grêles) ; le *Tænia à têtes en coin* et le *Tænia à col épais* (dans les intestins grêles).

6º Chez le porc : le *Strongle denté* (dans l'estomac et les intestins) ; l'*Ascaride lombricoïde* et l'*Échinorrhynque géant* (dans les intestins).

Vers des bronches :

Chez le mouton : le *Strongle filaire.*

Chez la chèvre : le *Strongle veinuleux.*

Vers des sinus frontaux :

Chez le cheval et chez le chien : le *Prionoderme lancéolé.*

Vers des reins :

Chez le chien : le *Strongle géant.*

Vers des canaux biliaires :

Chez le mouton, le bœuf, le cheval et le cochon : la *Douve hépatique* ; chez la chèvre : le *Polystome denticulé.*

Ces vers sont communs chez les animaux attaqués de *Pourriture.* Voyez ce mot.

Vers des surfaces séreuses : les *Filaires,* les *Cysticerques,* et les *Échynorrhynques* ou *Hydatides.* Ces vers sont communs chez les animaux attaqués de *Ladrerie et de Pourriture.* Voyez ces mots.

Vers du cerveau : Le *Cœnure cérébral.* Il se développe chez les animaux, auxquels il donne le *Tournis.* Voyez ce mot.

VERS A SOIE. Les vers à soie sont exposés à deux maladies terribles, la *muscardine* et la *gattine.* Ces fléaux de la sériciculture doivent être combattus par une hygiène bien entendue dans les *éducations* des vers à soie ; tout le secret consiste à se rapprocher de la nature, ainsi que l'a démontré M. A. Taurigna, dans son *Manuel pratique de l'éducateur de vers à soie.* Voici les points principaux qui caractérisent son système régénérateur de la sériciculture :

1° L'éclosion à air libre, autant que peut le permettre la température, en observant toutefois pour la chaleur une progression croissante déterminée ;

2° Toute l'éducation également le plus possible à air libre ;

3° Le nombre des repas qui, durant une première période, étant de quatre par jour, sont ensuite réduits à trois ;

4° Le service de ces repas qui n'est jamais fait de nuit ;

5° Les différentes mues, vulgairement appelées *sommeils*, qu'on obtient d'une manière simultanée et presque instantanée pour tous les vers du même âge, sans que ces vers soient recouverts de litière ou de feuille ;

6° Le réveil en rapport au sommeil et la durée déterminée du jeûne ;

7° La différence du degré de chaleur devant exister entre le jour et la nuit durant toute l'éducation ;

8° Les grandes magnaneries sont très-peu favorables à l'éducation des vers à soie, à cause de l'agglomération qui en résulte. Les grandes magnaneries doivent être divisées et subdivisées en petites chambrées de 5 à 10 onces au plus ; chaque chambrée, pour une éducation de cinq onces, doit avoir au moins 72 mètres de surface, c'est-à-dire 12 mètres de longueur et 6 de largeur ; sa hauteur doit être au moins de 4 mètres, ce qui produit un vide de 288 mètres cubes, soit 57 mètres cubes par once de 31 grammes. On établira dans la hauteur 7 à 8 rangs de tables ou claies superposées de façon à ce que l'on obtienne au moins une surface carrée de 300 mètres, soit 60 mètres par once.

TABLEAU RÉGULATEUR DE L'ÉCLOSION.

JOURNÉES.	TEMPÉRATURE DU JOUR.	TEMPÉRATURE DE LA NUIT.
1re journée...	14 à 15 degrés....	Température ordinaire sans feu.
2e journée...	15 à 16 degrés....	Température ordinaire sans feu.
3e journée...	16 à 17 degrés....	Température ordinaire sans feu.
4e journée...	17 à 18 degrés....	Température ordinaire sans feu.
5e journée...	18 à 19 degrés....	15 à 16 degrés.
6e journée...	19 à 20 degrés....	16 à 17 degrés.
7e journée...	20 à 21 degrés....	16 à 17 degrés.
8e journée...	20 à 21 degrés....	16 à 17 degrés.

Il faut, pendant l'éclosion, renouveler l'air plusieurs fois pendant la journée.

Enfin, la plus grande propreté est essentielle dans les magnaneries.

La *muscardine* ne provient que d'un commencement de dégénérescence ayant pris sa source dans des procédés antinaturels; cette dégénérescence fait chaque année de nouveaux progrès, et, de période en période, elle occasionne de plus terribles maladies, telles que la *gattine*, qui touche au dernier degré de la dégénérescence.

VERTIGE, VERTIGO, ARACHNOÏDITE, MAL DE FEU ou **MAL D'ESPAGNE**. On donne ces différents noms : 1° au *vertige proprement dit* appelé aussi *méningite*, *méningo-encéphalite* et *vertige furieux*; 2° au *vertige tranquille*, dit aussi *arachnoïdite aiguë simple* et *vertige comateux*.

Le *vertige proprement dit* est une fièvre cérébrale ou encéphalite. Sa marche est lente ou rapide. Dans le premier cas, les symptômes sont : obscurcissement de la vue; perte de l'ouïe; pesanteur de la tête; indolence dans les mouvements; tristesse du regard; diminution ou dépravation de l'appétit; bâillements fréquents; puis, tout-à-coup, les mouvements deviennent précipités, irréguliers, mal assurés, le cheval appuie son front sur ce qui est à sa portée; il se la frappe après la mangeoire, les murs, les arbres, etc. Après la crise, il est abattu. Lorsque les paroxysmes reparaissent, ses yeux deviennent brillants et s'agitent ; il se cabre, se heurte quelquefois la tête avec violence ; il devient souvent même furieux : s'il passe le 4e jour, on peut espérer le sauver. Il y a pourtant quelquefois des rechutes très-graves et qui même l'emportent en peu de temps. Traitement : Il faut se hâter d'avoir recours aux saignées répétées, aux sétons animés à l'encolure, aux purgatifs drastiques, aux breuvages laudanisés, aux applications constantes de glace sur la tête.

Il importe de prendre les précautions voulues pour que l'animal malade ne puisse se heurter à des corps capables de le blesser.

Le *vertige tranquille*, dit *vertige comateux* ou *arachnoïdite aiguë simple*, est caractérisé par la somnolence, la diminution de la sensibilité, la tendance à se porter en avant, mais sans violence ; pesanteur de la tête, que le cheval appuie au fond de l'auge ; conservation de l'appétit, de la vue et de l'ouïe. Cette affection se traite comme la précédente.

VERTIGE DES ABEILLES. Maladie causée par la qualité vénéneuse de certaines plantes. Elle est caractérisée pur le vol désordonné des abeilles dans les environs des ruches. Cette affection, qui sévit surtout vers la fin du printemps, est mortelle.

VERTIGO. Voyez *Vertige*.

VÉSICANTS. Médicaments topiques qui, étant appliqués sur la peau, ont la propriété de l'irriter, de soulever l'épiderme et de produire une ampoule ou vésicule remplie d'une sécrétion séreuse. On emploie les vésicants, soit pour faire cesser une douleur interne ou une sécrétion morbide trop abondante, soit pour fixer extérieurement une irritation développée sur un organe plus ou moins important à la vie de l'animal. Les vésicants sont des révulsifs qu'on emploie dans un grand nombre d'affections. On appelle *vésicatoire* la plaie formée par ces sortes d'épispastiques. Voyez *Vésicatoire*.

Les vésicants les plus fréquemment employés dans la médecine vétérinaire sont : la *moutarde noire*, dont on fait des sinapismes ou cataplasmes rubéfiants (voyez *Cataplasmes* et *Révulsion*) ; la *résine d'euphorbe*, qui, appliquée sous forme pulvérulente sur la peau, y produit une vive et prompte rubéfaction ; la *racine d'ellébore noir*, qui sert à établir des exutoires au poitrail du cheval ou au fanon du bœuf et des moutons ; sa poudre fait partie de pommades antisporiques ; sa décoction très-rapprochée sert à faire des lotions et des fomentations pour détruire les insectes qui se fixent sur la peau des animaux ; enfin, les cantharides et l'ammoniaque, qui sont les plus énergiques vésicants et rubéfiants.

Onguent vésicatoire. — Écrasez en petits morceaux, et faites fondre dans une bassine 4 parties de poix noire, 4 parties de poix résine et 3 parties de cire jaune ; ajoutez peu à peu 12 parties d'huile d'olive ; passez à travers un tamis de crin ou une toile claire ; mettez 6 parties de cantharides en poudre et 2 parties d'euphorbe en poudre fine dans la bassine ; humectez très-légèrement avec un peu d'eau ; ajoutez à peu près la moitié du mélange liquéfié ; chauffez pour faire évaporer la plus grande partie du mélange ; faites chauffer encore un instant en remuant bien ; retirez le feu et laissez refroidir.

Pommade de cantharides (pour panser les vésicatoires dont la suppuration languit, etc.). — Faites fondre 12 parties d'axonge préparée ; mêlez-y 1 partie de cantharides en poudre, puis ajoutez un peu d'eau. Chauffez ensuite doucement en ayant soin de remuer de temps en temps et de remplacer l'eau à mesure qu'elle s'évapore. Quand le mélange est resté trois quarts d'heure en fusion, coulez à travers un linge serré avec expression. Laissez refroidir pour séparer l'eau interposée ; faites fondre de nouveau avec 2 parties de cire jaune, et, lorsque le mélange est parfait, versez dans un pot et conservez pour l'usage.

Onguent épispastique (pour exciter les exutoires). — Prenez 16 parties de basilicum et de populéum, 1 partie de cantharides en poudre, et faites un onguent homogène.

VÉSICATION. Action produite par les *Vésicants*. Voyez ce mot.

VÉSICATOIRE. Nom donné : 1° aux substances vésicantes (voyez *Vésicants*) ; 2° à un emplâtre épispastique qui détermine une plaie sur le corps ; 3° à cette plaie elle-même.

Le vésicatoire ordinaire se compose d'un emplâtre de poix sur lequel on étend une couche de cantharides. Pour établir ce révulsif, on rase la plaie ; on la lave avec du vinaigre, puis on y applique l'emplâtre vésicant ; en le chauffant par le dos, on le rend collant, et l'on peut, en appuyant dessus quelques moments, le faire exactement adhérer à la peau, en sorte qu'il n'y a plus à craindre qu'il se déplace et forme plusieurs cloches en divers endroits. Quand il a produit son effet, ce qui arrive au bout de 15 à 18 heures, on lève l'appareil avec précaution, on crève l'ampoule pour faire couler l'eau, et on enlève la peau. Si l'on veut entretenir le vésicatoire, on le panse avec des onguents et des pommades adoucissants ou irritants, suivant la vivacité de l'inflammation. Quand on veut le faire sécher, on se contente d'appliquer dessus un linge propre et doux pour préserver la plaie de tout contact extérieur.

Il est un autre vésicatoire dont l'effet est beaucoup plus prompt que celui qui contient des cantharides : c'est la pommade ammoniacale. On l'applique comme le précédent.

Le vésicatoire que l'on nomme *volant* ne diffère de celui dont nous venons de parler qu'en ce qu'on ne le fait pas suppurer et qu'il ne reste en place que le temps suffisant pour produire la rubéfaction de la peau. Les tares laissées par le vésicatoire qu'on fait suppurer font qu'en médecine vétérinaire on n'entretient pas la suppuration ; on laisse se dessécher le vésicatoire dès que l'effet révulsif est produit.

VESSIE (*Maladies de la*). Voyez *Cystite, Calculs, Incontinence d'urine* et *Rétention d'urine*.

VESSIE A LA LANGUE. Voyez *Charbon* et *Glossanthrax*.

VESSIGON. Tumeur synoviale qui survient quelquefois dans le vide du jarret du cheval. Quand elle n'existe que d'un côté, on dit que le vessigon est simple ; dans le cas contraire, il est dit *chevillé*. Pour le traitement, voyez l'article *Hydarthrose*.

VÉTÉRINAIRE. Comme substantif masculin, ce mot signifie l'homme livré à la pratique de la médecine des animaux ; comme substantif féminin, l'ensemble des connaissances qui constituent cette médecine.

Comme adjectif, le mot *vétérinaire*, qui a pour étymologie latine *médecine des animaux*, s'emploie à la suite des mots *art, science, médecine, école*, etc. Voyez les articles qui suivent.

VÉTÉRINAIRE (*Médecine*). La *médecine vétérinaire* a rendu de grands services, non-seulement à l'agriculture, et par conséquent à toutes les industries qui en dépendent, mais encore aux sciences médicales.

Cet art s'occupe des maladies des animaux domestiques ; il est aussi vieux que la médecine humaine, ainsi que le démontrent les écrits d'Hippocrate et d'Aristote. Dans les temps modernes, la première école vétérinaire fut fondée à Lyon par Bourgelat, le 1er janvier 1762. Quelques années après fut fondée celle d'Alfort, près de Paris. Cette impulsion donnée par la France ne tarda pas à être suivie par tous les autres États de l'Europe.

La médication vétérinaire embrasse tous les moyens qui peuvent modifier l'organisme animal, en contribuant à la ramener de l'état maladif à l'état de santé ; selon quelques auteurs elle comprend la matière médicale pharmacologique, la matière médicale hygiénique et la matière médicale chirurgicale.

La médecine vétérinaire se divise en *Anatomie générale, Anatomie descriptive, Squelettologie, Myologie, Splanchnologie, Angéiologie, Névrologie, Embryologie, Zootechnie, Hygiène vétérinaire, Maréchalerie, Jurisprudence relative au commerce des animaux, Matière médicale, Pathologie générale, Pathologie spéciale, Chirurgie*, et enfin *Médecine légale*.

La médecine vétérinaire est la science de la production, de l'emploi, de la conservation et de l'amélioration, comme races, des animaux domestiques. Elle tient, par conséquent, à l'histoire naturelle et à la philosophie générale, à l'économie politique et commerciale, à l'économie rurale et à l'économie domestique.

VÉTÉRINAIRE (*Médecine légale*). C'est celle qui s'occupe spécialement des délits qui peuvent se commettre sur les animaux domestiques, tels que : *empoisonnement, blessures, asphyxie*.

VÉTÉRINAIRE (*École*). Nom donné à des établissements destinés à former des *vétérinaires* ; on en compte 3 en France : l'École d'Alfort, celle de Lyon et celle de Toulouse. Pour y être admis, il faut avoir de 17 à 25 ans, être pourvu d'une autorisation du ministre de l'agriculture, du commerce et des travaux publics ; enfin savoir forger en deux chaudes un fer de cheval ou de bœuf et faire preuve de connaissances sur la langue française, l'arithmétique, la géométrie élémentaire et la géographie. Le prix

de la pension est de 400 francs par an ; mais le gouvernement
fait les frais de 240 demi-bourses dont 2 par département, à la
nomination du ministre des travaux publics, de l'agriculture et
du commerce, sur la présentation du préfet, et les autres à la
nomination directe du même ministre. Les élèves qui, après 4
années d'études, présentent une instruction suffisante, reçoivent
un diplôme de vétérinaire. Des hôpitaux sont annexés aux écoles
vétérinaires. Les propriétaires d'animaux malades peuvent les y
faire traiter, en payant seulement le prix de la pension alimentaire.

VICES RÉDHIBITOIRES. Voyez *Garantie*.

VIPÈRE. La vipère a un naturel sauvage et irascible, et si le
plus ordinairement elle cherche à fuir quand on l'approche, il
arrive souvent aussi qu'elle s'élance sur le passant et le poursuit
un bout de chemin.

La vipère pénètre quelquefois dans les maisons, surtout dans
les laiteries où elle est attiré par l'odeur du lait, dans les bergeries et les fournils, où elle recherche la chaleur ; mais le plus
ordinairement, elle est introduite dans les habitations avec les
fagots dans lesquels elle cherche un refuge, de là quantité d'accidents.

Ces animaux restent engourdis l'hiver, et, au printemps, dès
que les premiers rayons du soleil ont rechauffé l'atmosphère, ils
s'éveillent, quittent leurs retraites et apparaissent au dehors ;
c'est l'époque de l'année où les vipères sont le plus redoutables.

Le matin, ces reptiles ne se montrent guère que quand la rosée a disparu ; les paysannes de plusieurs contrées, de Maine-et-
Loire entre autres, mettent à profit cette particularité pour faire
l'herbe de leurs bestiaux dès le *premier matin*, de même que les
fabricants de balais du Lot ne récoltent la bruyère ou le bouleau
que de très-bonne heure. Les moissonneurs, dans les pays ha-
bités par ce reptile, ont à y prendre garde en faisant leurs ger-
bes, car souvent il se cache sous la javelle où il est attiré par
les rats auxquels il fait la chasse.

Lorsque l'homme est piqué par une vipère, il ressent dans

toute la partie blessée une douleur aiguë semblable à un trait de feu qui irradie dans tout le membre. Le meilleur moyen pour arrêter l'effet du venin, est d'opérer immédiatement une ligature au-dessous de la partie piquée, de manière à interrompre toute communication et à prévenir ainsi l'absorption du poison. Le malade sucera lui-même sa plaie et tâchera de la faire saigner, et, s'il est nécessaire, on opérera quelques scarifications, puis on cautérisera au fer rouge. La *Cautérisation* est également le remède à indiquer pour les animaux domestiques mordus par une vipère.

La vipère a pour ennemis divers oiseaux, tels que les corbeaux, les choucas, les corneilles à bec de corail, les buses, les milans, les cigognes, etc.; ces animaux les coupent en morceaux et les mangent. La volaille de basse-cour et surtout le dindon sont aussi pour elle de rudes chasseurs; le hérisson, cet animal si utile et auquel le campagnard s'obstine à faire la chasse, le hérisson fait aussi une guerre acharnée à cet ophidien; mais ses ennemis les plus redoutables sont le cochon et le sanglier. Dans le parc de Château-Vilain (Haute-Marne), les vipères fourmillaient; le propriétaire ayant eu l'idée de mêler quelques sangliers aux daims et aux chevreuils qui en peuplaient le couvert, les reptiles diminuèrent au point qu'on n'en vit presque plus. Mais comme le parc contenait de bonnes truffières auxquelles les sangliers faisaient aussi une guerre implacable, on les détruisit jusqu'au dernier. Aussitôt les vipères reparurent de plus belle, et se montrèrent en telle quantité qu'il fallut y remettre des sangliers.

Dans quelques départements, il a été alloué des primes pour favoriser autant que possible la destruction des vipères; c'est ainsi que l'on accorde 25 centimes par tête dans l'arrondissement de Vendôme (Loir-et-Cher), à Fontainebleau et dans l'arrondissement de Sémur (Côte-d'or), où la prime avait été d'abord fixée à 50 centimes. Malheureusement la chasse a diminué alors dans une proportion très-grande, et la destruction n'y donne plus des chiffres aussi élevés qu'avant cette mesure.

Dans la Haute-Marne, la quantité de vipères et les accidents qu'elles occasionnaient ayant ému le conseil de l'arrondissement de Chaumont, le conseil général vota une somme de 1,500 fr., qui fut inscrite au budget de 1856, pour détruire ces animaux, et la prime fut fixée à 50 centimes par tête; mais, dès la première année, le nombre des vipères apportées a été tel, que l'allocation a été de beaucoup dépassée : 17,415 de ces reptiles furent exterminés. En 1857, on en tua 1,966 ; en 1858, bien que chaque tête ne fut plus payée que 25 centimes, on en détruisit 11,532 ; en 1859, 8,066 ; en 1860, 10,330, et en 1861, 7,036 : ce qui forme un total de 57,045 vipères en quelques années pour un seul département

Il résulte donc des documents acquis que les deux meilleurs moyens de détruire cet animal, le seul reptile venimeux que nous ayons en France, est de le faire chasser par les porcs et par la volaille dans les endroits incultes, et, dans les cultures où la volaille et le porc causeraient trop de dégats, d'en activer la destruction au moyen de primes.

Ce travail de la société d'acclimatation coïncide avec une mesure que le ministre de l'intérieur désire voir prendre par certains départements : dans la Gironde, entre autres, le préfet a déposé sur le bureau du conseil général une dépêche du ministre qui l'invite à appeler l'attention du conseil sur la multiplication de la vipère en France et sur la nécessité de s'occuper des moyens de la détruire. Ce fonctionnaire pense que le meilleur moyen est de classer la vipère au nombre des animaux nuisibles et d'instituer une prime par tête de vipère qui aura été tuée.

VIRUS. Principe de nature inconnue qui a pour propriété de reproduire sur un individu sain une affection semblable à celle qui lui a donné naissance; affection qui, à son tour, en détermine une pareille. Voyez *Vaccin, Vaccine, Clavelée, Variole, Pustule maligne, Charbon, Rage, Typhus.*

VIVROGNE. Voir *Noir-Museau.*

VOLVULUS, INVAGINATION DES INTESTINS ou **ÉTRANGLEMENT INTERNE.** Maladie caractérisée par l'entrée contre nature d'une portion d'intestin dans une autre qui se trouve repliée sur elle-même. Cette affection, qui se manifeste par des coliques très-intenses, est presque toujours mortelle. On ne reconnaît le volvulus qu'à l'ouverture ; on ne peut donc y apporter aucun remède durant la vie des animaux qui en sont atteints.

VOLIÈRE. Voyez *Pigeon*.

VOMISSEMENT. Expulsion convulsive des substances solides ou liquides contenues dans l'estomac et rejetées au dehors par la bouche avec des efforts plus au moins considérables. Les herbivores ne vomissent qu'avec une extrême difficulté et que dans des circonstances fort rares. Le vomissement est pour les carnivores un acte naturel, au moyen duquel ils se débarrassent à volonté des matières qui surchargent leur estomac.

En général, le vomissement n'est point une maladie par lui-même et ne doit être considéré que comme un symptôme de maladie ; aussi son traitement se trouve-t-il lié à celui de l'affection principale, et, dans ce cas, nous n'avons rien à en dire ici. Voyez *Empoisonnement, Gastrite, Indigestion*, etc.

Cependant le vomissement étant quelquefois essentiel ou idiopathique, nerveux ou spasmodique, nous allons rapidement indiquer quels moyens thérapeutiques devront, dans ce cas, être mis en usage. L'eau glacée prise en petite quantité et souvent, les calmants, les antispasmodiques, les toniques froids, les emplâtres de ciguë, d'opium, de thériaque sur l'épigastre, les sinapismes aux jambes des animaux, sont employés contre le vomissement spasmodique ou nerveux. Voyez *Vomitifs*.

VOMISSEMENT DE SANG. Il y a trois espèces de vomissement de sang : l'un qui dépend d'une brèche faite à l'estomac par un corps coupant ou piquant, par la présence d'un corps étranger, d'une sangsue tombée dans l'estomac ; l'autre, qui est produit soit par une maladie de l'estomac, comme le ramollissement ou l'ulcération de ses membranes, soit par la maladie d'un organe voisin à la suite de laquelle le sang est venu se concentrer dans l'estomac, pour être ensuite rejeté ; une troisième enfin qui résulte d'exhalation de la membrane interne de l'estomac. C'est le seul dont nous ayons à nous occuper ici, les deux autres tenant à des états qu'il faut traiter avant tout, et dont il a été question dans le courant de cet ouvrage.

L'âge adulte, le tempérament sanguin, disposent à ce vomissement de sang, qui affecte surtout les animaux nerveux et particulièrement ceux qui fatiguent beaucoup et ceux qui sont surmenés. Mais quelle que soit la cause de cette perte sanguine, ne voyant que l'hémorrhagie en elle-même, nous nous bornons aux généralités suivantes : Si le sang coule actuellement, rejeté ou non par la bouche, il faut d'abord prescrire le repos de l'animal, et pratiquer une saignée, sauf les circonstances qui pourraient indiquer le contraire, puis appliquer sur le creux de l'estomac soit de la glace, soit des compresses d'eau très-froide ; ensuite placer des sinapismes aux jambes, et, dès que l'animal pourra boire, lui faire prendre par cuillerées de l'eau froide ou de la glace par petits morceaux. Plus tard, s'il y a lieu, on remplacera l'eau froide par des boissons froides acidulées, des breuvages astringents, toniques et amers, comme cela a été indiqué à l'article *Hémorrhagie*. Voyez ce mot.

VOMITIFS. Nom donné aux médicaments qui provoquent et déterminent le *Vomissement*. Voyez ce mot.

Le plus ordinairement on fait avaler ces médicaments aux animaux ; quelquefois pourtant, on les fait prendre par l'anus ; plus rarement encore on les injecte dans les veines, ou on les fait absorber par la peau. Dans tous les cas, il faut les administrer avec la plus grande circonspection, à cause de la vivacité, de la force et de la profondeur de leur action, comme aussi de leur action irritante, excitante et perturbatrice.

Les vomitifs sont tirés du règne minéral, du règne végétal et du règne animal.

Dans la médecine vétérinaire on n'emploie guère, comme vomitifs, que l'*émétique* et l'*ipécacuanha*.

L'*émétique*, sel formé par la combinaison de l'acide tartrique avec la potasse et le protoxyde d'antimoine, provoque, administré à l'intérieur, chez les carnivores, non-seulement le vomissement, mais encore quelquefois des évacuations alvines. Appliquée sur la peau, il est un puissant révulsif : il produit la rubéfaction et assez souvent une éruption pustulente. Pour s'en servir à l'extérieur, on l'incorpore dans un corps gras (1 partie d'émétique pour 6 parties d'axonge préparée), mélange qu'on nomme pommade *stibiée* ou pommade *émétisée d'autenrieth*.

A l'intérieur, et administré par la bouche, la dose est de 8 à 30 gr. dissous dans l'eau pour les solipèdes, et de 5 centigr. 6 décigr. pour les animaux carnivores.

L'*ipécacuanha* irrite moins l'estomac que l'émétique, mais aussi son action est moins puissante. On le donne en poudre dans de l'eau, du lait ou du bouillon, à la dose de 1 décigr. à 8 décigr. pour les carnivores. Les breuvages suivants doivent être donnés au chien en une seule fois :

Breuvage vomitif avec l'émétique. Dissolvez 1 décigr. de tartrate de potasse et d'antimoine (émétique), dans un demi-verre d'eau distillée.

Breuvage vomitif avec l'ipécacuanha. Délayez 1 gr. d'ipécacuanha en poudre dans un demi-verre d'eau sucrée.

Y

YEUX (*Maladie des*). Nous avons parlé, au mot *Cataracte*, de la perte de la vue qui consiste dans l'opacité du corps lenticulaire à travers lequel les rayons de la lumière parviennent au fond de l'œil ; à l'article *Goutte-Sereine*, nous avons montré les effets de la paralysie de la membrane sur laquelle vient se peindre l'image des objets extérieurs ; enfin, au mot *Ophthalmie*, nous avons étudié tous les états des yeux qui se trahissent au dehors par une rougeur quelconque.

Il nous reste à dire quelques mots des corps étrangers qui pénètrent si souvent et si facilement dans les yeux des animaux. Tant que ces corps restent à leur surface, ils n'entraînent jamais de suites bien graves, parce qu'on peut aisément en débarrasser les animaux, comme les grains de sable, les petits fragments de pierre. S'ils sont tellement ténus qu'ils ne peuvent être saisis, comme le tabac, ils sont promptement entraînés par des lotions d'eau fraîche. Ces lotions doivent même être continuées après la disparition de la cause qui a motivé leur emploi. Elles préviennent les inflammations consécutives. Voyez *Cataracte*, *Goutte-Sereine* et *Ophthalmie*.

Z

ZOOGRAPHIE. Description de la nature, de la figure et des propriétés des animaux.

ZOOLOGIE. Étude des animaux. C'est l'une des trois grandes divisions de l'histoire naturelle.

ZOOTOMIE. Anatomie des animaux.

FIN DU DICTIONNAIRE DE L'ART VÉTÉRINAIRE

TABLE DES MATIÈRES

LIVRE DEUXIÈME

DES ANIMAUX DOMESTIQUES A L'ÉTAT DE MALADIE

FIN.

POISSY. — TYP. ET STÉR. DE AUG. BOURET.